Gertrude Kubiena

Grundlagen der Traditionellen Chinesischen Medizin

Gertrude Kubiena

Grundlagen der Traditionellen Chinesischen Medizin

maudrich

Bibliografische Information der Deutschen Nationalbibliothek

Die Deutsche Nationalbibliothek verzeichnet diese Publikation in der Deutschen Nationalbibliografie; detaillierte bibliografische Daten sind im Internet über http://dnb.d-nb.de abrufbar.

Eine Abteilung der Facultas Verlags- und Buchhandels AG
Berggasse 5, 1090 Wien, Austria

Umschlag: © Zubin Li – istockphoto.com
Satz + Druck: Facultas Verlags- und Buchhandels AG
Printed in Austria
ISBN 978-3-85175-925-9

Vorwort

Es ist mir ein echtes Anliegen, die Grundlagen der Traditionellen Chinesischen Medizin so verständlich, einfach und übersichtlich wie nur möglich zu transportieren. Die Leserinnen und Leser sollen die Angst vor dem Fremdartigen der chinesischen Denkweise verlieren und am Ende der Lektüre sagen können: „Das ist ja eine Perlenkette der Banalitäten."

Ursprünglich war der Inhalt dieses Buches ein Teil der „Chinesischen Syndrome". Aber die Zeiten haben sich geändert: Viele Leute haben die Grundlagen bereits bestens intus und sind nur an den Syndromen interessiert. Andere wiederum benötigen gerade die Grundlagen – weswegen wir uns entschieden haben, aus einem Buch zwei zu machen.

Wenn ich an meine eigene Akupunkturausbildung in den 1970er-Jahren denke und an so manches großartige Werk über Chinesische Arzneitherapie, das ich durchgearbeitet habe, dann weiß ich genau, was ich zum besseren Verständnis dringend gebraucht hätte, nämlich dieses Buch! Auf einen Blick so viele Informationen und so übersichtlich wie nur möglich!

Da es sich um ein bewusst einfach gehaltenes Grundlagenwerk handelt und das Buch möglichst dünn bleiben sollte, um den Schrecken zu bannen, musste auf so manches verzichtet werden, z.B. auf Grafiken der „sekundären Meridiane", die unvergleichlich gut bei Solinas[1], Deadman[2], Maciocia[3] und in vielen anderen Werken zu finden sind.

Mit dem vorliegenden Buch und dem zweiten Band „Syndrome in der Traditionellen Chinesischen Medizin", der im Anschluss herauskommen wird, verhält es sich wie mit Yin und Yang: Die „Grundlagen" geben eine solide Basis (Yin) zum Verständnis der „Syndrome" mit umfassenden Therapie-Vorschlägen (Yang). Dort finden Sie auch vertiefende und weiterführende Informationen.

Die „Grundlagen" sind konzipiert für alle, die sich mit der TCM einmal ernsthaft auseinandersetzen wollen, die „Syndrome" für echte TCM-Freaks und Anwender. In der Neufassung finden Sie nämlich nicht nur Akupunkturprogramme zu allen Syndromen, sondern auch Rezepturvorschläge in einmalig knapper übersichtlicher Form!

In diesem Sinne wünsche ich allen Leserinnen und Lesern, dem Verlag, den Patientinnen und Patienten und letztlich auch mir selber, dass dieses Buch zum besseren Verständnis der Traditionellen Chinesischen Medizin beitragen möge, indem es die großartige Logik der chinesischen Denkweise in unseren Kulturkreis integriert.

Prof. Dr. med et Mag. phil. Dr. Gertrude Kubiena, Österreich, im Sommer 2010

---

[1] Solinas H./Mainville L./Auteroche B. (1998): Atlas of Chinese Acupuncture. Meridians and Collaterals. Publishing Canada Inc., 2052 Brulart, sillery (Qc) – Canada G1T 1E9. ISBN: 0-9684330-0-6
[2] Deadman P./Al-Khafaji M. with Baker K. (1998): A Manual of Acupuncture. Eastland Press Vista, California USA. first published by Journal of Chinese Medicine Publications (1998). ISBN 0-9510546-7-8
[3] Maciocia G. (2007, first published 2006): The Channels of Acupuncture. Churchill Livingstone. ISBN: 978-0-443-07491-2

Inhalt

Symbole und Abkürzungen

Abkürzungen

3E	Dreifacher Erwärmer
Aku	Akupunktur
AP	Alarmpunkt
AZ	Allgemeinzustand
Band 2	Verweis auf den zweiten Band des vorliegenden Buches „Syndrome in der Traditionellen Chinesischen Medizin“
bds.	beidseits
Bi	(in Zusammenhang mit Punktangabe) Bischko
CAM	Cheng Xinnong: Chinese Acupuncture and Moxibustion
ch	chinesisch
chron.	chronisch
CM	Chinesische Medizin
CVS	Zervikalsyndrom
Cx	Cortex
DD	Differentialdiagnose
Di	Dickdarm
DP	Durchgangspunkt
EP	Einflussreicher Punkt, Extrapunkt
EZ	Ernährungszustand
Fol	Folium
Fr	Fructus
glzt.	gleichzeitig
Hb	Herba
HL	homolateral
HNO	Hals-Nase-Ohren
Kh.	Krankheit
KL	kontralateral
KMPP	Kubiena, Meng, Petricek E., Petricek U.: Handbuch der Akupunktur
KP	Kardinalpunkt
Lok.	Lokalisation
lt.	laut
LWS	Lendenwirbelsäule
MG	Maciocia G: Die Grundlagen der Chinesischen Medizin
MP	Maciocia G: Die Praxis der Chinesischen Medizin
mWM	moderne Westliche Medizin
NP	Neupunkte
ofl	oberflächlich
P	Pathogen
P.	Puls
PaM	Punkte außerhalb der Meridiane
PF	Pathogener Faktor
PMS	Prämenstruelles Syndrom
PsySo	Psychosomatik
QuF	Querfinger
QuP	Quellpunkt
rel.	relativ
ReuP	Reunionspunkt
Rhiz	Rhizoma
rm.	regelmäßig
RR	Riva Rocci (Blutdruck)
Rs Cx	Radicis Cortex
Rx	Radix
Sem	Semen
SET	Stichtiefe
STP	Shu-Transport-Punkt
StwP	Stoffwechselpunkt
Syndr.	Syndrom
TCM	Traditionelle Chinesische Medizin
unilat.	unilateral
unrm.	unregelmäßig
v.	von
WM	Westliche Medizin, Wundermeridian
YNSA	Yamamoto´s Neue Schädel-Akupunktur
ZB	Zungenbelag
ZK	Zungenkörper
ZP	Zustimmungspunkt
zw.	Zwischen

Akupunkturpunkte und Meridiane

Meridian/ Akupunkturpunkt	Moderne Deutsche Bezeichnung	Alte Bezeichnung
Blasenmeridian	Bl	B
Dickdarmmeridian	Di	Di
Dreifacher Erwärmer	3E	3E
Dünndarmmeridian	Dü	Dü
Gallenblasenmeridian	Gb	G
Herzmeridian	He	H
Lebermeridian	Le	Le
Lungenmeridian	Lu	Lu
Magenmeridian	Ma	M
Milz(Pankreas)-Meridian	Mi	MP
Nierenmeridian	Ni	
Perikardmeridian	Pe	KS (von Kreislauf/Sexualität)
Konzeptionsgefäß – Ren Mai	Ren	KG
Lenkergefäß – Du Mai	Du	LG

Symbole

-	sedieren	*	Moxa
+	tonisieren	+/-	neutral stimulieren

Es wird die moderne Deutsche Nomenklatur verwendet.

Sparten der Traditionellen Chinesischen Medizin

Akupunktur ist nicht die Traditionelle Chinesische Medizin schlechthin, sondern nur ein kleiner Teil eines großen Medizinsystems mit verschiedenen Sparten, die alle auf den gleichen theoretischen Grundsätzen beruhen (siehe Kapitel *Die Wissenschaftstheorie der Traditionellen Chinesischen Medizin*).

- Äußere Medizin
  - Akupunktur und Moxibustion, Chinesisch zhen jiu – zhēn jiǔ 针灸, wörtlich „Nadeln und Abbrennen von Moxakraut". Siehe Kapitel *Wissenswertes über Akupunktur und Moxibustion*
  - Schröpfen
  - Chinesische Massage, wobei zu unterscheiden ist zwischen „Wellness-Massage" und Heilmassage mit manueller Manipulation. Eine Sonderform ist gua sha, Schaben mit Horntafeln, Münzen und dergleichen. Für Kinder gibt es spezielle Formen der Massage.
  - Chirurgie, nur für kleine Eingriffe wie Inzisionen, Entfernung von Fremdkörpern, z.B. Pfeilspitzen ...
- Innere Medizin
  - Chinesische Diätetik ist die Vorstufe zur Anwendung von Arzneidrogen und beruht auf den gleichen Grundsätzen.
  - Chinesische Arzneitherapie ist die Anwendung chinesischer Arzneimittel aufgrund einer chinesischen Diagnose und dominiert in TCM-Krankenhäusern. Leider gibt es kein einheitliches Kategorisierungsschema. Standard ist – sowohl für die einzelnen Arzneidrogen als auch für Formelsammlungen – eine Einteilung nach klinischer Anwendbarkeit, auf Basis der Acht Therapiemethoden. Für welche der Acht Therapiemethoden eine Arzneidroge geeignet ist, ergibt sich aus verschiedenen Kriterien, v.a. Temperaturverhalten und Geschmack. So sind warme, scharfe Arzneidrogen für die Behandlung äußerer Kältekrankheiten geeignet, weil sie wärmen und aufgrund ihrer Schärfe die Oberfläche öffnen, d.h. Schwitzen induzieren. Warme, süße Arzneidrogen stärken Qi und Yang, kühle und süße, süß-bittere oder süß-saure hingegen Yin.

    Primäre Eigenschaften
    - Geschmack mit zwei Komponenten:

      a) Wei – wèi 味: süß (Unterkategorie bland), sauer, salzig, bitter und scharf (siehe S. 42)

      b) Qi – qì 气: Aroma, das so mancher Arzneidroge eine spezifische Wirkung verleiht und durch längeres Kochen zerstört werden kann, um den Meridian-/Organ-Tropismus zu intensivieren.
    - Temperaturverhalten: kalt – kühl – neutral – warm – heiß: Hier geht es darum, welche Wirkung die Substanzen im Körper auslösen
    - Toxizität: Damit ist jede Art von Nebenwirkung gemeint, nicht nur echte Toxizität!

    Sekundäre Eigenschaften
    - Tropismus: in welche Meridiane/Organe die Arzneidrogen gehen
    - Wirkrichtung: nach oben, unten, außen oder innen etc.

    Wichtig sind in Zusammenhang mit Arzneidrogen sinnvolle Kombinationen, negative Interaktionen, Inkompatibilitäten und verbotene Kombinationen[4].
- Pharmakologie wird an den Universitäten für Traditionelle Chinesische Medizin in China studiert
- Fachausbildungen in Frauenheilkunde, Pädiatrie und weiteren Fachrichtungen
- Lebensführung und Rehabilitation
- Meditative Bewegungsübungen – z.B. Taiji und Qigong – dienen vor allem der Prävention und erhalten beweglich bis ins hohe Alter.

[4] Bensky D/Clavey S./Stöger E: Chinese Herbal Medicine, Materia Medica, 3rd Edition, ISBN: 0-939616-4-24, S. XIXf

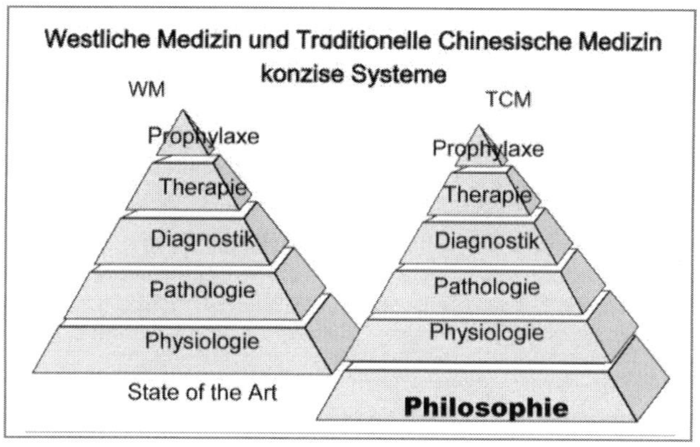

Abb. I.1

Wie die Abbildung zeigt, hat die TCM eine breitere, stabilere Basis als die moderne Westliche Medizin, nämlich ihre Philosophie. Diese bezieht sich keineswegs nur auf den Bereich der Medizin, sondern auf alle Lebensbereiche. Friedrich Wallner von der Philosophischen Fakultät der Universität Wien nimmt diese Philosophie sogar als Beispiel für eine gültige Wissenschaftstheorie, welche neben der jeweils geltenden modernen durchaus bestehen kann. Die Voraussetzung für das gleichzeitige Gültigkeitsprinzip mehrerer Theorien nebeneinander schafft Wallners Theorie des konstruktiven Realismus: Wenn unsere derzeit geltende Wissenschaftstheorie richtig ist, dann müssen noch lange nicht alle anderen falsch sein![5]

Drei Denkmodelle – Qi, Yin Yang, Wu Xing

Die Grundpfeiler der TCM beruhen ursprünglich auf systemisierter Naturbeobachtung. Die physiologischen und pathologischen Phänomene des Körpers werden mit Abläufen in der Natur verglichen.
Die drei grundlegenden Denkmodelle: Qi, Yin Yang, Wu Xing – qì, yīn yáng, wǔ xíng 气 阴阳 五行

Tab. I.1

Qi	qì	氣	das Konzept der allgegenwärtigen Lebensenergie
Yin Yang	yīn yáng	阴阳	das Konzept von der Balance zwischen Materie und Energie, Hitze und Kälte
Wu Xing	wǔ xíng	五行	das Konzept von Geben, Nehmen, Balance und gegenseitiger Abhängigkeit

Gemeinsam ist diesen Denkmodellen, dass es sich bei diesen ursprünglich um die Betrachtung materieller Dinge und Phänomene handelt, die im Lauf der historischen Entwicklung eine Wandlung zu Denkmodellen des Immateriellen erfahren haben. Sie alle

- sind holistisch-philosophische Konzepte für das gesamte zeitgenössische Weltbild, welche von der Medizin sozusagen als Wissenschaftstheorie adoptiert wurden
- ändern die Formen, sind ständig in Bewegung und in Transformation begriffen
- gehen ineinander über
- sind funktionell zu verstehen
- drücken Relationen im Sinne von Beziehungen und Verhältnissen aus
- sind gegensätzlich und doch füreinander unentbehrlich

Balance und Harmonie sind die wichtigsten Voraussetzungen für das Funktionieren des Makrokosmos Umwelt und des Mikrokosmos Körper.

[5] Wallner F et al. (2010): The Way of Thinking in Chinese Medicine. Peter Lang – Frankfurt am Main, Berlin et al.

1 Qi und die Drei Schätze – san bao – Jing, Qi, Shen

Qì 氣 und sān bǎo 三宝 – Jīng, Qì, Shēn 精气神

In diesen drei Erscheinungsformen imponiert Qi: Essenz – Jing ist die statische materielle Grundlage (vorwiegend Yin), daraus wird das aktive Qi transformiert, bestehend aus Materie und Energie (Yin- Yang) und daraus Geist – Shen, die flüchtigste und beweglichste der drei Substanzen (vorwiegend Yang).

1.1 Essenz – Jing

jīng 精

Wie jede Energie, wie Dampf aus Wasser, so entsteht auch die Vitalenergie Qi als aktives, leichtes Agens aus einer materiellen Substanz, welche Essenz – Jing genannt wird.

Die klassischen chinesischen Schriftzeichen weisen auf die unterschiedliche Natur der beiden Begriffe hin: Das Schriftzeichen für Essenz – Jing – jīng 精 ist zusammengesetzt aus den Zeichen für Reis mi – mǐ 米 als Significum und dem Phoneticum qing – qīng 青 – blaugrün, jung, junge Saat etc. Das Significum weist auf die Kategorie des Begriffes hin, das Phoneticum auf die Aussprache. Essenz – Jing hat also etwas mit Nahrung zu tun. Und tatsächlich beziehen wir ja die Grundlage unserer Energie und jeglicher Substanz, welche wir im Lauf des Lebens aufbauen, aus Nahrung und Luft.

Das klassische Zeichen für Qi – qì 氣 enthält ebenfalls das Zeichen für Reis 米. Das Piktogramm eines dampfenden Topfes 气 zeigt aber die Umwandlung von Reis zu einer mehr gasförmigen, leichteren Substanz an.

Klassische Statements

Essenz und Blut entstammen der gleichen Quelle jīng xuè tóng yuán 精血同源

Vier Formen von Essenz – Jing

Man unterscheidet:

(a) angeborene Essenz – xian tian zhi jing – xiān tiān zhī jīng 先天之精
(b) erworbene Essenz – hou tian zhi jing – hòu tiān zhī jīng 后天之精
(c) Reprodukions-Essenz – sheng zhi zhi jing – shēng zhí zhī jīng 生殖之精
(d) Quellen-Qi – yuan qi – yuán qì 元气/源气 die aktivierte Form und wirksame Kraft von angeborener Essenz – Jing

(a) Angeborene Essenz = pränatale Essenz = vorhimmlische Essenz – xian tian zhi jing

xiān tiān zhī jīng 先天之精

Die angeborene Essenz – Jing entstammt der weißen Essenz des Vaters (Sperma) und der roten Essenz der Mutter (Blut im Uterus), also dem befruchteten Ei. Sie ist Stoff von den Eltern, entspricht den Erbanlagen und bestimmt als „Bauplan" den Charakter jeder vom Körper gebildeten Substanz und Energie. So gesehen kann man sie als Äquivalent zur DNS interpretieren. Da sie in alle Lebensvorgänge involviert ist, wird sie von der Geburt an aber kontinuierlich verbraucht. Stress, Überanstrengung und Raubbau beschleunigen diesen Vorgang. Ist sie aufgebraucht, dann bedeutet das den Tod. Da sie ein ganzes Leben lang vorhalten muss, müssen postnatal schnell weitere Quellen für Essenz – Jing gefunden werden!

Frauen verlieren viel Essenz – Jing durch Geburten, insbesondere durch zu häufige und zu schnell hintereinander folgende. Ein typisches Beispiel dafür ist die postpartale Inkontinenz ohne anatomisches Substrat.

Samen ist angeborene Essenz – Jing. Männer verlieren Essenz bei jeder Ejakulation. Deshalb wird sexueller Raubbau häufig als Ursache für alle möglichen Mangelzustände sowie für Nerven- und Geisteskrankheiten angesehen. Hirn- und Nervengewebe gelten nämlich ebenfalls als Essenz – Jing! Ungewollter Samenverlust begegnet uns in jedem chinesischen Medizinlehrbuch als wichtige Behandlungsindikation. Die Taoisten entwickelten spezielle Techniken für den Geschlechtsverkehr ohne Samenverlust.

(b) Erworbene Essenz = postnatale Essenz = nachhimmlische Essenz – hou tian zhi jing

hòu tiān zhī jīng 后天之精

Sobald wir auf der Welt sind, müssen wir Essenz – Jing aufbauen, „erwerben". Das tun wir durch Transformation von Nahrungs-Essenz – gu jing – gǔ jīng 谷精 = shui gu zhi jing – shuǐ gǔ zhī jīng 水谷之精, wörtlich übersetzt: Essenz (jīng 谷精) aus Wasser (shuǐ 水) und Getreide (gǔ 谷). Die Hauptarbeit der Transformation leistet dabei die Milz. Für die individuelle Prägung ist die angeborene Essenz zuständig.

Aus der erworbenen Essenz wird unser täglicher Energie- und Wärmebedarf gedeckt, Blut, Muskulatur und überhaupt jede körpereigene Substanz gebildet. Was nicht ad hoc verbraucht wird, wird als Reserve angelegt, z.B. als Körperfett. Auf die Reserven von angeborener Essenz greift der Körper normalerweise nur bei Mangel an erworbener Essenz zurück. Trotzdem wird die angeborene Essenz – Jing im Laufe des Lebens immer weniger, allerdings ganz, ganz langsam.

(c) Reproduktions-Essenz – sheng zhi zhi jing

shēng zhí zhī jīng 生殖之精

Reproduktions-Essenz ist eine Kombination aus angeborener und erworbener Essenz – Jing. Erstere wird langsam, aber kontinierlich weniger, Letztere wird zumindest während des Heranwachsens ziemlich schnell mehr. Sobald ein gewisser Überschuss an Essenz – Jing vorhanden ist, bildlich ausgedrückt, sobald sich angeborene und erworbene Essenz – Jing überlappen, steht Essenz für die Vermehrung zur Verfügung. Mit der Pubertät tritt die Zeit der Geschlechtsreife ein.

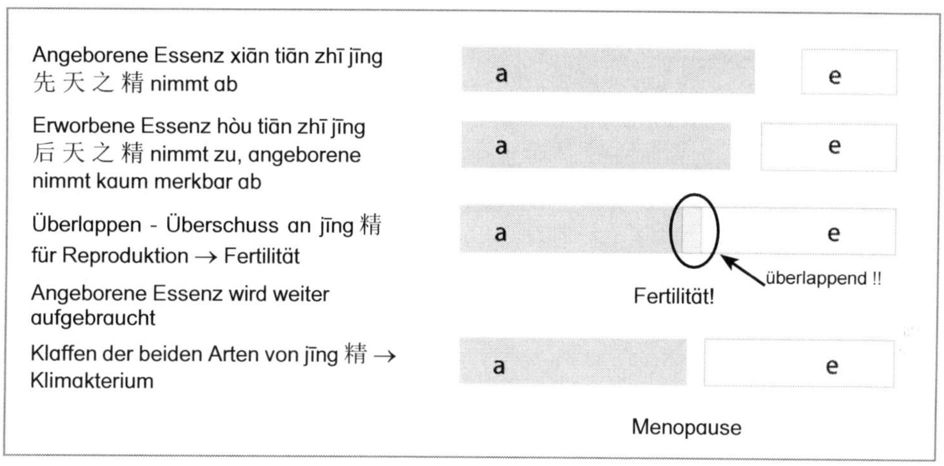

Abb. I.2: Reproduktions-Essenz

Sobald sich die angeborene und erworbene Essenz jīng 精 sozusagen überlappen, also ein echter Überschuss vorliegt, steht Essenz jīng 精 für die Reproduktion zur Verfügung – Reproduktions-Essenz shēng zhí zhī jīng 生殖之精.

Die angeborene Essenz jīng 精 geht unweigerlich einmal zu Ende – das ist der Tod. Vorher aber kommt einmal der Zeitpunkt, wo zwischen angeborener und erworbener Essenz jīng 精 wieder ein Defizit entsteht. Das ist die Zeit des Klimakteriums. Künstlich herbeigeführt wird ein derartiger Zustand beispielsweise bei der Anorrhexia nervosa. Ein anderes Beispiel ist die Amenorrhoe im Rahmen von Hungersnöten.

(d) Quellen-Qi – Yuan Qi = Ursprungs-Qi oder essentielles Qi = Essenz-Qi – Jing Qi

yuán qì 元气/源泉 oder jīng qì 精气

Dabei handelt es sich um die aktivierte Form, die wirksame und formende Kraft, welche direkt aus der „Quelle", der angeborenen Essenz – Jing entsteht. Siehe unten „15 Arten von Qi".

1.2 Vitalenergie – Qi

Qì 气

Heute wird Qi gewöhnlich einfach mit „qi“ übersetzt. Mit gutem Grund, denn der Ausdruck „Vitalenergie“ wird dem Sinn dahinter nur rudimentär gerecht.

Qi steht für die Manifestation jeder unsichtbar wirkenden Kraft. Um Qi zu verstehen, muss man den kulturellen Background kennen:

Qi ist ursprünglich ein materielles Phänomen – dem sichtbaren Atemhauch, einem Nebel oder einer Wolke entsprechend – daher auch die Bezeichnung Wolken-Qi – yun qi 运气. Im Lauf der historischen Entwicklung wird Qi immer mehr zu einem philosophischen Begriff, welchen namhafte Philosophen wie Konfuzius, Laozi, Zhuangzi, Mengzi etc. gebrauchen, um den Lauf der Welt und die Phänomene des Lebens zu erklären. Zunächst besteht Qi noch aus Materie und Energie wie das alte Langzeichen für qi 氣 zeigt (siehe oben). Daraus wird das „medizinische Qi“ erzeugt. Das moderne Kurzzeichen für qi 气 hat leider an „Substanz verloren“, es wird das Zeichen für mi 米 – Reis – weggelassen. Jedenfalls wandelt sich der Begriff Qi also vorerst von Gas/Luft/Nebel, einer verfeinerten, raffinierten Substanz, aus welcher alle Dinge entstehen, zum „essentiellen Qi“ – jing qi – jīng qì 精气. Es folgt die metaphysische Erweiterung des Begriffes: Als solches beschreibt Qi die fundamentale dynamische Kraft des Lebens im gesamten Universum, welche die Form ändert, transformiert und das Bindeglied zwischen Himmel und Erde darstellt.

Qi wird also zu einem philosophischen Begriff, welchen die Medizin übernimmt. Allein im Huang Di Nei Jing (im Klassiker der Inneren Medizin des Gelben Kaisers) kommt der Begriff zirka 3 000 Mal vor! In medizinischen Abhandlungen impliziert der Begriff Qi generell weiterhin einerseits die Bedeutung der verfeinerten Substanz, anderseits das metaphysische Konzept von der allgegenwärtigen Triebkraft des Universums, mittels welcher alle körperlichen Phänomene erklärt werden. Darüber hinaus gibt es in der Medizin noch eigene Begriffsbesetzungen. Kurz gesagt: Die Chinesische Medizin benützt den Begriff „Qi”, um sowohl alle physiologischen und pathologischen körperlichen Vorgänge, Umwandlungsprozesse als auch Strukturen zu beschreiben und zu erklären.

„Qi” in der Chinesischen Medizin bedeutet untrennbar sowohl die „raffinierte Substanz” als auch die Lebensfunktionen.

15 Arten von Qi

Tab. I.2: Übersicht: 15 Arten Qi. Kubiena nach Feit/Zmiewski: Acumoxa therapy S. 9ff

#	pin yin	pīn yīn	汉字	Deutsch, Synonyme	Wissenswertes
1	xian tian zhi qi oder yuan qi oder jing qi	xiān tiān zhī qì oder yuán qì oder jīng qì	先天之气 oder 原气/元气 oder 精气	Angeborenes Qi = pränatales Qi = (wörtlich) vorhimmlisches Qi od. Quellen-Qi = Ursprungs-Qi od. essentielles Qi = Essenz-Qi	Stammt direkt aus der „Quelle“, der angeborenen Essenz – Jing – xian tian zhi jing. Prägt alle postnatal gebildeten Substanzen und Energien individuell, entsprechend den Erbanlagen. Achtung! Auch Meridian-Qi wird als jing qi bezeichnet und gleich ausgesprochen, aber Schriftzeichen und Bedeutung sind unterschiedlich!
2	hou tian zhi qi	hòu tiān zhī qì	后天之气	Erworbenes Qi = postnatales Qi = (wörtlich) nachhimmlisches Qi	Erworbenes Qi besteht aus reinem Qi = klarem Qi – qing qi, belebt von Atemluft, individuell geprägt von Quellen-Qi
3	gu qi oder shui gu zhi qi	gǔ qì oder shuǐ gǔ zhī qì	谷气 oder 水谷之气	Nahrungs-Qi oder (wörtlich) Qi aus Wasser und Getreide	Nahrungs-Qi wird von der Milz aus dem vom Magen vorbereiteten Nahrungsbrei transformiert und sortiert in trübes Qi – zhuo qi und reines Qi = klares Qi – qing qi
4	zhuo qi	zhuó qì	浊气	Trübes Qi oder Abfall-Qi	1. Der weniger leicht bzw. gar nicht verwertbare Anteil von Nahrungs-Qi – gu qi. Es wird von der Milz aussortiert, abwärts transportiert und in Darm bzw. Blase nochmals extrahiert. Das gänzlich Unverwertbare wird als Stuhl oder Harn ausgeschieden. 2. Der in Relation zu reinem Qi – qing qi mehr materielle (Yin) Anteil des Nahrungs-Qi – gu qi, welcher direkt zum Herzen geht und dort zu Blut wird 3. Jede Form von schwerem, unreinem Substrat, welches hemmend oder vernebelnd (auf die Öffner) wirken kann

#	pin yin	pīn yīn	汉字	Deutsch, Synonyme	Wissenswertes
5	qing qi	qīng qì	清气	Reines Qi = klares Qi	Reines Qi / klares Qi – qing qi wird von der Milz aus dem leicht verwertbaren Anteil von Nahrungs-Qi – gu qi transformiert und zur Lunge aufwärts geschickt.
6	da qi oder kong qi	dà qì oder kōng qì	大气 oder 空气	Großes Qi = Kosmisches Qi = Luft	Atemluft belebt im Thorax das reine Qi – qing qi, welches so zu Thorax-Qi – xiong qi bzw Ahnen-Qi – zong qi wird.
7	xiong qi = da xiong qi = da qi oder zong qi	xiōng qì = dà xiōng qì = dà qi oder zōng qì	胸气 =大胸气 =大气 oder 宗气	Thorax-Qi – xiong qi, großes Thorax-Qi – da xiong qi, großes Qi – da qi oder Ahnen-Qi = anzestrales Qi – zong qi	Thorax-Qi ist durch Luft – kong qi/da qi belebtes reines Qi – qing qi. Es steuert Herz-, Lungen- und Kreislauf-Funktion, Durchblutung und Energieversorgung allgemein sowie Wärme, Sensibilität und Beweglichkeit der Extremitäten; weiters Sprache und Stimme. Blockade führt daher zu kalten Extremitäten und z.B. bei Schlaganfall zu Sensibilitätsausfällen, Lähmungen und Sprachstörungen. Achtung! Qi heißt auch Luft! Ahnen-Qi – zong qi sammelt sich in der Mitte der Brust (Ren 17): Hier sitzen die Ahnen und überprüfen, was für ihre Nachfahren gut ist und was nicht. Der Punkt Ren 17 spielt eine wichtige Rolle bei ererbten Allergien! Achtung! Anzestrales Qi ist auch für Quellen-Qi gebräuchlich!
8	zhen qi	zhēn qì	真气	Wahres Qi	Raffiniertes, gesäubertes reines Qi – qing qi. Es besteht aus zwei Komponenten: Abwehr-Qi – wei qi und Nähr-Qi – ying qi. Achtung! Nicht verwechseln mit aufrechtem Qi – zheng qi!
9	wei qi	wèi qì	卫气	Abwehr-Qi = Qi der Abwehrebene – wei	Nach Ramakers handelt es sich um den noch relativ unsauberen, nach Fruehauf um den in Relation zu Nähr-Qi – ying qi flüchtigeren Teil des wahren Qi – zhen qi. Es wird von der Lunge über den Körper verteilt, kontrolliert Körpertemperatur, Öffnen und Schließen der Poren, Hautfeuchtigkeit, Schwitzen und Körperhaar. Als wesentlicher Anteil von aufrechtem Qi – zheng qi steht es an vorderster Abwehrfront gegen Äußere Pathogene. Achtung! Nicht verwechseln mit Magen-Qi, welches ebenfalls wei qi heißt!
10	ying qi oder rong qi	yíng qì oder róng qì	营气 oder 荣气	Nähr-Qi – Qi der Nährebene	Nähr-Qi ist der fein raffinierte, ganz saubere Anteil von reinem Qi – qing qi. Es fließt als Meridian-Qi in den regulären Meridianen und ernährt als Organ-Qi die inneren Organe.
11	jing luo qi oder jing qi	jīng luò qì oder jing qi	经络气 oder 经气	Meridian-Qi	So wird das nährende Qi – ying qi, welches in den regulären Meridianen und Kollateralen zirkuliert, genannt.
12	zang fu zhi qi	zàng fǔ zhī qì	脏腑之气	Organ-Qi	Organ-Qi ist Nähr-Qi – ying-qi, welches für Ernährung und Funktion der inneren Organe sorgt.
13	zheng qi	zhèng qì	正气	Aufrechtes Qi	Antipathogenes Qi erhält uns aufrecht, wenn wir gegen eine Krankheit kämpfen. Es entspricht dem Immunsystem und wirkt auf drei Ebenen: 1. Abwehr-Qi – wei qi siehe oben 2. Organ-Qi – zang fu zhi qi: Bei Organbefall nützt Abwehr-Qi – wei qi selbstverständlich kaum mehr. Das Organ wehrt sich mit seinem eigenen Qi! 3. Quellen-Qi – yuan qi: Auf tiefster Ebene wehrt sich der Körper noch aufgrund seiner Konstitution.
14	xie qi	xié qì	邪气	Übles Qi	Übles Qi = Pathogene Faktoren und alles, was uns nicht gut tut
15	zhong qi	zhōng qì	中气	Qi des Mittleren Erwärmers	Qi von Milz und Magen erledigt die Hauptarbeit punkto Transformation und Transport von erworbenem Qi.

Qi bewegt sich aufwärts, abwärts, auswärts, einwärts.

Qi imponiert im menschlichen Körper in drei Formen, genannt die Drei Schätze. Die materiellste Erscheinungsform ist Essenz – Jing – jīng 精. Daraus wird Qi transformiert und zwar durch Qi! Aus Qi seinerseits wird Geist/Spirit – shen - transformiert, natürlich wieder durch qi.

Drei Schätze – Jing, Qi, Shen – drei Ausdrucksformen von Qi

sān bǎo 三宝 jīng, qì, shén 精气神

Drei der „vitalen Substanzen" werden zusammengefasst unter dem Überbegriff Drei Schätze – san bao – 三宝: Essenz jīng 精, Vitalenergie qì 气 und Geist shén 神. Alle drei Schätze sind Ausdrucksformen von qi 气. Nichts anderes gehört dem Menschen wirklich.

Tab. I.3: Drei Schätze: Jing, Qi und Shen

Essenz	Jīng	精	ist die materiellste Form von Qi, woraus jegliche Substanz und Funktion entsteht
Qi	Qì	氣	besteht aus einem materiellen (Yin-) 米 und einem bewegenden/umwandelnden (Yang-) Anteil 气
Geist, Spirit	Shén	神	besitzt ausschließlich bewegende Funktion

Was man über Jing und Qi wissen muss

Tab. I.4: Vergleich von Jing und Qi

Parameter	Jing	Qi
Kategorie	Relativ yin	Relativ yang
Aggregatzustand	Flüssig	Gasförmig mit materieller Komponente
Dynamik	Statisch	Beweglich und bewegend

Qì – Klassische Statements zu Qi und Blut

Blut ist die Mutter von Qi – die materielle Basis	xuè wéi qì mǔ	血为气母
Qi hat das Kommando über Blut	qì wéi xuè shuài	气为血帅
Wenn sich Qi bewegt, dann bewegt sich auch Blut	qì xíng xuè xíng	气行血行

Bemerkung zum Verhältnis zwischen Essenz – Jing – jīng 精 und Vitalenergie – Qi – qì 气[6]

Essenz – Jing – jīng 精 ist die materielle Basis von Qi – qì 气. Jing ist vorwiegend substantiell, Kategorie Yin, sehr statisch.

Qi entsteht durch Transformation von Essenz jīng 精 zu einem bewegenden, umwandelnden Agens, ist viel beweglicher, „luftiger", viel mehr Kategorie Yang als Essenz – Jing.

Aus angeborener Essenz – Jing – xiān tiān zhī jīng 先天之精 wird Quellen-Qi – xiān tiān zhī qì 先天之气 /yuán qì 元气. Synonyme: Ursprungs-Qi, primäres Qi. Wesentlich für diesen, wie auch alle anderen Transformationsvorgänge im Körper, ist ausreichendes Feuer im Ming Men, dem Tor des Lebens zwischen den beiden Nieren.

Aus erworbener Essenz = hòu tiān zhī jīng 后天之精 wird erworbenes Qi = hòu tiān zhī qì 后天之气. Die Hauptlast dieses Transformationsvorganges trägt die Milz.

Der Begriff Essenz jīng 精 beinhaltet Stabilität, Substanz.

Der Begriff Qi 气 – Energie – beinhaltet ***Wechsel und Bewegung*** sowie die Begriffe Yin und Yang, welche in einem ständigen dynamischen Spannungsfeld stehen. Das alte Langzeichen für Qi 氣 macht das deutlich (siehe S. 14).

Tab. I.5

Wechsel wird meist ausgedrückt	in Yin und Yang	Taoismus
Bewegung wird meist ausgedrückt	in 5 Wandlungsphasen/Elementen	Buddhismus

Qi-Bewegung

Qi bewegt sich in vier Richtungen:

- nach oben, z.B. für das Halten der Organe entgegen der Schwerkraft durch Milz-Qi
- nach unten, z.B. die Atemluft bei der Inspiration sowie Qi aller Fu-Hohlorgane

[6] Siehe auch Kapitel Essenz – Jing, S. 15.

- eintretend – von außen nach innen, z.B. die Atemluft bei der Inspiration
- hinausgehend, verteilend, z.B. die Atemluft bei der Exspiration

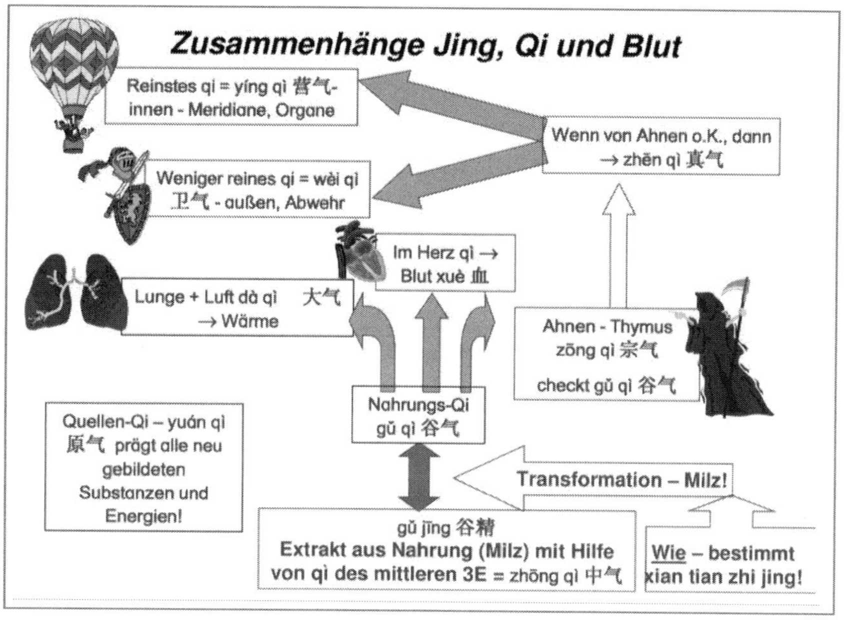

Abb. I.3: Zusammenhänge Jing, Qi und Blut

Qi-Flussrichtung der einzelnen Organe

Tab. I.6

Herz	
Primär	verteilende Kreislauffunktion
Sekundär	nach oben zu den Sinnesorganen und nach unten zum Dünndarm
Milz	
Primär	aufwärts, hält Organe gegen die Schwerkraft im Körper und schickt das klare Yang nach oben
Lunge	
Primär	nach unten, a) weil die Lunge von allen Organen das am höchsten gelegene ist und b) bei der Inspiration abwärts zur Niere
Sekundär	verteilend, z.B. Qi, Flüssigkeiten, beteiligt am Blutkreislauf; nach oben bei der Exspiration
Niere	
Primär	eintretend, z.B. Atem-Qi bei der Inspiration
Sekundär	nach oben werden die rückgefilterten Säfte geschickt, nach unten der Abfall – Urin zur Blase
Leber	
Primär	verteilend; für den glatten Fluss von Qi und Blut zu sorgen, ist die Hauptfunktion von Leber-Qi
Perikard	
Primär	verteilende Kreislauffunktion wie Herz
Sekundär	eintretend
Dünndarm, Magen, Dickdarm, Blase und Gallenblase	
	alle eindeutig nach unten
Dreifacher Erwärmer	
Primär	absteigend und als Verteiler der Flüssigkeiten sowohl nach oben als auch nach unten

Qi-Physiologie und Qi-Pathologie – Zusammenfassung[7]

Qi-Physiologie – Fünf Qi-Funktionen[8]

1. Alle physiologischen Aktivitäten: Wachstum, Entwicklung, Stoffwechsel
2. Wärmen: Kontrolle der Körpertemperatur
3. Abwehr: Schutz des Körpers gegen Eindringen äußerer PF und Abwehrkampf auf drei Ebenen: zheng qi
4. Transformation und Ernährung: Qi sorgt dafür, dass alles, was wir aufnehmen in Qi, Blut und Körperflüssigkeit umgewandelt und transportiert wird
5. Festhalten – z.B. Schutz vor Verlust von Blut und Körperflüssigkeit, Halten der inneren Organe entgegen der Schwerkraft

Qi-Pathologie – Vier Qi-Syndrome

Qi zheng – qì zhèng 气证

Unterdifferenzierung, Behandlungsstrategien und -vorschläge siehe Band 2: Syndrome. Man unterscheidet:[9]

1. Qi-Mangel: Alle oben angeführten Funktionen können beeinträchtigt sein
2. Qi-Stagnation, unterdrücktes Qi und Pflaumenkern-Globus: Druck-Gefühl oder gar Schmerz
3. Qi-Gegenfluss (counterflow) und rebellierendes Qi: Kalte Extremitäten oder Aufstoßen, Erbrechen oder Husten
4. Sinkendes Qi: Ptose-Neigung, Bindegewebsschwäche

1.3 Geist – Shen

shén 神

Klassische Statements

Das Herz beherbergt den Geist	xīn cáng shén	心藏神
Die Leber bewahrt die Geist-Seele = Wanderseele	gān cáng hún	肝藏魂
Die Lunge bewahrt die Körperseele	fèi cáng pò	肺藏魄
Die Milz beherbergt die Idee	pí cáng yì	脾藏意
Die Niere bewahrt Willenskraft, Konzentrations- und Erinnerungsvermögen	shèn cáng zhì	肾藏志

Geist – Shen 神 steht im Chinesischen für alles, was den Menschen vom Tier unterscheidet. In unserem Kulturraum ist die Vorstellung von Geist und Seele rein spirituell; ein anatomisches Substrat glaubt man im Gehirn, ein funktionelles Substrat in diversen biochemischen und bioelektrischen Vorgängen gefunden zu haben. Damit gibt sich die Medizin wohl zufrieden, nicht aber Philosophie oder Religion.

Für die Chinesen ist es völlig klar, dass es für Geist und Seele sowohl ein materielles als auch ein funktionelles Substrat geben muss: Geist und Seele – Shen sind verankert im Herzen. „Verankert" heißt aber, dass dort wohl der Heimathafen ist, dass aber nichts dagegen spricht, dass Shen flieht, wenn ihm die Rahmenbedingungen nicht passen. Da Geist – Shen von allen Substanzen die leichteste und flüchtigste ist, kann also ein Umherirren des Shen durch Irritationen oder dadurch, dass es ihm im Herzen einfach unbehaglich ist, leicht passieren.

Ist Shen gestört, dann ist der Mensch irritiert, ruhelos, schläft schlecht, träumt verrückt und brabbelt Unsinn.

[7] Feit Zmiewski: Acumoxa Therapy, Vol. II, S. 9.
[8] Feit Zmiewski: Acumoxa Therapy, Vol. II, S. 9.
[9] Nach Feit Zmiewski: Acumoxa Therapy, Vol. II, S.11.

Shen 神 ist kein selbstständiger Saft, sondern ein Transformationsprodukt aus Qi des Oberen Erwärmers! Shén 神 entwickelt sich im Lauf des Lebens, aber auch im Lauf jedes Tages – denke an die Morgenstunde, die meist weniger Gold im Mund als Schleim im Hirn hat!

Die fünf Seelen/Beseelungen – Wu Shen

Wŭ shén 五神

Von „Wu Shen – fünf Seelen" spricht man, weil jedes der fünf Zang-Organe seine eigene Seele mit spezifischen Eigenschaften und Aufgaben hat:

Tab. I.7: Die fünf Seelen – Wu Shen

Seele	pin yin	汉字	Spezifische Eigenschaften
„Ober-Seele"	shén	神	Generalmanager des Geistes- und Seelenlebens
Geistseele	hún	魂	Himmlische Seele, durch welche nach der Empfängnis die Beseelung über Du 20 erfolgt – Öffnung der Seele; steuert Territorialverhalten, ist possessiv – „hell´s angel".
Körperseele	pò	魄	Steuert Vegetativum, Automatismen; ist sensibel wie ein Flower-Power-Hippie; kann nur in Erde übergehen, wenn die Leiche begraben wird – deshalb waren die Begräbnis-Riten immer von großer Bedeutung!
Denker-/Philosophen-Seele	yi	意	Kognitive Seele, Lernen, Wissen, Verdauen; wohin yi geht, dorthin geht Qi
Persönlichkeits-Seele	zhì	志	Willenskraft

1. Shen des Herzens – Bewusstsein, Mensch-Sein
2. Hun, die Geistseele gehört zur Leber, Tier, (Himmel), Territorialinstinkt, hell's angel; animalische Instinkte, Territorialinstinkt, „vor Liebe fressen". Erträglich nur unter Kontrolle von Shen
3. Po ist der Lunge zugeordnet, gilt als Vor-Bewusstseins-Seele und als höchst unterbewusstes Shen. Po steuert das Vegetativum und ist sehr sensibel. Z.B. lässt uns Po erröten, ob wir wollen oder nicht. Irritationen von Po sind eine häufige Ursache für Darmerkrankungen (Yin-Yang-Relation Lu – Di) und für Hauterkrankungen, wie das französische Wortspiel „Le peau est le po" treffend ausdrückt: die Haut ist der Lunge als Schicht zugeordnet.
   Po war ursprünglich in den Knochen angesiedelt; der Einflussreiche Punkt für die Knochen Bl 11 (auf gleicher Höhe wie der Zustimmungspunkt der Lunge Bl 13) erinnert noch daran. Das Zeichen für po 魄 enthält das Significum für Gespenst guǐ 鬼. Po sollte – wie auch herumwandernde Gespenster – zur Erde zurückkehren. Deshalb werden Knochen begraben.
4. Yi, Milz, Ratio, Denken vor Tun!, Buchhalter
5. Zhi, Niere – Wille, Planung, Helmut Kohl

Nachts, wenn sich Qi zurückgezogen hat, sind die fünf Seelen sozusagen arbeitslos, sitzen beisammen und trinken Tee. Wenn es gar zu fad wird, dann machen hell-angel hun von der Leber und flower-power-hippie po von der Lunge zusammen eine Spritztour durch den Körper – das sind dann die Träume.

1.4 Drei Schätze und Drei Erwärmer

Die drei Erwärmungen (auch bekannt als Dreifacher Erwärmer) fungieren als Transformationsmaschinerie Essenz – Vitalenergie – Geist – jing-qi-shen 精 气 神

Tab. I.8: Drei Schätze und drei Erwärmer

3E	san jiao	sān jiāo	三焦	Produktionsort für	
Obere Erwärmung	shang jiao	shàng jiao	上焦	Geist/Shen	神
Mittlere Erwärmung	zhong jiao	zhōng jiāo	中焦	Energie/Qi	气
Untere Erwärmung	xia jiao	xià jiāo	下焦	Essenz/Jing	精

Bei Tag verdampft Essenz – Jing und wird über Vitalenergie – Qi zu Geist – Shen.

Bei Nacht, wenn man schläft, wird Geist – Shen rücktransformiert in Vitalenergie – Qi und Qi in Essenz – Jing. Daher ist die beste Zeit für Sex vor dem Einschlafen, wenn das Hirn sich schon von Geist – auch quälenden Gedanken – entleert.

Träume entstehen durch ein nächtliches Treffen der fünf Seelen – Wu Shen.

1.5 Zwei weitere vitale Substanzen – Blut und Körperflüssigkeit

Blut – Xue

xuè 血

Klassische Statements

Essenz und Blut stammen aus einer gemeinsamen Quelle	jīng xuè tóng yuán	精血同源
Blut ist die Mutter von Qi – Blut ist die materielle Basis von Qi	xuè wéi qì mǔ	血为气母
Qi befiehlt über Blut	qì wéi xuè shuài	气为血帅
Qi bewegt Blut – wenn sich Qi bewegt, dann bewegt sich auch Blut	qì xíng xuè xíng	气行血行
Körperflüssigkeit und Blut entstammen der gleichen Quelle	jīn xuè tóng yuán	津血同源
Die Leber sorgt für den freien glatten Fluss (von Qi und Blut)	gān zhǔ shū xiè	肝主疏泄
Die Milz hält das Blut in den Gefäßen	pí tǒng xuè	脾统血

(wörtlich: Die Milz enthält das Blut, bezogen auf das Element Erde, welche das Wasser in seinen Bahnen hält)

Physiologie des Blutes xuè 血

Blut ist jener rote, ganz besond´re Saft, welcher in den Blutgefäßen zirkuliert und die Gewebe und Organe ernährt. Materielle Basis ist die von Magen und Milz herausgefilterte Nahrungs-Essenz gǔ jīng 谷精, ferner die in der Niere gespeicherte Essenz jīng 精 und außerdem spielt auch das Knochenmark eine Rolle. Knochenmark ist ein Extra-Organ – ein Extra-Fù aus Nieren-Essenz jīng 精. Ein Teil des aus Nahrungs-Essenz gǔ jīng 谷精 transformierten Nahrungs-Qi– gu qi – gǔ qì 谷气 wird von der Milz direkt zum Herzen gesandt, erhält dort seine rote Farbe und wird so zu Blut.

Blut wird aufbewahrt und zur adäquaten Verteilung freigegeben von der Leber; für die Zirkulation ist das Herz verantwortlich, unterstützt von der Lunge. Die Milz kontrolliert, dass das Blut in den Gefäßen bleibt. Jede Organ-Störung kann eine Blut-Pathologie auslösen und umgekehrt.

Körperflüssigkeiten – Jin Ye

Jin Ye – jīn yè 津液

Klassische Statements

Körperflüssigkeit und Blut entstammen der gleichen Quelle	jīn xuè tóng yuán	津血同源

Physiologie der Körperflüssigkeiten

Parenchymatöse Organe zàng 脏 produzieren, Hohlorgane fǔ 腑 kontrollieren Körperflüssigkeiten:

Tab. I.9: Klare und trübe Körperflüssigkeiten

Klare Körperflüssigkeiten jīn 津	Trübe Körperflüssigkeiten yè 液
Kontrolle durch Dickdarm, sein Yin-Partner Lunge kontrolliert das in Relation zu Blut „dünnflüssige" qì 气	Kontrolle durch Dünndarm, sein Yin-Partner Herz kontrolliert das relativ zu qì 气 dickflüssige Blut xuè 血
Klare Flüssigkeiten werden <u>nicht</u> ausgeschieden!	Trübe Flüssigkeiten werden ausgeschieden
Gewebsflüssigkeit	Tränen, Harn, Schweiß

Fünf Sekrete – Flüssigkeiten der Zang-Organe

Die fünf Zang-Organe transformieren die Flüssigkeiten wǔ zàng huà yè 五脏化液[10]:

Tab. I.10: Säfte und Organe

Flüssigkeit	ist Sekretion von
Schweiß	Herz
Tränen	Leber
Nasensekret	Lunge
Parotisspeichel à la Pawlow	Milz
Sublingualisspeichel – natürliche Schleimhautbefeuchtung	Niere

Jin und Ye in der angelsächsischen Literatur nach Feit/Zmiewsky:

- Die Jin – jīn 津 werden als „liquids“ bezeichnet und man versteht darunter die dünnflüssigen Körpersäfte, die physiologische Körperflüssigkeit. Schweiß und Urin werden daraus produziert. Der Dickdarm kontrolliert die dünnen Säfte, resorbiert wasserlösliche Substanzen.
- Die Ye – yè 液: heißen „humors“ und sind dickflüssiger. Man findet sie in den zàng fǔ 脏腑, in Hirn und Knochen. Sie „schmieren” Gelenke und Haut. So wird Talg = yè aus den dicken Ye, Schweiß hingegen aus den dünnen Jīn produziert.

Anmerkung zur Semantik: Jin und Ye werden auch einzeln als Ausdruck für Körpersäfte gebraucht, z.B. in zeng ye tang – Flüssigkeiten vermehrendes Dekokt.

2 Yin Yang

Yīn yáng 阴阳

Die Yin-Yang-Theorie ist das urchinesische philosophische Prinzip der Dynamik des Universums. Sie wird in allen Lebensbereichen angewandt, um Relationen zu beschreiben, z.B. zwischen Materie und Energie, Material und Funktion.

Univ.-Prof. Zhang Qicheng, The Libraries of the Beijing University of Traditional Chinese Medicine, kritisiert den Eintrag in the Great Chinese-English Medical Dictionary: „A general term for two opposite aspects of matters in nature, which are interrelated with each other” als viel zu oberflächlich. Wie beim Qi-Konzept wird auch die Vielschichtigkeit des Yin-Yang-Konzepts erst verständlich, wenn man den historischen Kontext beachtet.

Die Begriffe Yin und Yang stammen aus prähistorischer Zeit. Ursprünglich bedeutet Yin einen schattigen und Yang einen sonnigen Ort. Weiter entwickelt finden wir das Konzept im Yi Jing, welches während der späten Shang-Dynastie (17.–11. Jh. v. Chr.) und der Zhou-Dynastie (1100–256 v. Chr) entstanden ist. Bereits während der Westlichen Zhou-Dynastie (1100–770 v. Chr.) werden die Schriftzeichen Yin Yang zu philosophischen Begriffen, die zur Erklärung aller Naturphänomene verwendet werden.

Während der Frühlings- und Herbst-Periode (770–256 v. Chr.) wird das Yin-Yang-Prinzip auf die Kunst des Kampfes übertragen; Laozi (6. Jh. v. Chr.) sagt, dass Yin Yang in allen Dingen ist; Zou Yan (Zeit der Streitenden Reiche, 476–221 v. Chr.) wendet sowohl Yin und Yang als auch die 5 Wandlungsphasen Wu Xing auf soziohistorische Zusammenhänge an; Das Huang Di Nei Jing erhebt das Yin-Yang-Prinzip zum „dao“. Zitat Nei Jing Su Wen: „Yin-yang, the dao of heaven and earth, order and law of all things, the parents of change, the origin of becoming and death, the seat of spirit.” Das heißt nichts anderes, als dass Himmel und Erde, oben und unten, männlich und weiblich, rechts und links, Wasser und Feuer Synonyme für das Yin-Yang-Prinzip sind.

---

[10] Xie Zhu-Fan/Lou Zhi-Cen/Huang Xiao-Kai (1994): Classified Dictionary of Traditional Chinese Medicine. New World Press, Beijing. 汉英中医药分辞典, Beijing. ISBN: 7-80005-226-5.

Darüber hinaus werden Yin und Yang im Nei Jing in Physiologie und Pathologie des menschlichen Körpers gebraucht, wobei das Schwergewicht immer auf der Yin-Yang-Harmonie liegt: So gibt es Yin-Regionen (unten und innen) und Yang-Regionen (oben und außen). Weiters werden die Meridiane je nachdem, in welcher Region sie verlaufen, als Yin- oder Yang-Meridiane klassifiziert. Egal ob Yin- oder Yang-Meridiane – ihre Lokalisation an der Oberfläche ist immer relativ yang zu den inneren Organen, die ihrerseits ebenfalls in Yin-Organe (parenchymatöse Organe) und Yang-Organe (Hohlorgane) unterteilt werden. Logischerweise sind alle inneren Organe im Vergleich mit den Meridianen relativ Yin. Bewegung ist Yang, Ruhe ist Yin. Die Körperwärme ist Yang, Kältephänomene sind Yin. Gesund ist der Mensch, wenn Yin und Yang in Harmonie sind.

Daraus lässt sich die Betrachtung krankhafter Zustände als Störung des Yin-Yang-Gleichgewichts ableiten: Fieber beispielsweise ist ein Überwiegen von Yang; Frösteln hingegen ein Überwiegen von Yin.

Wie für alle drei großen Säulen der Traditionellen Chinesischen Medizin ist auch für das Yin-Yang-Prinzip der Übergang vom einen zum anderen charakteristisch: Das gilt natürlich nicht für die inneren Organe, sehr wohl hingegen für Phänomene wie Winter und Sommer, Ebbe und Flut, Nacht und Tag. Symbolisiert ist dieses Phänomen in der Monade:

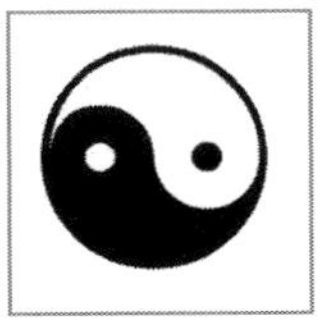

Abb. I.4

Wir sehen zwei „Fische“, einen schwarzen symbolisch für Yin und einen weißen symbolisch für Yang. Wir sehen auch, dass dort, wo Yang am größten ist, Yin am kleinsten ist und zu wachsen beginnt; das Gleiche gilt natürlich auch umgekehrt. Was wir bei dieser Betrachtung nicht sehen, ist das dynamische Wechselspiel zwischen Yin und Yang. Schade, dass man das auf dem Papier nicht wiedergeben kann! Denn so entsteht der Eindruck, es handle sich um zwei fest umrissene, von einander getrennte Phänomene und das ist falsch. Eigentlich dürften wir die Monade nicht statisch betrachten, denn innerhalb der Monade ist ständig Bewegung.

Zusammenfassend kann man sagen, dass das Yin-Yang-Prinzip nicht nur eine simple Typisierung alles Existierenden in zwei Kategorien bedeutet, sondern vielmehr die Betrachtung eines und des gleichen Dinges von der materiellen und der funktionellen Seite, welche neben dem Gegensatz sehr wohl die Harmonie in den Vordergrund stellt, großen Wert auf gegenseitige Abhängigkeit und Transformation legt und im Grunde genommen immer Relationen beschreibt.

Yin und Yang konkret: Auch wenn wir nun wissen, dass Yin Yang eine Metapher darstellt, brauchen wir doch in der Chinesischen Medizin konkrete Zuordnungen, um Dysbalancen zwischen diesen beiden Begriffen zu entdecken. Da sich das Yin-Yang-Prinzip durch alle Lebenskategorien zieht, müssen wir uns immer darüber klar sein, wovon gerade die Rede ist.

Naturphänomene

Tab. I.11: Yin und Yang als Naturphänomene

Kategorie	Yin	Yang
Prototyp	Wasser	Feuer
Raum	Erde	Himmel
Tageszeit	Nacht	Tag
Jahreszeit	Herbst, Winter	Frühling, Sommer
Temperatur	Kalt, kühl	Heiß, warm
Gewicht	Schwer	Leicht
Helligkeit	Dunkel	Hell

Kategorie	Yin	Yang
Bewegungsrichtung	Abwärts, einwärts	Aufwärts, auswärts
Geschlecht	Weiblich	Männlich

Anatomie/Physiologie

Tab. I.12: Yin und Yang in Anatomie und Physiologie

Parameter	Yin	Yang
Extremität	Innenseite	Außenseite
Körper – Rücken/Bauch	Bauch	Rücken
Körper oben/unten	Untere Körperpartie	Obere Körperpartie
Körper außen/Innen	Knochen	Oberfläche, Haut
Innere Organe	Zang-Organe	Fu-Organe
Ebenen nach den Vier Schichten	Blut- und Nährebene	Qi- und Abwehrebene
Aktion/Ruhe	Ruhe	Agitation
Kraft	Schwäche	Stärke

Funktionen und Interaktionen im Körper

Tab. I.13: Yin und Yang als funktionelle Begriffe

Yin	Yang
Repräsentiert die materielle Basis, das Parenchym	Repräsentiert die Funktion
Nährt	Transformiert
Kühlt	Wärmt
Bewahrt	Bewegt
Nährt, ist die „Mutter" von bzw. der „Brennstoff" für Yang	Konsumiert einerseits, aktiviert anderseits alle Transformationsvorgänge für die Bildung jeder stofflichen Substanz, auch Yin
Nährt Yang	Konsumiert Yin
Verankert Yang	Bewegt Yin
Verlangsamt	Beschleunigt

Dysbalancen

Die Balance zwischen Yin und Yang ist eine wesentliche Voraussetzung für die Gesundheit. Yin-Yang-Dysbalancen können sich im Körper allgemein manifestieren oder auch in bestimmten Organen. Um sie zu verstehen, muss man sich mit den polarisierenden Zuordnungen (siehe oben) vertraut machen.

Yin-Yang-Syndrome werden nach den Acht Prinzipien differenziert.

3 Wu Xing – Fünf Wandlungsphasen/Fünf Elemente

Wǔ xíng 五行

Zhang Qicheng[11]: Die Theorie der Fünf Elemente ist gegen Ende der Shang-Dynastie (1700–1100 v. Chr.) entstanden. Das Konzept mit den fünf Substanzen Wasser, Feuer, Holz, Metall/Gold und Erde stammt aus

[11] TCM Terminology Workshop 2007, Beijing.

der Zhou-Dynastie (1100–256 v. Chr.); ausgearbeitet wurde es in der Periode der Streitenden Reiche (476–221 v. Chr.): Es entstand der Zyklus generandi – Wasser – Holz – Feuer – Erde – Metall, und der Zusammenhang mit der Yin-Yang-Theorie wurde hergestellt. Seit der Han-Dynastie (206 v. Chr.–220 n. Chr.) bis zum Ende der Qing-Dynastie (1911) war die Fünf-Elemente-Theorie die geheiligte, unverrückbare Betrachtungsweise des Universums.

Ursprünglich geht es tatsächlich um fünf elementare Dinge der Bronzezeit, besetzt mit deren Funktionen:

- Wasser: Befeuchten
- Holz: Flexibilität – Beugen und Strecken
- Feuer: Entzünden/Entzündung
- Metall: Umwandlung, Folge, Ausscheidung, Präzipitation
- Erde: Säen und Reifen

Die Fünf Elemente erfahren im Lauf der Geschichte einen Bedeutungswandel: Sie werden von fünf realen Substanzen zu einem Denkmodell und einer philosophischen Kategorie. Sie werden nicht mehr als „Substanzen“ betrachtet, sondern als Realität komplexer Relationen zwischen fünf Typen eines Prinzips. Die Dinge des Universums werden sozusagen „typisiert“ und ihr gegenseitiges Verhältnis entspricht dem der Fünf Elemente untereinander. Auf Deutsch bezeichnet man alle Dinge, die einem Element zugeordnet sind – also entsprechen – als Entsprechungen. Die Summe der Entsprechungen eines Elements wird Funktionskreis genannt. Das ursprüngliche Element ist das Kernstück jedes Funktionskreises. Die wechselseitigen Beziehungen der Elemente werden auf die zugeordneten Entsprechungen übertragen. Das gilt sowohl außerhalb als auch innerhalb des menschlichen Körpers:

Die TCM benützt die Fünf-Elemente-Theorie v.a. um Balanceverhältnisse – Harmonie oder Disharmonie – zwischen den inneren Organen zu beschreiben. Dabei ist es ganz wichtig herauszufinden, wo die Wurzel des Übels liegt, wo die Therapie also primär ansetzen muss: Es ist beispielsweise bei einem PMS oft gar nicht so leicht zu entscheiden ob primär die Milz oder die Leber schuld ist.

Übrigens: Der gebräuchliche Ausdruck „Elemente“ ist schlicht und einfach falsch und führt zu vielen Missverständnissen. Wu – wǔ 五 heißt wohl fünf; aber xing – xíng 行 hat nichts mit Elementen in unserem Sinn zu tun! Xing wird im Englischen oft mit „phases“ oder – noch besser – mit „evolutive phases“ übersetzt und das trifft den Nagel am ehesten auf den Kopf. Eigentlich wäre es besser, statt „Elemente“ „Wandlungsphasen“ zu sagen. Wenn man schon den Ausdruck „Fünf Elemente“ gebraucht, dann muss man sich dessen bewusst sein, dass man von metaphysischen Begriffen spricht.

Zum besseren Verständnis ziehen wir das Neue Chinesisch-Deutsche Wörterbuch zu Rate:

Das Zeichen für xing – xíng 行 hat vorne das Radikal für „Gehen“, was ein Hinweis darauf ist, dass es sich um etwas Veränderliches handelt. Es wird folgendermaßen übersetzt:

1. sich fortbewegen, gehen
2. Reise
3. zeitweilig, vorübergehend, behelfsmäßig
4. in Umlauf sein; in Umlauf setzen
5. machen, tun, sich mit etwas beschäftigen; ausführen
6. etwas einführen, arrangieren, anordnen
7. Benehmen; Betragen
8. es geht! In Ordnung
9. fähig; tüchtig; tauglich; kompetent; befähigt
10. bald

Der Begriff wu xing – wǔ xíng 五行 impliziert Bewegung, Zeitweiligkeit und Übergang (xing – xíng 行), Vorgänge, die sich zwischen den fünf Begriffen abspielen. Wir haben es auch hier – wie bei der Qi- und bei der Yin-Yang-Theorie – mit einem dynamischen System zu tun. Um den Ausdruck „Fünf Elemente“ zu legitimieren, kann man den Grundgedanken dieser Theorie zu Hilfe nehmen: Es geht ja dabei ursprünglich um fünf elementare Begriffe des bronzezeitlichen Menschen und wie wir unten sehen werden, entwickelt sich jeweils ein „elementares“ Ding in festgelegter Abfolge aus einem anderen bzw. ein Ding wird zu einem anderen (siehe *Mutter-Kind-Zyklus,* S. 29): Wasser wird zu Holz, wobei Holz für alle Pflanzen steht. Holz wird zu Feuer. Vom Feuer bleibt Asche/Erde übrig. In der Erde entwickeln sich Metalle, und Mineralien scheiden sich ab. Aus dem mineralreichen Erdreich entspringt das Wasser, welches seinerseits alle Pflanzen (Holz) nährt.

Man kann weitergehen und von direkter Umwandlung eines „Elements“ in ein anderes sprechen: Wasser wird durch den Pflanzenmetabolismus zu Holz, Holz wird zu Feuer, Feuer wird zu Erde, Erde wird zu Metall und Metall wird zu „Wasser“, wie man deutlich sehen kann, wenn man Metall erhitzt und verflüssigt.

3.1 Das alte System der Fünf Wandlungsphasen – wu xing

Die Elemente wurden von verschiedenen Schulen unterschiedlich angeordnet. Die zyklische Anordnung – wie wir sie heute kennen – ist nur eine der vielen Möglichkeiten.

Das alte System unterteilt die Welt in Yin und Yang; die Erde ist der Mittelpunkt. Yang ist oberhalb, Yin unterhalb des Schrägstrichs.

	Feuer huǒ 火 Ur-Yang Adoleszenz ⇧ Süden	
Holz mù 木 Yang Geburt ⬁⬀ Osten	Erde tǔ 土 Umwandlung Mitte	Metall jīn 金 Yin Senium ⬂⬃ Westen
	Wasser shuǐ 水 Empfängnis Ur-Yin ⇩ Norden	

Abb. I.5: Das alte Prinzip der Fünf Elemente

Bewegungstendenzen der Elemente

Tab. I.14: Yin und Yang als funktionelle Begriffe

⇧	aufwärts	⬁⬀	aufwärts und nach außen
⇩	abwärts	⬂⬃	abwärts und nach innen

Die Bewegung der Erde wird als „harmonisierend” bezeichnet: „außen rund, innen viereckig”:

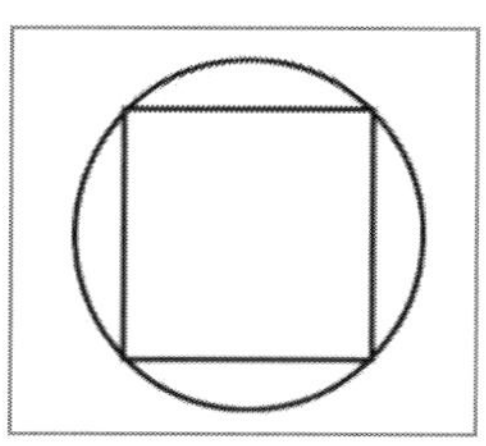

Abb. I.6: Erde und Himmel – eckig und rund

Rund ist der Himmel, viereckig die Erde. Achtung! Für Erde gibt es zwei Ausdrücke:

- Di – dì 地 Taoismus – Planet Erde
- Tu – tǔ 土 – Boden, Blumenerde

Die zyklische Anordnung der Fünf Wandlungsphasen – wu xing

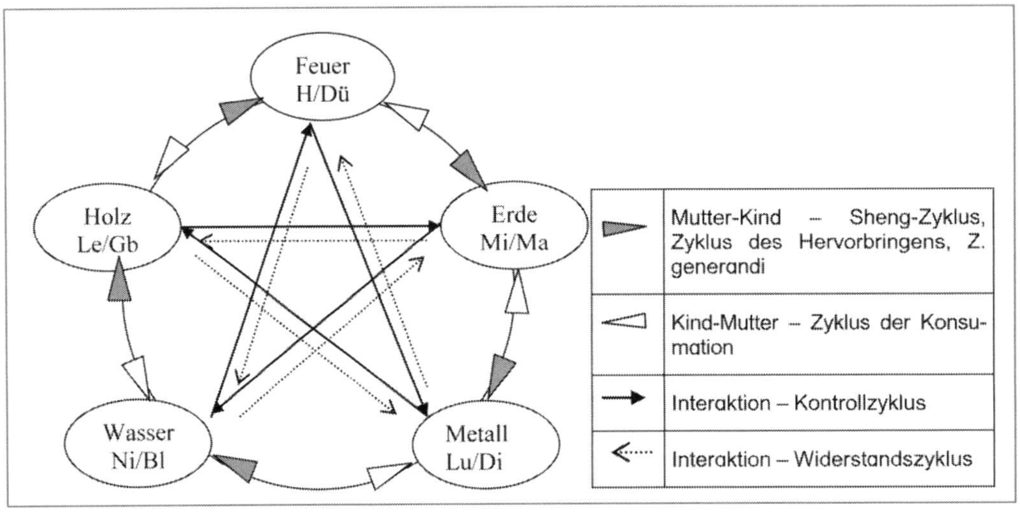

Abb. I.7: Zyklische Anordnung der Fünf Wandlungsphasen – physiologische und pathologische Beziehungen

3.2 Sheng Ke Cheng Wu – Beziehungen der Fünf Elemente – wu xing

Chinesisch bedeutet sheng ke cheng wu – shēng kè chéng wǔ – 生 克 乘 侮 – gebären, kontrollieren, überwältigen, rebellieren; und das Ganze findet gegenseitig statt: xiang – xiāng – 相.

Tab. I.15

Xiang sheng – xiāng shēng – 相 生 克 乘 侮	Einander gebären, hervorbringen, fördern
Xiang ke– xiāng kè – 相 克	Einander kontrollieren, beherrschen (Kontrolle und Widerstand)
Xiang cheng – xiāng chéng – 相乘	Einander ausnützen, überwältigen, überkontrollieren
Xiang wu – xiāng wǔ – 相 侮	Gegeneinander bzw. gegen die Kontrolle rebellieren

Tab. I.16: Beziehungen der Fünf Elemente

pin yin	pīn yīn	汉字	Übersetzung	Interaktion Elemente	Interaktion Organe
xiang	xiāng	相	Einander wechselseitig	Nähren, kontrollieren, Widerstand leisten, überwältigen, rebellieren	Nähren, kontrollieren, Widerstand leisten, überwältigen, rebellieren
xiang sheng	xiāng shēng	相 生	…fördern, hervorbringen, gebären	Holz nährt Feuer Feuer nährt Erde Erde nährt Metall Metall nährt Wasser Wasser nährt Holz	Leber nährt Herz Herz nährt Milz/Magen Milz nährt Lunge Lunge nährt Niere Niere nährt Leber
xiang ke	xiāng kè	相 克	…einander kontrollieren (check) – in zwei Richtungen: Kontrolle und Widerstand	Wechselwirkung zwischen Holz und Erde Erde und Wasser Wasser und Feuer Feuer und Metall Metall und Holz	Wechselwirkung zwischen Leber und Milz Milz und Niere Niere und Herz Herz und Lunge Lunge und Leber
xiang cheng	xiāng chéng	相 乘	…ausnützen, überwältigen, überkontrollieren	Holz überkontrolliert Erde Erde überkontrolliert Wasser Wasser überkontrolliert Feuer Feuer überkontrolliert Metall Metall überkontrolliert Holz	Leber überkontrolliert Milz Milz überkontrolliert Niere Niere überkontrolliert Herz Herz überkontrolliert Lunge Lunge überkontrolliert Leber

pin yin	pīn yīn	汉字	Übersetzung	Interaktion Elemente	Interaktion Organe
xiang wu	xiāng wǔ	相侮	...gegeneinander (bzw. gegen die Kontrolle) rebellieren	Holz rebelliert gegen Metall Metall rebelliert gegen Feuer Erde rebelliert gegen Holz Wasser rebelliert gegen Erde Feuer rebelliert gegen Wasser	Leber rebelliert gegen Lunge Lunge rebelliert gegen Herz Milz rebelliert gegen Leber Niere rebelliert gegen Milz Herz rebelliert gegen Niere

Xiang sheng und xiang ke beschreiben primär physiologische Beziehungen, xiang cheng und xiang wu hingegen beziehen sich ausschließlich auf pathologische Zustände innerhalb des Ke-Zyklus. Detailausführungen siehe unten.

Praktische Nutzanwendung der physiologischen und pathologischen Zyklen in der TCM

Die pathologischen Beziehungen der Fünf Elemente werden zur Beschreibung von Organdisharmonien benützt. Jedes der Fünf Elemente ist Zentrum eines so genannten Funktionskreises, in welchem diverse Begriffe aus Umwelt und Körperinnerem subsumiert sind (Siehe Kapitel *Funktionskreise und Entsprechungen*, S. 38). Unter anderem sind jedem Element je ein Yin-Organ und ein Yang-Organ zugeordnet (siehe Kapitel *TCM-Organphysiologie und -pathologie*).

Der Mensch ist gesund, solange die Fünf Elemente und damit auch die Organfunktionen in Harmonie, also in Balance sind. Dysbalancen können mittels Akupunktur ausgeglichen und/oder mit „harmonisierenden Formeln" behandelt werden.

Sheng-Zyklus und Ke-Zyklus reflektieren die physiologischen Beziehungen zwischen den Fünf Elementen. Von diesen beiden physiologischen leiten sich die pathologischen Zyklen ab. Balancestörungen führen zu pathologischen Beziehungen, die nur im Rahmen des Ke-Zyklus einen eigenen Namen tragen.

3.3 Xiang Sheng – Sheng-Zyklus – Mutter-Kind-Zyklus

Xiang sheng – xiang shēng 相生

Synonyme: Zyklus generandi, Hervorbringungs-Sequenz (Maciocia), Förderungs-Zyklus, Fütterungs-Zyklus

Englisch: generation, implying production and promotion, creation, generation, engendering, interpromoting

Physiologische Beziehungen im Sheng-Zyklus – Mutter-Kind-Zyklus

Die Mutter-Kind-Beziehung

Physiologie: Die Mutter gebiert und nährt ihr Kind, stärkt es also.

Tab. I.17: Physiologische Beziehungen im Sheng-Zyklus

pin yin	pīn yīn	汉字	Übersetzung	Interaktion Elemente	Interaktion Organe
xiang	xiāng	相	Einander wechselseitig	Nähren, kontrollieren, Widerstand leisten, überwältigen, rebellieren	Nähren, kontrollieren, Widerstand leisten, überwältigen, rebellieren
xiang sheng	xiāng shēng	相生	...fördern, hervorbringen, gebären	Holz nährt Feuer Feuer nährt Erde Erde nährt Metall Metall nährt Wasser Wasser nährt Holz	Leber nährt Herz Herz nährt Milz/Magen Milz nährt Lunge Lunge nährt Niere Niere nährt Leber

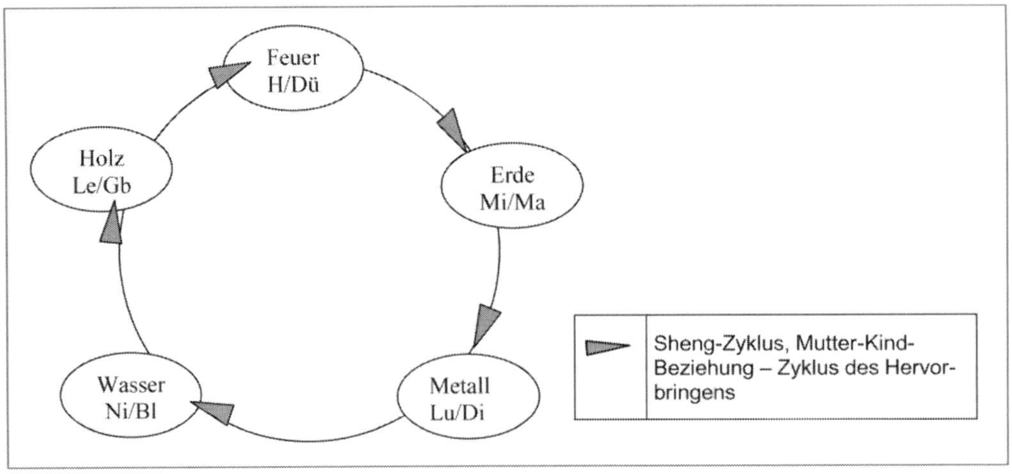

Abb. I.8: Physiologische Beziehungen im Sheng-Zyklus, Mutter–Kind

Die Kind-Mutter-Beziehung

Physiologie: Das Kind konsumiert unwillkürlich Substanz der Mutter und schwächt sie daher. Man denke an Schwangerschaft und Stillen.

- Feuer konsumiert Holz
- Erde entsteht aus Feuer
- Metall scheidet sich aus der Erde ab
- Wasser arrodiert Metall
- Holz konsumiert Wasser

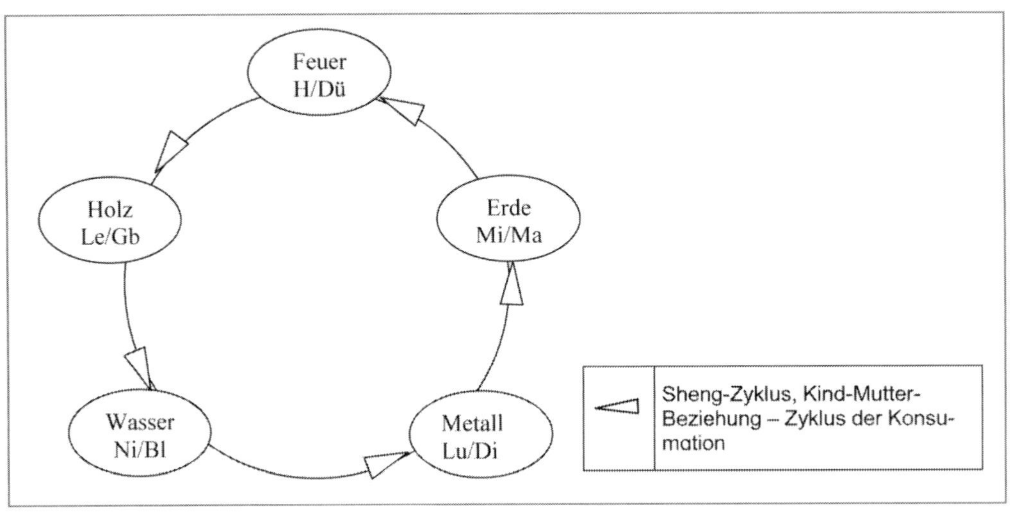

Abb. I.9: Physiologische Beziehung im Sheng-Zyklus, Kind–Mutter

Jedes Element bringt als „Mutter" ein „Kind" – also ein weiteres Element hervor. Die Mutter fördert und stärkt stets ihr Kind. Gleichzeitig entsteht jedes Element als „Kind" aus dem vorhergehenden Element, der „Mutter", die durch diesen Prozess geschwächt, „konsumiert" wird.

Reihenfolge der Elemente: Aus Holz wird Feuer, aus Feuer wird Erde, Erde gebiert Metall, Metall gebiert Wasser, Wasser ist notwendig für das Entstehen von Holz, d.h. alle Pflanzen. Dieses Prinzip ist auch die Grundlage für die Tonisierungs- = Mutter- und die Sedativ- = Kind-Punkte.

Beispiele:

- Holz ist die Mutter des Feuers – **Die Leber ist die Mutter des Herzens.** Mutter Leber bewahrt das Blut auf und nährt und unterstützt so ihr Kind, das Herz.
- Das Feuer ist die Mutter der Erde – **Das Herz ist die Mutter von Milz und Magen.** Ohne Wärme keine chemischen Prozesse. Mutters Feuer ist also notwendig für die klaglose Abwicklung der Aufgaben ihrer Kinder, Milz und Magen: Nahrungsaufschließung, Transport- und Transformation. Es sei an dieser Stelle angemerkt, dass das Herz – wie alle anderen Organe auch – sein physiologisches Feuer aus dem Ming Men – dem Tor des Lebens bezieht.
- Die Erde ist die Mutter des Metalls – **Die Milz ist die Mutter der Lunge.** Mutter Milz hat die Aufgabe, gereinigtes Qi und gesäuberte Flüssigkeit an ihr Kind – die Lunge – zur weiteren Verteilung zu liefern.
- Metall ist die Mutter des Wassers – **Die Lunge ist die Mutter der Niere.** Die Wirkrichtung des Lungen-Qi geht nach unten. So schickt die Lunge einerseits Qi – in Form von Luft – zu ihrem Kind, der Niere, die es „ergreifen" und festhalten muss (so beschreibt die TCM die Zusammenarbeit von Lunge und Niere bei der Atmung). Anderseits schickt Mutter Lunge auch einen Teil der gereinigten Flüssigkeiten (welche die Lunge von ihrer Mutter – der Milz – erhalten hat) abwärts zu ihrem Kind Niere, befeuchtet es und unterstützt es bei seiner Ausscheidungsfunktion.
- Das Wasser ist die Mutter von Holz – **Die Niere ist die Mutter der Leber.** Wie Mutter Wasser für ihr Kind Holz – ein Synonym für alle Pflanzen – lebensnotwendig ist, so nährt Mutter Niere´s Yin das Yin und das Blut von Kind Leber. Ein schwaches Nieren-Yin kann schuld sein an aufsteigendem Leber-Yang, weil das haltende, kühlende Yin-Gegengewicht fehlt.

Pathologische Zustände im Rahmen des Sheng-Zyklus – Mutter-Kind-Zyklus

Wird ein Kind durch Verschulden der Mutter krank, dann heißt das: „Mutter attackiert Kind". Das passiert beispielsweise, wenn die Mutter das Kind zu wenig oder falsch ernährt. Zwischen manchen Elementen kann es auch durch das überschießende Temperament der Mutter zur Verletzung des Kindes kommen, z.B. kann Mutter Feuer ihr Kind Erde versengen oder Mutter Wasser ihr Kind Holz ersäufen.

Umgekehrt kann sich das Kind auch gegen die Mutter wenden; man sagt dann: „Kind attackiert Mutter".

Bilder aus dem täglichen Leben:

Physiologischer Normalzustand: In einer wohlsituierten gesunden Familie ist die Mutter (Milz/Erde) wohlgenährt, kocht gut und füttert auch ihr Kind (Lunge/Metall) mit guten Sachen. Alle sind zufrieden und glücklich.

Pathologische Zustände: Mutter attackiert Kind, Kind attakiert Mutter

Mutter attackiert Kind – Beispiel Milz (Erde) und Metall (Lunge):

- Szenario 1: Die Mutter ernährt ihr Kind nicht ausreichend, weil sie selbst nicht genug zu essen oder einen Bio-Fimmel hat. Und das Kind siecht dahin. Die Folge ist Anorrhexie. Bekanntlich spielt Unterernährung oft eine Rolle bei der Entwicklung der Lungentuberkulose. Übersetzt in TCM-Diktion: Mutter Milz nährt ihr Kind Lunge nicht ausreichend, wodurch es zu Defekten des Kindes kommt – z.B. Kavernen.

  Therapiestrategie: Mutter Milz und Kind Lunge ausreichend nähren und stärken. Im Fall des Bio-Fimmels besteht das Stärken der Mutter in einer Belehrung!
- Szenario 2: Die Mutter (Milz/Erde) ist ein bisschen dumm, schwach und bequem und gibt dem Kind in allen Essenswünschen nach: Daher gibt es ausschließlich Pudding, Grießbrei, Erdäpfelpüree und viel Vanilleeis. Das Kind (Lunge/Metall) bekommt also statt wertvoller Nahrungsmittel reinen „Schleim" – um es in TCM-Diktion auszudrücken. Die Folgen: Ein blasses pastöses Kind mit Infektanfälligkeit, chronischer Bronchitis, Adenoiden und rezidivierendem Tubenkatarrh.

  Therapiestrategie: Schleim transformieren, Mutter Milz stärken, um Kind Lunge zu stärken und statt mit Schleim mit gutem, reinem Qi zu beglücken. Und vor allem Schleim produzierende Nahrungsmittel weglassen! Dazu gehören – horribile dictu! Milch und Milchprodukte und Rohkost.

Kind attackiert Mutter:

- Szenario 3: Biafra, Hungersnot. Die junge Mutter ist ausgezehrt. Den Säugling kümmert das nicht, er trinkt trotzdem in aller Unschuld die Muttermilch und schwächt damit die Mutter noch mehr.

  Therapiestrategie: Die Mutter nähren und, wenn möglich, den Säugling abstillen, also in TCM-Diktion: Mutter tonisieren, Kind sedieren.
- Szenario 4: Das Kind (Lunge/Metall) wird angegriffen von den äußeren Pathogenen Wind und Kälte und dadurch blockiert. Zu Deutsch: Das Kind hat eine Erkältung mit Husten und Schnupfen, die Nase ist zu. Die Mutter (Milz/Erde) kocht anfangs brav gute Sachen, aber das Kind mag gar nicht an Essen denken, es schmeckt nichts, die Verdauung funktioniert nicht so recht und es wirft der Mutter die unwillkommenen Speisen an den Kopf. Mutter Milz wird grantig, verliert die Lust am Essen – Appetitlosigkeit – und am Kochen – fehlerhafte Transformation führt zur Schleimbildung, wodurch Kind Lunge noch mehr blockiert wird. Hier beeinträchtigt die Blockade der Lunge (Metall = Kind) die Verdauungsfunktion der Milz (Erde = Mutter).

  Therapiestrategie: Primär die Lungenblockade durch Ausleiten der Pathogenen Faktoren beseitigen. Man kann danach der geschwächten Milz mit appetitanregenden Arzneien auf die Sprünge helfen, aber im Regelfall erholt sie sich von selbst, sobald die Krankheitsursache beseitigt ist.

Praktische Nutzanwendung des Sheng-Zyklus

Eine geniale Erfindung der Chinesen, die sich besonders in Korea und Vietnam durchgesetzt hat, ist die indirekte Behandlung erkrankter Organe über das Mutter- bzw. Kind-Organ entsprechend der Maxime: Man sticht keine kranken Organe an!

Beispiel: Herz-Mangel nicht über den Herz-Meridian behandeln, sondern über den Leber-Meridian.

Die Mutter-Kind-Regel kann angewendet werden für:

- Organe
- Meridiane
- Öffner, Gewebe

3.4 Xiang Ke – Kontrollzyklus

Xiāng kè – 相克

Synonyme: Überwindung, in Zaum halten

Englisch: interaction; restriction, connoting bringing under control or restraint; checking, conquesting

Der Kontrollzyklus beschreibt, wie die Wandlungsphasen und mit ihnen die inneren Organe gegenseitig darauf achten, dass keines zu übermütig wird.

In dieser Sequenz gibt es zwei physiologische und zwei pathologische Beziehungen: Physiologisch sind Kontrolle und gesunder Widerstand dagegen. Pathologisch ist übermäßige Kontrolle ebenso wie übermäßiger Widerstand dagegen – Rebellion.

In Verwandtschaftsverhältnissen ausgedrückt, handelt es sich um eine Großeltern-Enkel-Beziehung: Von der Sequenz des Sheng-Zyklus aus betrachtet, kontrolliert jedes Element das übernächste. Graphisch dargestellt wird diese Beziehung in der Regel durch Linien oder Pfeile im Inneren des Sheng-Zyklus. Die Sequenz ist sowohl bei der physiologischen Kontrolle als auch bei der pathologischen Überkontrolle die gleiche. Übrigens gilt das Gleiche auch für die Sequenz des physiologischen und des übertriebenen pathologischen Widerstandes in umgekehrter Richtung.

Physiologische Beziehungen im Xiang Ke – Kontrollzyklus

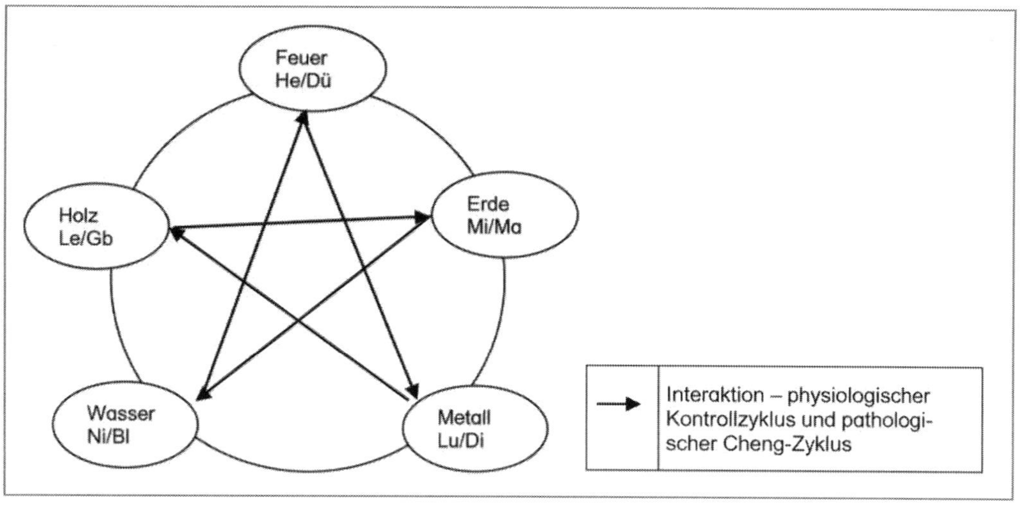

Abb. I.10: Sequenz des physiologischen Ke- und des pathologischen Cheng-Zyklus

Kontrolle

Tab. I.18

pin yin	pīn yīn	汉字	Übersetzung	Interaktion Elemente	Interaktion Organe
xiang ke	xiāng kè	相克	... einander kontrollieren (check)	Wechselwirkung zwischen Holz und Erde Erde und Wasser Wasser und Feuer Feuer und Metall Metall und Holz	Wechselwirkung zwischen Leber und Milz Milz und Niere Niere und Herz Herz und Lunge Lunge und Leber
				Holz kontrolliert Erde Erde kontrolliert Wasser Wasser kontrolliert Feuer Feuer kontrolliert Metall Metall kontrolliert Holz	Leber kontrolliert Milz Milz kontrolliert Niere Niere kontrolliert Herz Herz kontrolliert Lunge Lunge kontrolliert Leber

- Holz kontrolliert Erde heißt, dass Pflanzenbewuchs die Erde festigt, damit es nicht durch Erosion zu Vermurungen kommt.
  TCM: **Leber kontrolliert Milz-Magen:** Die glättende, bewegende Wirkung der Leber (Holz) verhindert Stagnationstendenzen der an sich trägen Milz (Erde).
- Erde kontrolliert Wasser, damit es keine Überschwemmungen gibt.
  TCM: **Milz kontrolliert Niere:** Die Flüssigkeits- und Feuchtigkeits-Transformation durch die Milz verhindert eine Überlastung der Niere in puncto Filtern, Resorbieren und Ausscheiden.
- Wasser kontrolliert Feuer wie die Feuerwehr.
  TCM: **Niere kontrolliert Herz:** Die kühlende, absenkende Funktion der kontrollierenden Wasser-Niere ist der wichtige Gegenpart zur aufsteigenden Tendenz des Herz-Feuers.
- Feuer kontrolliert Metall, d.h. schmilzt es, damit man es bearbeiten kann.
  TCM: **Herz kontrolliert Lunge:** Nur eine tadellose Herz-Funktion garantiert auch eine tadellose Lungen-Funktion.
- Metall kontrolliert Holz – mit der Holzfälleraxt rodet man überschüssigen Bewuchs.
  TCM: **Lunge kontrolliert Leber:** Die absenkende Wirkung des Lungen-Qi (Metall) wirkt der aufsteigenden Tendenz von Leber-Qi und Leber-Yang (Holz) entgegen.

Widerstand

Jede Kontrolle erzeugt gesunden Widerstand. Das Gleichgewicht zwischen Kontrolle und Widerstand ist ein wesentlicher Aspekt des Gesundheitszustandes.

Tab. I.19: Ke-Zyklus – Wechselwirkung

pin yin	pīn yīn	汉字	Übersetzung	Interaktion Elemente	Interaktion Organe
xiang ke	xiāng kè	相 克	…aufeinander wirken (check) – in zwei Richtungen: (a)Kontrolle	Wechselwirkung zwischen Holz und Erde Erde und Wasser Wasser und Feuer Feuer und Metall Metall und Holz	Wechselwirkung zwischen Leber und Milz Milz und Niere Niere und Herz Herz und Lunge Lunge und Leber
			(b) …der Kontrolle widerstehend	Holz widersteht Metall Metall widersteht Feuer Erde widersteht Holz Wasser widersteht Erde Feuer widersteht Wasser	Leber widersteht Lunge Lunge widersteht Herz Milz widersteht Leber Niere widersteht Milz Herz widersteht Niere

Pathologische Beziehungen im Xiang Ke – Kontrollzyklus

Kontrolle ist gut, zu viel Kontrolle hingegen schadet. Dysbalancen entstehen dadurch, dass entweder das kontrollierende Element zu stark bzw. zu aggressiv ist und/oder das kontrollierte Element allzu schwach.

Sowohl ein Übermaß an Kontrolle als auch an Widerstand sind pathologisch:

- xiang cheng – Überkontrolle
- xiang wu – Rebellion

Xiang Cheng – Cheng-Zyklus – Überkontrollzyklus

Xiāng chéng 相 乘

Synonyme: Überwältigung, Unterdrückung

Englisch: subjugation, meaning subduing of a weak element by its controlling element; overwhelming (Wiseman, Wu Baode), overacting, overchecking, encroaching

Tab. I.20

pin yin	pīn yīn	汉字	Übersetzung	Interaktion Elemente	Interaktion Organe
xiang cheng	xiāng chéng	相 乘	…ausnützen, überwältigen, überkontrollieren	Holz überkontrolliert Erde Erde überkontrolliert Wasser Wasser überkontrolliert Feuer Feuer überkontrolliert Metall Metall überkontrolliert Holz	Leber überkontrolliert Milz Milz überkontrolliert Niere Niere überkontrolliert Herz Herz überkontrolliert Lunge Lunge überkontrolliert Leber

Der Cheng-Zyklus entspricht der Reihenfolge des Ke-Zyklus, nur ist hier eine übermäßige Kontrolle gemeint. Für Diagnostik und Therapie geht es darum, bei Organdisharmonien festzustellen, welches Organ primär gestört ist und dadurch das zu kontrollierende Organ schädigt. Das primär betroffene Organ muss primär behandelt werden. Syntax: Kontrollierendes Organ attackiert kontrolliertes Organ.

Beispiel: Kommt es zu Verdauungsstörungen, weil primär die Leber durch Emotionen gestört ist, dann heißt das Muster: „Leber attackiert Milz“, und es muss primär die Leber behandelt werden.

Beispiele:

- Holz attackiert Erde, wenn der Dschungel auf Weideland übergreift und wenn Unkraut den Garten überwuchert.
  TCM: **Leber attackiert Milz und Magen:** Wenn die kontrollierende Leber, irritiert durch Emotionen, ihren Zorn an der Milz auslässt, dann kommt es zu Dyspepsie und Diarrhoe (durch Störung des Aufsteigens von Milz-Qi); ist der Magen betroffen, treten Übelkeit, Aufstoßen und Erbrechen auf.

Therapiestrategie: Hyperaktives Leber-Qi regulieren und absenken, Milz/Magen harmonisieren und Qi regulieren

- Erde attackiert Wasser: Darunter kann man sich die zunehmende Verschlammung eines Stausees vorstellen.
  TCM: **Milz attackiert Niere:** Primär gestört ist die kontrollierende Milz, die nicht ordentlich transformiert und dadurch die kontrollierte Niere in ihrer Ausscheidungsfunktion behindert. Die Folge: Ödeme. Primär behandelt werden muss die Milz.
  Therapiestrategie: Milz stärken, überschüssiges Wasser entfernen
- Wasser attackiert Feuer, d.h. man löscht Feuer unabsichtlich, obwohl man es nur ein bisschen dämpfen wollte.
  TCM: **Niere attackiert Herz:** Die primäre Störung ist ein Nieren-Yang-Mangel, welcher dazu führt, dass überschüssiges Nieren-Wasser das Herz-Feuer bedrängt. Die Folge: Ödeme von Lidern, Gesicht, unterer Extremität; Nykturie; Palpitationen, Unruhe, Schreckhaftigkeit
  Therapiestrategie: Nieren-Wasser wärmen, Herz-Feuer stärken
- Feuer attackiert Metall: Ist das Feuer zu stark, dann schmilzt Metall nicht mehr, sondern verglüht.
  TCM: **Herz attackiert Lunge:** Wenn wir uns streng an die Vorgabe „Feuer attackiert Metall" halten, dann haben wir das Szenario eines Herz-Feuers, welches die Lunge austrocknet und letztlich zu einem Lungen-Yin-Mangel führt vor Augen.
  Therapiestrategie: Herz-Feuer dämpfen, Lunge befeuchten; Anmerkung: Vergessen wir aber nicht, dass jede Herz-Pathologie auf die Lunge übergreifen kann!
- Metall attackiert Holz – ein leider alltägliches Ereignis im tropischen Regenwald, wo viel zu viel abgeholzt wird.
  TCM: **Lunge attackiert Leber:** Eine ständige Unterdrückung des aufsteigenden Leber-Qi durch das kontrollierende absenkende Lungen-Qi kann zu Spannungsgefühl in Thorax und Hypochondrium führen. Cholerische Menschen ecken oft an und erhoffen sich durch Yoga oder Qigong mit exzessiven Atemübungen eine bessere Selbstkontrolle. Das gelingt manchmal in einem derartigen Ausmaß, dass letztlich nur mehr in Zitaten gesprochen wird![12]
  Therapiestrategie: Lunge sedieren, Leber harmonisieren, Qi regulieren

Xiang Wu – Wu-Zyklus – Rebellionszyklus = pathologischer Widerstand

Xiāng wǔ 相侮

Synonyme: Verachtung, Beleidigung

Englisch: reverse restriction, meaning preying on others; rebellion, counteraction, violating, insulting; insufficient restraining (Wu Baode).

Widerstand ist gut, zu viel Widerstand hingegen ist Rebellion und imponiert als grobe Dysbalance. Der Wu-Zyklus – Rebellionszyklus beschreibt, was passiert, wenn sich ein Organ entschieden der Kontrolle widersetzt. TCM-Diktion: Das kontrollierte Organ „rebelliert" gegen das kontrollierende. Dazu kommt es durch relative Übermacht des kontrollierten Elements oder – anders ausgedrückt – bei relativer Schwäche des kontrollierenden gegenüber dem kontrollierten Element. Häufig finden wir derartige Dysbalancen zwischen Erde und Holz – Milz/Magen und Leber. Wenn eine träge Milz „Müll" liegen lässt, wird die Leber grantig, weil sie an der Erfüllung ihrer Aufgabe, der freien, glatten Qi-Zirkulation, gehindert wird.

[12] Diesen griffigen Vergleich verdanken wir Francois Ramakers.

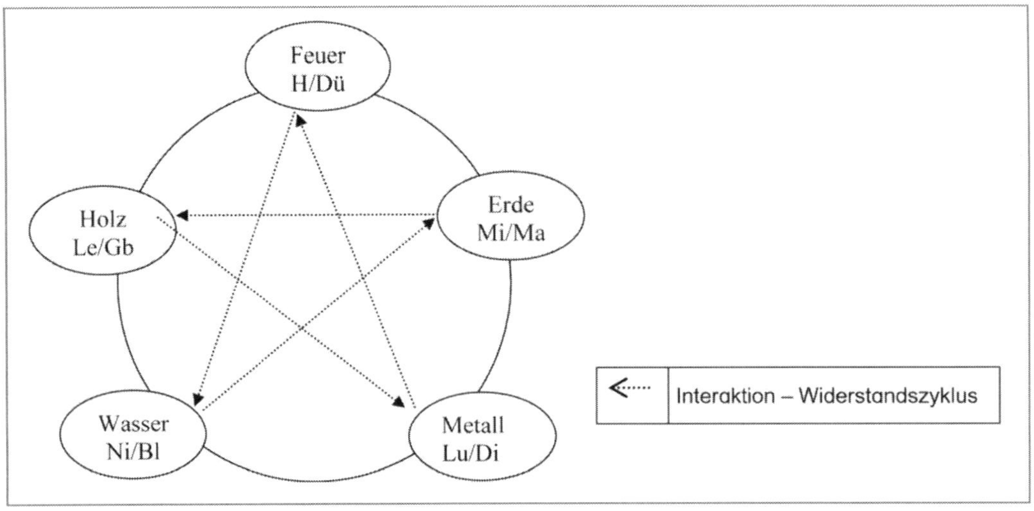

Abb. I.11: Xiang Ke und Xiang Wu – Sequenz für den physiologischen Widerstands- und den pathologischen Rebellionszyklus

Tab. I.21: Rebellionszyklus

pin yin	pīn yīn	汉字	Übersetzung	Interaktion Elemente	Interaktion Organe
xiang wu	xiāng wǔ	相 侮	gegen die Kontrolle rebellierend	Holz rebelliert gegen Metall Metall rebelliert gegen Feuer Erde rebelliert gegen Holz Wasser rebelliert gegen Erde Feuer rebelliert gegen Wasser	Leber rebelliert gegen Lunge Lunge rebelliert gegen Herz Milz rebelliert gegen Leber Niere rebelliert gegen Milz Herz rebelliert gegen Niere

Auch hier geht es darum, festzustellen, welches Organ primär gestört und daher primär zu behandeln ist. Das Muster einer Verdauungsstörung mit emotioneller Irritation, welches auf übermäßigem Widerstand Milz gegen Leber beruht, heißt: „Milz rebelliert gegen Leber“, und primär muss die Milz behandelt werden.

Beispiele:

(siehe Abb. I.11)

- Erde rebelliert gegen Holz: Häuft man schweren Lehm auf junge Pflanzen, dann tut ihnen das nicht gut.
  TCM: ***Milz rebelliert gegen Leber:*** Man fragt sich oft, wieso manche Gesundheitsapostel so aggressiv sind. Die Erklärung: Zu viel Rohkost und Milchprodukte überfordern das von der Leber kontrollierte Organ Milz; Feuchtigkeit und Schadstoffe bleiben liegen. Dadurch kann das kontrollierende Organ Leber seiner Funktion – Gewährleistung des glatten Flusses von Qi und Blut – nicht mehr nachkommen, und es kommt zur Leber-Qi-Stagnation mit gelegentlichen „Explosionen“. Wir haben es hier mit einer primären Milz-Störung zu tun, die sich negativ auf die Leber auswirkt. Diese unangenehme Interaktion finden wir häufig beim PMS in China.
  Therapiestrategie: Milz und Leber harmonisieren
- Holz rebelliert gegen Metall: Manches Holz ist so hart, dass sich die Säge verbiegt, z.B. Ironwood.
  TCM: ***Leber rebelliert gegen Lunge:*** ist die Erklärung für manche Formen von Interkostalneuralgie. Denken Sie bitte auch an die zugeordneten Seelen: Wenn die empfindliche Seele der Lunge po die aggressive, animalische Leber-Seele hun kontrollieren soll, dann sind Pannen vorhersehbar! Das Lungen-Qi mit seiner absteigenden Tendenz soll dem Aufsteigen des zu kontrollierenden Leber-Qi entgegenwirken. Setzt sich das Leber-Qi durch, dann kommt es zum Seufzen, in extremen Fällen sogar zur Hyperventilation.
  Therapiestrategie: Leber und Lunge harmonisieren, Qi regulieren

- Metall rebelliert gegen Feuer: Blei lässt sich leicht schmelzen, Edelstahl hingegen nicht.
  TCM: ***Lunge rebelliert gegen Herz:*** Lungenkrankheiten wirken sich auch auf die Herzleistung aus. Eine Lungenfibrose führt zu schwerer Belastung des Herzens
  Therapiestrategie: Lunge harmonisieren, Herz stärken
- Feuer rebelliert gegen Wasser: Mancher Brand lässt sich nicht so leicht löschen!
  TCM: ***Herz rebelliert gegen Niere:*** Aufflammendes Herz-Feuer kann bei Mangel an Nieren-Yin nicht zurückgehalten werden. Es kommt zu Zungenulzera oder zu abakterieller hämorrhagischer Zystitis, interpretiert als über den Dünndarm auf die Blase übergreifendes Herz-Feuer
  Therapiestrategie: Herz-Feuer drainieren, Nieren-Yin stärken
- Wasser rebelliert gegen Erde: Gegen ein Jahrhunderhochwasser hilft der stärkste Damm nicht und es kommt zur Überschwemmung.
  TCM: ***Niere rebelliert gegen Milz:*** Verminderte Nierenleistung führt zur Flüssigkeitsanhäufung und überfordert dadurch die Milz, deren Aufgabe ja Transformation und Transport von Flüssigkeiten ist. Es kommt zu Ödemen.
  Therapiestrategie: Niere wärmen, Nieren-Yang stärken, Milz harmonisieren

Praktische Nutzanwendung von xiang ke, cheng und wu – Kontrolle, Überkontrolle und Rebellion

Beschreibung von Disharmonien zwischen den inneren Organen zwecks Erarbeitung einer sinnvollen Therapiestrategie.

Bilder aus dem täglichen Leben:

- In einer normalen Familie kontrollieren die Eltern ihre Kinder, d.h. sie halten sie in Zaum. Umgekehrt verändert sich das ganze Leben für die Eltern, sobald Kinder da sind.
- Überkontrolle durch die Eltern kann aus Kindern unselbstständige Duckmäuser machen – wenn sie sich ´s gefallen lassen.
  Therapiestrategie: Kind tonisieren, Eltern sedieren, harmonisierende Rezepturen
- Widerstand der Kinder gegen die Eltern ist normal und gesund. Aber stellen Sie sich einmal vor, was in der gutbürgerlichen Familie des Schuldirektors los ist, wenn die pubertierende Vierzehnjährige eines Tages mit grünem Irokesenschopf, Piercing in Nase und Lippe und einer tätowierten Schlange auf dem Hals heimkommt und – falls sie sich überhaupt herablässt, mit den Eltern zu reden – erklärt, dass sie a) Sex ohne Kondome besser findet als mit, und b) dass Hasch gesund und Heroin überhaupt das Größe ist. Hier handelt es sich um überzogenen Widerstand, der selbstverständlich die Eltern ziemlich schnell fertig macht.
  Therapiestrategie: Eltern stärken, Kind schwächen; harmonisierende Rezepturen

3.5 Regional unterschiedliche Gewichtung der Fünf Wandlungsphasen – wu xing

In der VR China gilt als wesentlichste Beziehung der Mutter-Kind-Zyklus.

In Vietnam und Korea gilt der Kontroll-Zyklus als wesentlichste Beziehung.

Das häufigste Problem im Westen: Holz überkontrolliert Erde, d.h. Leber überkontrolliert Milz bzw. Magen! Manifestation: Anorrhexia nervosa (Überkontrolle von Milz), Stress-Ulkus, Bulimie (Überkontrolle von Magen) – Leber-Feuer manifestiert sich im Magen! (Siehe Abb. I.10)

Wie später genauer ausgeführt, unterscheidet die TCM zwischen sechs Fu (den Hohlorganen Dünndarm, Magen, Dickdarm, Blase, Gallenblase und Dreifachem Erwärmer) und fünf Zang (den parenchymatösen Organen Herz, Milz, Lunge, Niere und Leber). Als sechstes Zang-Organ gilt Perikard, die Hülle des Herzens.

- Im Westen sind Fu-Organ-Erkrankungen häufiger
- in China sind Zang-Organ-Erkrankungen häufiger

3.6 Fortschreiten von Zang- und Fu-Krankheiten nach den verschiedenen Zyklen

Zang-Krankheiten – Erkrankungen der parenchymatösen Organe verbreiten sich entsprechend dem Kontrollzyklus Beispiel. (siehe Abb. I.10)

Tab. I.22

Element	Organ	Schicht	Beispiel: Psoriasis/Rheuma
Metall	Lunge	Haut	Haut-Bi: Psoriasis
Holz	Leber	Sehnen	Sehnen-Bi: Schmerz, Kontraktur
Erde	Milz	Muskeln	Muskel-Bi: Weichteilrheuma
Wasser	Niere	Knochen	Knochen-Bi;Psoriasis arthropathica
Feuer	Herz	Endo-/Perikard, perivaskuläres Gewebe	Gefäß-Bi: Endo-/Myocarditis rheum.

Fu-Krankheiten – Erkrankungen der Hohlorgane verbreiten sich entsprechend dem Zyklus generandi (siehe Abb. I.8)

Tab. I.23

Gallenblase	Holz	Cholezystitis
Dünndarm	Feuer	Enteritis
Magen	Erde	Gastritis
Dickdarm	Metall	Obstipation/Diarrhoe
Blase	Wasser	Harnverhaltung

3.7 Die ubiquitären Fünf Wandlungsphasen/Elemente

Praktisch jedes Ding enthält alle Fünf Elemente/Wandlungsphasen! Beispiel Auto:

Tab. I.24: Die ubiquitären Fünf Elemente

Holz	was heute Plastik ist – Armaturenbrett, Schalthebel etc.
Feuer	ist „Feuerstuhl“
Erde	ist Dreck
Metall	Karosserie
Wasser	Kühlwasser und sonstige Flüssigkeiten, z.B. Benzin

3.8 Funktionskreise und Entsprechungen

Jedem Element entsprechen verschiedene Begriffe aus der Umwelt (Makrokosmos) und aus dem Körperinneren (Mikrokosmos). Alle Begriffe, welche einem Element entsprechen, werden „Entsprechungen“ genannt. Sie stehen zueinander in den gleichen Beziehungen wie die Fünf Elemente.

Tages-und Jahreszeit, der Jahresablauf mit Werden und Vergehen von Yin und Yang sowie die Entwicklung der Saat in und über der Erde wird ebenso zu den Fünf Elementen in Beziehung gesetzt wie potentiell krankmachende Umweltfaktoren und Emotionen, Farben, Aromata ...

Die Summe der Entsprechungen nennt man einen Funktionskreis. Was zu einem Funktionskreis gehört, das finden Sie in der folgenden Tabelle in der senkrechten Reihe.

Tab. I.25: Funktionskreise und Entsprechungen der Fünf Elemente

Element	Holz	Feuer	Erde	Metall	Wasser
Natur/Samenkorn	Keimen	Wachsen	Übergang	Ernte	Speichern
Wandlungsphase	Entstehen	Übergang	Übergang	aufnehmen	Stagnation
Jahreszeit	Frühling	Sommer	Übergang	Herbst	Winter
Tageszeit	Morgen	Mittag	Übergang	Abend	Nacht
Maximalzeit	23–1h Gb 1–3h Le	11–13h He 13–15h Dü	7–9h Ma 9–11h Mi	3–5h Lu 5–7h Di	15–17h Bl 17–19h Ni
Yin	Nimmt ab	Minimum	Übergang	Wächst	Maximum
Yang	Wächst	Maximum	Übergang	Nimmt ab	Minimum
Himmelsrichtung	Osten	Süden	Mitte	Westen	Norden
Farbe	Blau/Grün	Rot	Gelb	Weiß	Schwarz
Geschmack	Sauer	Bitter	Süß	Scharf, herb	Salzig
Äußerer Pathogener Faktor	Wind	Hitze	Feuchtigkeit (Schleim)	Trockenheit	Kälte
Emotion	Zorn	Freude, Lust	Grübeln, Melancholie	Trauer	Angst, Schreck
Typische Beschwerden/ Schmerzen	Flüchtig, wandernd, Ausfall willkürlicher & Auftreten unwillkürlicher Bewegungen; Anfall, Krampf	Brennend, hitzend	Feucht, Schweregefühl	Trocken, juckend	Tief, bohrend
Vollorgan	Leber	Herz	Milz/Pankreas	Lunge	Niere
Hohlorgan	Gallenblase	Dünndarm	Magen	Dickdarm	Blase
Organ-Seele	Hun – Wanderseele, Instinkt	Shen – Oberseele	Yi – Idee, Philosophenseele	Po – Körperseele, Vegetativum	Zhi – Willenskraft, Beharrlichkeit
Yang-Meridian	Gb	Dü	Ma	Di	Bl
Yin-Meridian	Le	He	Mi	Lu	Ni
Fünf Shu-Transportpunkte auf Yang-Meridianen[13]	3. Punkt	4. Punkt[14]	5. Punkt (He)	1. Punkt	2. Punkt
Fünf Shu-Transportpunkte auf Yin-Meridianen[15]	1. Punkt	2. Punkt	3. Punkt	4. Punkt[16]	5. Punkt (He)
Öffner	Auge	Zunge	Wange, Lippe	Nase	Ohr
Finger[17]	Daumen	Zeigefinger	Mittelfinger	Ringfinger	Kleiner Finger
Schicht/Gewebe	Sehnen, Muskulatur als bewegendes Element, Nägel	Subcutis/Gefäß-Nervenbündel	Muskeln, Quellungszustand – Körperform; Bindegewebe	Haut, Poren, Körperhaar	Knochen, Kopfhaar
Saft	Tränen	Schweiß	Speichel	Nasensekret	Mukus[18]

[13] Die Bezeichung 1., 2. und 3. Punkt bezieht sich auf die Distanz zu den Akren!
[14] Der 4. Shu-Transport-Punkt ist nicht der 4. Punkt proximal der Akren, sondern liegt zwischen 3. und 5. Punkt.
[15] Die Bezeichung 1., 2. und 3. Punkt bezieht sich auf die Distanz zu den Akren!
[16] Der 4. Shu-Transport-Punkt ist nicht der. 4. Punkt proximal der Akren, sondern liegt zwischen 3. und 5. Punkt.
[17] Die Zuordnung der Finger hat nichts mit den dort lokalisierten Meridianen zu tun! Es handelt sich um eine weitere Entsprechung!
[18] Mit Mukus ist jene Flüssigkeit gemeint, welche physiologisch die Schleimhäute befeuchtet.

Element	Holz	Feuer	Erde	Metall	Wasser
Dominiertes System	Bewegung, Sehnen	Hirn, Mentales	Verdauung, Flüssigkeitstransformation	Respiratonstrakt	Hormonhaushalt, Urogenitale
Komplexe Funktion	Harmonie, Bewegung, Flexibilität, Emotionen	Intellekt, Bewusstsein, Schlaf, Sprache	Verdauung, Blut/Qi-Bildung, hält Organe u. Blut an ihrem Platz	Atmung, Qi! Flüssigkeitsverteilung	Geburt, Wachstum, Entwicklung, Fruchtbarkeit, zyklischer Lebensablauf

Die Rolle der einzelnen Entsprechungen für Diagnose und Therapie

Natur/Samenkorn: Denkmodell: Die bäuerliche Gesellschaft des alten China bezog alle Vorgänge in der Natur auf das Geschehen in der Natur.

Wandlungsphase: Bezieht sich auf das Geschehen mit der Pflanze bzw. mit dem Samenkorn.

Jahreszeit:

1. In jeder Jahreszeit sind andere Krankheiten aktuell, z.B. Asthma im Herbst.
2. Jahreszeitliche Differenzierung von Programm, Stichtiefe, Medikamenten, Nahrungsmitteln, z.B. soll man im Winter (Assoziation Knochen, tiefe Schicht) eher tief, im Sommer (Assoziation Herz, Gefäß/Nervenbündel, eher oberflächliche Schicht) eher oberflächlich stechen.

Tageszeit:

1. Krankheiten der einzelnen Organe zeigen sich zu den entsprechenden Zeiten.
2. Chronobiologische Akupunktur: Neben dem „normalen" System mit dem Gebrauch von 361 Meridianpunkten gibt es mehrere Systeme, die den Faktor „Zeit" minutiös berücksichtigen. In den Historischen Annalen (Shiji) von Sima Qian (ca. 145–90 v. Chr.) ist eine kosmische Ordnung beschrieben, nach der sich bestimmte Konstellationen in einem 60-Perioden-Rhythmus wiederholen. Jeder Zeitabschnitt – Stunde, Tag, Monat, Jahr – hat eine bestimmte Konstellation, die man einem speziellen – in China erhältlichen – Kalender entnehmen oder sich ausrechnen kann. Relativ neue Publikationen[19] führen Versuchsserien als Beweis für die Wirksamkeit der klassischen chronobiologischen Methoden an, z.B. soll bei Ruhr der Punkt Pe 7 allein – zu einer bestimmten Zeit gestochen – sofort wirksam sein.

Yin: Materieller Aspekt des Lebens: Alles was greifbar ist: Gewebe, Flüssigkeit, Blut ... Materie ist die Basis der Funktion. Wo nichts ist, da kann nichts werden! Yin beginnt in dem Moment zu wachsen, wo das Yang am größten ist und umgekehrt.

Yang: Funktioneller Aspekt des Lebens: Funktion, Aktivität

Himmelsrichtung: endemischer Aspekt. Bezieht sich allerdings auf die Geographie des alten China.

Farbe: Die Farbe ist in der TCM ebenso pathognomonisch (auf eine Krankheit hinweisend) wie in der modernen medizinischen Pathologie: Man muss die Sprachregelung kennen, um zu wissen:

- welche Farbe ***wie*** beschrieben wird
- welche „TCM-Farbe" Hinweise auf welche TCM-Symptome gibt (siehe Kapitel *Diagnostik mit den Sinnesorganen,* S. 71)
- Die Farbe von Lebensmitteln und Arzneien ist mitbestimmend bei der Zuordnung zum Funktionskreis. Gelb beispielsweise gehört zur Milz, Grün zur Leber usw.

Schmerzcharakter: Hinweis auf Krankheitsauslöser und Therapie: z.B. bei Kältegefühl Moxa, bei Hitzegefühl kein Moxa

Äußerer Pathogener Faktor: Nach der Theorie des Shang Han Lun – der Abhandlung über durch Kälte verursachte Krankheiten – dringen die Pathogenen Faktoren Wind und Kälte von außen durch die Poren zu-

[19] Liu Bing-Quan, Optimum Time for Acupuncture. Shandong Science and Technology Press. Beijing, 1988.

nächst über die Yang-Meridiane in den Körper ein. Bei schwachem Widerstand greifen sie später auch auf die Yin-Meridiane über und führen, je nach Tiefe des Eindringens, zu Krankheitssymptomen.

Vollorgan – „Zang-Organ", „Bewahrer": Dem Yin zugeordnete, unersetzliche parenchymatöse Organe, die nicht so ohne Weiteres entfernt werden können! Die fünf parenchymatösen (Zang-)Organe sind: Herz, Niere, Leber, Lunge, Milz/Pankreas. Der Milz werden Verdauungsfunktionen zugeordnet, die zweifellos nur dem Pankreas zukommen! Jedes Yin-Organ hat einen Yang-Partner – nämlich ein

Hohlorgan – „Fu-Organ", „Sammler": Dem Yang zugeordnet, ersetzbar. Die fünf Hohl-(Zang-)Organe sind: Dünndarm, Blase, Gallenblase, Dickdarm, Magen

Emotion: jedem Organpaar zugeordneter innerer potentiell krankmachender Faktor: Damit hat die TCM bereits den Begriff der psychosomatischen Erkrankung vorweggenommen!

Yang-Meridian: an der Außenseite der Extremitäten

Yin-Meridian: an der Innenseite der Extremitäten

Fünf Shu-Transport-Punkte, bei Bischko „Antike Punkte": Zu jedem der fünf Elemente gehört ein bestimmter Punkt auf jedem der 12 Meridiane – ein Shu-Transport-Punkt. Es gibt daher 60 Shu-Transport-Punkte, die den 60 periodisch wiederkehrenden astronomisch definierten Zeitabschnitten zugeordnet sind. Alle Shu-Transport-Punkte liegen zwischen den Akren (Finger-und Zehenspitzen) und dem Ellbogen bzw. dem Knie. Bei vielen chronobiologischen Methoden finden ausschließlich diese Punkte Verwendung.

Öffner: Sinnesorgane, Orte der Kommunikation der inneren Organe mit der Außenwelt. Einerseits gelangen hier äußere Eindrücke von außen nach innen, anderseits können sich hier pathologische Veränderungen eines Organes zeigen; z.B. gelbe Skleren weisen aufgrund der gelben Farbe auf einen Befall von Leber, welche sich im Auge öffnet, und Milz hin.

Finger: Erkrankungen, Schmerzen, Deformierungen in einem Finger geben Hinweise auf Erkrankung der Organe, die dem gleichen Funktionskreis zugeordnet sind.

Schicht: gibt Hinweise auf Stichtiefe.

System, Funktion: Jedes Organ dominiert ein System und hat eine komplexe Funktion.

Geschmack: Vorliebe für einen bestimmten Geschmack weist auf Störung im entsprechenden Funktionskreis hin.

Für das Organ im gleichen Funktionskreis ist der entsprechende Geschmack

- in kleiner Dosis gut, ja sogar notwendig,
- in großer Dosis schlecht,
- gilt für zugeordnetes Organ und „Kind".

Tab. I.26: Geschmack gut/schlecht für Organ

Element	Organ	Geschmack	Gut für	Schlecht/Element
Holz	Leber	Sauer	Le, He	Mi/Erde
Feuer	Herz	Bitter	He, Mi	Lu/Metall
Erde	Milz/Pankreas	Süß	Mi, Lu	Ni/Wasser
Metall	Lunge	Scharf	Lu, Ni	Le/Holz
Wasser	Niere	Salzig	Ni, Le	He/Feuer

Jeder der fünf Geschmäcker hat eine spezifische Wirkung, siehe Tabelle unten. Darüber hinaus dient er als Botenstoff: Will man eine Rezeptur z.B. zur Leber leiten, dann setzt man Essig zu, weil sauer der Geschmack aus dem gleichen Funktionskreis ist. Zur Niere leitet der salzige, zur Milz der süße Geschmack usw.

Geschmack und Wirkung

Tab. I.27: Geschmack und Wirkung nach Hong-Yen Hsu

Geschmack	Wirkung	Beispiel
Scharf	Zerstreut, bewegt; entfernt externe PF	Frischer Ingwer, Perilla, Mentha
Süß	Tonisiert, reguliert, erleichtert	Ginseng – nährt Qi; Glycyrrhiza erleichtert Schmerz
Bitter	Purgiert; trocknet Feuchtigkeit	Coptis und Bittermelone trocknen Feuchtigkeit und purgieren, Rhei Rhiz. reguliert den Darm und purgiert Fülle-Hitze
Sauer	Adstringiert – bewahrt Körpersäfte, stärkt, befeuchtet	Schisandra
Salzig	Erweicht, befeuchtet, purgiert	Tang gegen Schleim, Skrofeln
Bland = neutral	Fördert Diurese	Poria, Akebia

Tab. I. 28: Was will ich tun? Welcher Geschmack passt?

Diurese fördern	Süß und bland
Yang wärmen, trübe Feuchtigkeit transformieren	Scharf und aromatisch
Befeuchten	Süß
Feuchte Kälte bekämpfen	Warm und bitter
Feuchte Hitze bekämpfen	Kalt und bitter
Trübe Feuchtigkeit, die zu Milz-Magen-Disharmonie führt, behandeln	Warme, scharfe, Feuchtigkeit trocknende und aromatisch Trübes transformierende und Hitze klärende Arzneidrogen
Wei Qi tonisieren	Scharf + süß
Ying Qi tonisieren	Sauer + süß

Tab. I.29: Diätfehler und Schaden nach Hong-Yen Hsu

Zu viel	Folge
Fett	Erzeugt feuchte Hitze, welche den Magen verletzt, führt zu Sodbrennen, Schleim im Thorax
Scharf	Erzeugt Hitze im Magen-Darm-Trakt, irritiert den Magen, führt zu Singultus, Hämorrhoiden
Sauer	Schädigt Milz
Bitter	Schädigt Leber
Salzig	Schädigt Herz
Alkohol	Schädigt Qi und Blut, führt zu Geisteskrankheiten

II Pathogenese und Pathogene

1 Die Begriffe Gesundheit und Krankheit

Westliche Definition der Gesundheit

Die Westliche Medizin versteht unter Gesundheit, dass alle Befunde in Ordnung sind.

Die WHO geht da schon weiter: „Gesundheit ist ein Zustand vollkommenen körperlichen, seelischen und sozialen Wohlbefindens und nicht allein das Fehlen von körperlichen Gebrechen". Damit kommt sie der TCM-Definition schon näher:

TCM-Definition von Gesundheit

TCM geht immer vom gesunden Organismus aus und vergleicht damit den kranken: Gesund ist der Mensch, wenn Qi – Energie und Xue – Blut glatt und ungehindert in der richtigen Richtung fließen, die Substanzen des Lebens ausreichend vorhanden und sowohl Yin und Yang als auch die Fünf Elemente in perfekter Harmonie sind. Wobei Harmonie nicht nur innerhalb des Körpers, sondern auch zwischen Mikrokosmos Mensch und Makrokosmos Umwelt zu verstehen ist.

TCM-Definition von Krankheit

Krankheit ist definiert als Abweichung vom Idealzustand Gesundheit durch Störungen von außen oder innen.

Alle Behandlungs-Methoden der TCM zielen darauf ab, den Idealzustand wieder herzustellen und die Ursachen der Störungenzu beseitigen.

2 Physiologie und Pathologie – Gesundheit und Krankheit

Tab. II.1: Gesundheit und Krankheit laut TCM

Gesundheit	Krankheit
Freier Fluss von Qi und Blut	Störung des glatten Qi-/Blut-Flusses, abnorme Qi-Richtung (qi counterflow), rebellierendes Qi (z.B. Husten, Aufstoßen)
Substanzen des Lebens ausreichend vorhanden	Mangel-Muster (Yang, Qi, Blut, Yin, Körperflüssigkeit, Jing – Essenz)
Yin-Yang im Gleichgewicht	Äußere und innere Muster von Hitze/Kälte, Fülle/Mangel
Balance zwischen Umwelt und Körper	Übermächtige bioklimatische Einflüsse werden zu „Äußeren Pathogenen", der Kampf dagegen mittels Aufrechten Qi – zheng qi imponiert als Krankheit Abwehr-Qi – wei qi steht dabei an vorderster Front.
Innere Balance	Konstitutionell bedingte oder durch Pathogene verursachte Organschwächen oder Organdominanzen führen zur Disharmonie zwischen inneren Organen

3 Pathogenese – Pathogene Faktoren

Als Krankheitsursachen gelten drei Gruppen von Pathogenen:

1. Sechs Bioklimatische Faktoren = potentielle äußere Pathogene. Ob sie krank machen oder nicht, hängt von der Stärke des Abwehr-Qi – wei qi – ab.
2. Sieben Emotionen = potentielle innere Pathogene = sind die Hauptursache für Erkrankungen der inneren Organe

3. Sonstige Pathogene:

- Fehlernährung, Überanstrengung, Stress, Verweichlichung
- Trauma, Insektenstiche, Tierbisse, Schwiegermütter und sonstige Katastrophen
- Sekundäre Pathogene: Schleim und gestocktes Blut

Der Mensch ist laut TCM gesund, solange die Substanzen des Lebens ausreichend vorhanden sind, sein Yin (Substanz, Parenchym, Blut, Körpersäfte) und sein Yang (Körpertemperatur, Funktion) im Gleichgewicht sind und solange Qi und Blut richtig glatt fließen. Das ist nur der Fall, solange Menschen und Umwelt und das menschliche Innenleben in Harmonie sind. Äußere Pathogene Faktoren können diese Harmonie ebenso beeinträchtigen wie innere pathogene Faktoren – gestaute Emotionen oder konstitutionelle Schwäche eines inneren Organs.

3.1 Die sechs äußeren Pathogenen Faktoren

Es handelt sich dabei um sechs bioklimatische Faktoren, die saisonal gebunden sind, d.h. sie treten vorwiegend zu einer bestimmten Jahreszeit auf. Eine Ausnahme bildet Feuer, welches im Körper jederzeit aufgrund des Zusammenwirkens von mindestens zwei Pathogenen oder durch grobe Yin-Yang-Disharmonie entstehen kann.

Ob bioklimatische Faktoren zu Pathogenen werden oder nicht, hängt von ihrer Relation zum Abwehr-Qi – der Widerstandskraft – ab. Ein aufgrund der Konstitution, durch Emotionen oder Vorerkrankungen reduziertes Abwehr-Qi erleichtert natürlich das Eindringen Pathogener Faktoren. Aber Abwehr findet nicht nur in der Wei-Qi-Ebene statt! Wäre dem so, dann würden wir alle an äußeren Pathogenen, die wir auf der äußersten Ebene nicht abwehren können, sterben. Wir könnten beispielsweise keine Pneumonie überleben. Wir können uns aber zum Glück auch noch auf der Ebene der Organe und noch tiefer, auf der Ebene unseres Quellen-Qi wehren!

Äußere Pathogene stören die Qi- und Blut-Zirkulation sowie die Yin-Yang-Balance und können so indirekt auch innere Organe schädigen. Eine direkte Schädigung der mit der Außenwelt direkt verbundenen Organe Lunge, Magen, Blase und Dickdarm ist ebenfalls möglich.

Die sechs äußeren Pathogenen Faktoren sind unterschiedlicher Natur – Wind, Trockenheit, Sommerhitze und Feuer sind Yang-Pathogene, Kälte und Feuchtigkeit sind Yin-Pathogene:

Tab. II.2: Äußere Pathogene, Jahreszeiten, Organe

Sechs Bioklimatische Faktoren/ potentielle äußere Pathogene	liù qì	六气	Jahreszeit	Yin-Yang	Organ
Kälte	hán	寒	Winter	Yin	Niere
Feuchtigkeit	shī	湿	Spätsommer	Yin	Milz
Trockenheit	zào	燥	Herbst	Yang	Lunge
Wind	fēng	风	Frühling	Yang	Leber
Sommerhitze	shǔ	署	Frühsommer	Yang	Herz
Feuer	huǒ	火	Nicht saisonal gebunden	Yang	

Je nach ihrer Natur stören sie Yin- oder Yang-Funktionen im Körper: Yin-Pathogene stören Yang und Yang-Pathogene stören Yin

Tab. II.3: Gestörte Yin- und Yang-Funktionen durch Pathogene

Gestörte Yang-Funktion	Störung durch Yin-Pathogen	Gestörte Yin-Funktion	Störung durch Yang-Pathogen
Wärmen	Kältegefühl, -aversion	Kühlen	Hitze
Beschleunigung	Verlangsamt → Stagnation → Schmerz	Bremsen	Beschleunigung

Gestörte Yang-Funktion	Störung durch Yin-Pathogen	Gestörte Yin-Funktion	Störung durch Yang-Pathogen
Aktivierung	Verminderte Aktivität durch Kälte und Feuchtigkeit	Beruhigung	Unruhe, z.B. bei Fieber
Kontrolle, Zurückhalten	Mehr Ausscheidungen	Nähren und Befeuchten	Substanzverlust – Gewichtsabnahme bei Fieber, Durst

Äußere Pathogene und pathologische Substanzen

Fünf der sechs äußeren Pathogene sind als saisonale bioklimatische Faktoren, welche den Körper von außen angreifen, definiert. Unter pathologischen Substanzen versteht man „Substanzen", welche innen durch Organ-Dysfunktionen oder schwere Yin-Yang-Disharmonien entstehen. Sie imitieren sozusagen, was die äußeren Pathogenen Faktoren anrichten. Äußere Pathogene verändern im Äußeren sehr schnell den Puls, der oberflächlich wird. Eine pathologische Veränderung des Zungenbildes hingegen ist ein untrügliches Zeichen für eine innere Störung. Diese kann entweder durch das Vordringen des Pathogens ins Innere entstehen oder sie hat bereits vor dem Pathogenbefall bestanden.

Tab. II.4: Äußere/innere Manifestation äußerer Pathogener Faktoren/pathologischer Substanzen

Pathog. Faktor/Substanz	Gemeinsame Manifestation	Äußere Manifestation	Innere Manifestation
Kälte	Verlangsamt, verursacht Schmerzen, *Puls:* verlangsamt Leitfarbe: weiß (ZK, ZB, Gesicht)	Äußere Kälte → Qi- und Blut-Stagnation → Schmerzen in Meridianen. Z.B: Schneeballschlacht ohne Handschuhe, Gelenkschmerzen *Puls:* oberflächlich, gespannt	Innere Fülle-Kälte = Pathogen Kälte im Inneren, z.B. Gastritis durch kalte Getränke: Heftige Schmerzen, Erbrechen klarer Flüssigkeit, Wärme angenehm, Massage unangenehm. *Puls:* tief, voll Innere Mangel-Kälte = Yang-Mangel: Leichtes Kältegefühl, wird durch Zudecken und Wärmezufuhr gelindert. Wärme und Massage angenehm *Puls:* tief, kraftlos
Feuchtigkeit	Schwer, trüb, „schmutzig", Tendenz abwärts sinkend. Beeinträchtigt glatten Qi- und Blut-Fluss, verursacht Schweregefühl, Gliederschwäche, Lethargie, *Puls, ZB:* schlüpfrig	Äußere Feuchtigkeit dringt wetterbedingt, von feuchten Wänden oder Sitzunterlagen in den Körper ein und behindert dort den glatten Qi- und Blut-Fluss, insbesondere bei Vorschädigung der Milz → Muskel- und Gelenkschmerzen, mit Schwellungen und Schweregefühl. Direkter Organbefall, z.B. der Blase ist möglich. Je nach begleitendem Pathogen entsteht feuchte Kälte oder feuchte Hitze in der Blase → schmerzhafte, erschwerte Mictio; Erstere mit hellem trübem, Letztere mit dunklem Urin plus Brennen. *Puls und ZB:* schlüpfrig, bei feuchter Kälte verlangsamt, bei feuchter Hitze etwas beschleunigt	Innere Feuchtigkeit imponiert zwar als Fülle, entsteht aber durch einen Mangelzustand der Milz, welche oft durch Fehlernährung – zu viel Kaltes, Rohes, Fettes, Milchprodukte – überfordert wird. So entsteht eine pathologische Substanz, welche ihrerseits die Milz in einem Teufelskreis schädigt: schwache Milz → Feuchtigkeit → weitere Schwächung der Milz. Auslöser können auch Nieren-Yang-Mangel oder zu schwaches Ming-Men-Feuer sein, da die Milz Wärme zur Durchführung ihrer Transformationsfunktion benötigt. Typisch: Schweregefühl, Dyspepsie, Appetitlosigkeit, breiige Stühle, Diarrhoe
Trockenheit	Trockenheit von Haut, Schleimhaut, Zunge, Hals	Äußere Trockenheit greift Lunge und Haut an: Hals, Lippen, Zunge, Haut trocken. Beispiele: Klimaanlage, Pseudokrupp	Innere Trockenheit entsteht durch Hitze oder Flüssigkeitsmangel und ist eine Vorstufe des Yin-Mangels. *ZK:* trocken, aber nicht rot

Pathog. Faktor/Substanz	Gemeinsame Manifestation	Äußere Manifestation	Innere Manifestation
Wind	Typisch: Tendenz aufwärts, plötzlich auftretend, wechselhaft, wandernd. Wind behindert willkürliche und kann unwillkürliche Bewegungen verursachen *ZK:* Fibrillieren	Äußerer Wind greift v.a. die oberen Körperpartien an, insbesondere den Kopf. Wind transportiert andere pathogene Faktoren v.a. durch die Poren in die Meridiane, blockiert Abwehr-Qi – wei qi und wird zum Strömungshindernis (Denkmodell Caissonkrankeit). Beispiel: idiopathische Fazialisparese nach Zugluft-Exposition; Zittern durch Schüttelfrost am Beginn einer Erkältung	Wind wird von der Leber produziert und tritt im Gefolge anderer Syndrome auf: Leber-Feuer: reines Fülle-Syndrom Aufsteigendes Leber-Yang = Mischsyndrom, Leber-/Nieren-Yin-Mangel→ hyperaktives Leber-Yang Blut-Mangel wird mit Wind „aufgefüllt" Typisch: Tremor, Tic, Schwindel, Taubheitsgefühl
Sommerhitze/ Hitze	Beschleunigt einerseits, behindert aber anderseits a la longue den Qi- und Blut-Fluss durch den Verbrauch von Flüssigkeit, Eindickung *Puls:* beschleunigt bis schnell Leitfarben: rot (ZK, Gesicht); gelb (ZB)	Sommer-Hitze verursacht die typische Sommergrippe: Hitze-Aversion, Schwitzen, Kopfschmerzen, Durst, hochgestellter dunkler Harn	Innere Fülle-Hitze = hohes Fieber *Puls:* tief, schnell, voll; *ZK:* rot; *ZB:* gelb, dick Innere Mangel-Hitze = Yin-Mangel, z.B. Klimakterium, TBC *Puls:* etwas beschleunigt, fadendünn, kann oberflächlich werden, *ZK:* hellrot, evtl. Risse *ZB:* spärlich oder fehlt
Feuer	Feuer ist extreme Ausprägung von Hitze. Es attackiert nicht von außen, sondern entsteht im Körper, entweder durch das Zusammenwirken von mindestens zwei oder mehreren Pathogenen Faktoren (äußeren oder inneren) oder durch Organ-Yin-Mangel. Meist ist Nieren-Yin-Mangel involviert	Ulzera im oberen Körperbereich	Fülle-Feuer, reines Fülle-Syndrom: starke Rötung, z.B. des ganzen Gesichtes, der Augen, des ZK; *Puls:* schnell und voll Mangel-Feuer, Mischsyndrom, bedingt durch schweren Yin-Mangel, z.B. wenn Yin durch länger anhaltendes hohes Fieber konsumiert wurde Herz, Magen, Leber und Niere können Feuer entwickeln. Herz-Feuer führt zu Zungen-Ulzera, Magen-Feuer zu Zahnfleisch-Ulzera, Leber-Feuer zu schwerster Migräne

Sind die primären Pathogenen Faktoren Kälte und Wind, dann erfolgt ihr Eintritt durch die Poren der Haut. Gelingt es nicht, sie von der Oberfläche zu entfernen, dann dringen sie über die sechs Meridiane/sechs Schichten tiefer in den Körper ein, wobei sich Kälte in Hitze transformiert – Fieber entsteht. Die Entwicklung von „Kälte-Krankheiten" ist in Zhang Zhong-Jings „Shang Han Lun" als systematischer Weg über die sechs Meridiane beschrieben: tai yang → yang ming → shao yang usw. Im Großen und Ganzen wird hier die Entwicklung „normaler" Erkältungen" interpretiert.

Sind die primären Pathogenen Faktoren hingegen Hitze und Wind, dann können sie durch jede beliebige Körperöffnung eintreten und schreiten in rasender Geschwindigkeit im Körper vor. Sie werden für foudroyant verlaufende hoch fieberhafte Erkrankungen – z.B. Influenza, Pest, Ebola etc. – verantwortlich gemacht. Im Gegensatz zu den Kälte-Krankheiten werden solche hochinfektiöse Erkrankungen „Wärme-Krankheiten" wen bing – wēn bìng 瘟病genannt.

Bei regulärer Transmission – shun chuan – shùn chuán顺 传 werden dabei rasch hintereinander die vier Schichten/vier Ebenen befallen:

Tab. II.5: Wärme-Krankheiten, reguläre Transmission

Wei	→	Qi	→	Ying	→	Xue
Abwehr-Ebene	→	Qi-Ebene	→	Nähr-Ebene	→	Blut-Ebene

Außer dieser regulären ist auch eine irreguläre Transmission – ni chuan – nì chuán 逆传möglich, wobei der Pathogenbefall Schichten überspringen oder sogar Organe direkt befallen kann, z.B. Lungenpest.

3.2 Die sieben Emotionen als potentielle innere Pathogene Faktoren

= Zorn, Freude, Sorge/Grübeln, Kummer und Melancholie, Angst und Schreck

Die sieben Emotionen sind keineswegs primär pathogen – im Gegenteil! Sie sind – bis auf wenige Ausnahmen lebensnotwendig, weil sie Qi bewegen oder verlangsamen, steigen oder sinken lassen. Wie die äußeren Pathogenen Faktoren sind sie den verschiedenen Funktionskreisen zugeordnet, zu Lunge und Niere sogar je zwei Emotionen! Dennoch sollte man diese Zuordnung nicht zu eng sehen, denn jede Emotion kann jedes Organ schädigen.

Tab. II.6: Organzuordnung der inneren Pathogenen Faktoren[20]

Organ	Leber	Herz	Milz/Pankreas	Lunge	Niere
Innerer Faktor	1. Zorn	2. Freude	3. Sorge/Grübeln	4. Kummer 5. Melancholie	6. Angst 7. Schreck

Die Emotionen können auf folgende Art pathogen wirken:

- Pathogen wirken sie überhaupt nur, wenn sie völlig überraschend, im Übermaß oder ständig präsent sind (wie der alltägliche Frust).
- Sie können die Harmonie zwischen den inneren Organen stören.
- Aufgestaute Emotionen verursachen Qi-Stagnation und führen dadurch zur Behinderung des glatten Qi- und Blut-Flusses.
- Vorschädigung durch Emotionen erleichtert den äußeren Pathogenen Faktoren das Eindringen und weitere Schädigung der inneren Organe.

Störungen durch Emotionen

Tab. II.7: Der Einfluss der Emotionen auf Qi-Fluss und Organe

Organ/ zugeordneter innerer Faktor	Leber/Zorn	Herz/Freude	Milz, Pankreas/ Sorge und Grübeln	Lunge/Kummer und Melancholie	Niere/Angst und Schreck
Organ wird angegriffen durch	a) Zorn b) Melancholie	a) Freude, Hektik b) Angst, Sorge, Traurigkeit, Depression	Sorge, Kummer, Grübeln, Melancholie	Kummer und Melancholie	Angst und Schreck
Organ-Qi-Störung	a) akut: steigt auf b) Qi-Stagnation	a) verlangsamt Qi b) hemmt Qi	Qi-Stagnation	Kummer verbraucht Qi	Angst zerrüttet Qi, Schreck lähmt Qi
Folgen	a) Wutanfälle, Hypertonie b) Depression, Entscheidungs-schwäche, Seufzen	a) Palpitationen, Störung des Geistes – Shen, Schlaflosigkeit, Unruhe bis Verwirrung b) Introversion, Verlust der Lebensfreude	Störung der Transport- und Transformations-Funktion – Spannungsgefühl im Epigastrium, Appetitlosigkeit, Antriebslosigkeit, Lethargie	Depression, leise, Atmung erschwert – Seufzen	Qi-Mangel, dadurch Yin-Mangel, Yang-Mangel oder Mangel an beiden – gelähmt vor Angst/Schreck

Die sieben Emotionen

Emotionen sind normal, ja lebensnotwendig. Sie dirigieren Qi in bestimmte Richtungen, z.B. Zorn/Aggression aufwärts, Angst abwärts.

[20] Nach CAM, S. 248.

Als innere Pathogene gelten überwältigende oder persistierende Emotionen nur dann, wenn sie völlig überraschend, überwältigend oder persistierend auftreten. Sie stören den glatten Qi- und Blut-Fluss und schädigen bestimmte Organe direkt (im Gegensatz zu den äußeren Pathogenen) insbesondere bei Prädisposition oder Vorschädigung. Sie gelten als Hauptursache für innere Syndrome.

Tab. II.8: Physiologische und pathologische Effekte von Emotionen

Emotion	Organ	Physiologie	Klass. Statement	汉字	Physiologie	Pathologie
Freude	Herz	Entspannt, lockert	xǐ zé qì huǎn	喜则气缓	Verlangsamt Qi-Fluss	„Laxheit" – Konzentrationsstörung
Zorn	Leber	Lässt Qi aufsteigen	nù zé qì shàng	怒则气上	Lässt Qi aufsteigen; verantwortlich für freien Qi-Fluss	„Leber kann freien Qi-Fluss nicht gewährleisten, Vernebelung der Öffner"
Trauer/Kummer/ Sorge	Lunge	Konsumiert Qi	bēi zé qì xiāo	悲则气消	Verbraucht und hemmt Qi	Qi-Mangel/Qi-Depression
Melancholie	Lunge	Lässt Qi stagnieren	yōu zé qì yù	忧则气郁	Verlangsamt und verbraucht Qi	Qi-Mangel und Qi-Stagnation
Sorge/Grübeln, „overthinking"	Milz	Bindet Qi	sī zé qì jié	思则气结	Verbraucht und hemmt Qi	Milz „Verschluss und Verlust des glatten Flusses"
Angst	Niere	Lässt Qi sinken	kǒng zé qì xià	恐则气下	Lässt Qi sinken, wirkt somit der steigenden Tendenz von Zorn entgegen	Niere „Inkontinenz"
Schreck	Niere	Verwirrt	jīng zé qì luàn	惊则气乱	Ist nicht physiologisch	Niere „verwirrt, Herz kann sich auf nichts mehr verlassen"

3.3 „Restliche/Gemischte" Pathogene – weder innere noch äußere

Die Pathogene dieser Gruppe lassen sich weder den äußeren noch den inneren zuordnen, sondern sind entweder überwältingende oder unbeeinflussbare Einwirkungen von außen oder sie entstehen innerlich durch das Zusammenwirken mehrerer Pathogene.

- „Drogen, Sex und Rock´n Roll"[21]
- Katastrophen wie Erdbeben, Tsunami etc.
- Schussverletzungen, Schlangenbisse etc.
- Sekundäre Pathogene: Tan-yin yu-xue: im 17. Jh. hinzugefügt

3.4 Sekundäre Pathogene: Schleim und „gestocktes Blut" – static blood

Sekundäre Pathogene sind Behandlungshindernisse, daher primär zu behandeln. Sie entstehen im Körper selbst durch Zusammenwirken von zwei oder mehrere Pathogenen Faktoren:

- zwei oder mehr innere Pathogene
- zwei oder mehr äußere Pathogene
- äußere und innere Pathogene gemischt – z.B. ein Gichtanfall – definiert als Schleim plus Feuer – kann durch psychische Alteration bei vorhandener Feuchtigkeit ausgelöst werden.

Sekundäre Pathogene sind gleichzeitig pathologische Substanzen und Pathogene. Das heißt, einmal gebildet, können sie zur Schädigung der Gewebe und der inneren Organe führen.

[21] Eine typische Anmerkung unseres großartigen Lehrers Ramakers!

Schleim – Tan-yin – Phlegm Rheum

tán yǐn – 痰饮

Pathogenese

Schleim ist nichts anderes als eingedickte Flüssigkeit oder Feuchtigkeit als Produkt einer fehlerhaften Transformation. Hauptursache für seine Entstehung ist eine Milz-Schwäche – Milz-Qi/Milz-Yang-Mangel. Oft liegt dem ein Nieren-Qi-/Nieren-Yang-Mangel zugrunde. Zusätzlich findet man oft auch eine Lungen-Schwäche. Manche Experten sind der Auffassung, dass bei der Bildung von Schleim immer auch Hitze eine Rolle spielt, die sich im Rahmen jeder Anhäufung bildet.

Je nach der Herkunft und Konsistenz werden zwei Arten von Schleim unterschieden:

- tan = phlegm = Schleim aus trüber Flüssigkeit/Feuchtigkeit
- yin = rheum = Schleim aus klarer Flüssigkeit (fluid). Ursache: z.B. Stagnation, Hitze

Pathologie

Schleim ähnelt Feuchtigkeit, ist ein Yin-Pathogen und hemmt daher Yang.

Pathomechanismus

Einmal vorhanden blockiert Schleim die Meridiane und Blutgefäße und somit den glatten Qi- und Blutfluss und führt zu weiterer Aufhäufung von „Müll". Er blockiert auch die Wirkung der Akupunktur, weil dabei ja Yang-Qi bewegt wird. Knoten, Tumoren, Steine können entstehen, es kann auch zu Hitzeentwicklung kommen.

Allgemeine Symptome

ähnlich wie Feuchtigkeit, nur alles noch zäher bis verhärtet, trüb, schwer, Bewegung↓; Benommenheit im Kopf (DD: Feuchtigkeit: Schweregefühl), zäher Auswurf, tastbare lokalstabile Schwellungen, Verhärtungen, Tumoren

Puls: schlüpfrig, *ZB:* zäh-schlüpfrig-klebrig

Verschiedene Arten und Erscheinungsformen

Sichtbarer Schleim: Davon spricht man, wenn die Farbe des Schleims beurteilbar ist, z.B. Auswurf bei Bronchitis.

Unsichtbarer Schleim: Damit ist jeder Schleim gemeint, dessen Farbe nicht beurteilbar ist. Bezieht sich auf physischen (z.B. Lipome, Tumoren) und psychischen Schleim (Verwirrtheit, Psychosen).

Physisch: Verhärtungen, tastbare Knoten, zäh!

Psychisch: Bewusstsein blockiert. Der Ausdruck „Schleim" ist hier metaphorisch zu verstehen: Schleim ist zähe und schwer beweglich. Geisteszustände mit verzerrter Wahrnehmung und verändertem Bewusstseinszustand werden als „Schleim", der die Pforten des Herzens blockiert, bezeichnet. Bewusstseins- und Wahrnehmungsstörungen treten im Rahmen von Psychosen auf. Ein katatoner Stupor bei Schizophrenie wird als blockierender kalter Schleim angesehen, ebenso eine echte Depression, wobei alles grau, trost- und hoffnunglos erscheint und es praktisch unmöglich ist, sich zu irgendwelchen Aktivitäten aufzuraffen. Für eine agitierte Schizophrenie und eine Manie hingegen wird heißer Schleim verantwortlich gemacht: Durch den Schleim sind Wahrnehmungs- und Urteilsvermögen gestört; unter diesen Umständen stimuliert die Hitze unsinnige oder gar aggressive Handlungen.

Therapie

Schleim ist ein Therapiehindernis für die Akupunktur. Daher muss Schleim primär entfernt werden, am besten mit Arzneien. Die klassische Rezeptur er chen tang enthält Pinellia, welche Schleim zu dem transformiert, woraus er entstanden ist, Citri reticulatae Pericarpium – chen pi sorgt für Bewegung und damit Entfernung von Flüssigkeit, Poria – fu ling leitet von Feuchtigkeit aus.

Akupunktur: Ma 40 gilt als der Schleim-Punkt. Laut Feit-Zmiewski ist Ma 40 aber eher für Schleim im Unteren Erwärmer zuständig, während die Kombination von Pe 5 und Ren 22 besser ist gegen Schleim im Oberen Erwärmer, z.B. bei Bronchitis.

Klassische Statements

Schleim wird von der Milz produziert und in der Lunge aufgehäuft.

Yu xue = static blood = stehendes Blut = gestocktes Blut

„Stehendes Blut" ist das Endstadium einer Entwicklung, die mit Blut-Stagnation beginnt, dann zur Blut-Stase wird und, wenn diese nicht aufgelöst wird, zum stehenden Blut – „static blood".

Blut-Stagnations-Syndrome nach Ramakers siehe Tab. II.9.

Gestocktes Blut ist stets begleitet von Blut-Stase; aber Blut-Stase kann auch ohne gestocktes Blut bestehen.

Acht Ursachen für Blut-Stase – xue yu

- Trauma – Chirurgie
- Blutung
- Qi xu — Qi-Mangel
- Xue xu — Blut-Mangel
- Qi yu — Qi-Stagnation
- Xue yu — Blut-Stase (gestocktes Blut)
- Xue re — Blut-Hitze
- Xue han — Blut-Kälte

Folgen sekundärer Pathogene

Tumoren, Schmerzen, Ödem

Blutungen ⇔ gestocktes Blut

Behandlungsreihenfolge sekundärer Pathogene

1. Folge von Blut-Stase/gestocktem Blut beheben – Schmerzen, Ödeme ...
2. Blut-Stase selbst beheben – transformieren oder aufbrechen
3. Ursache der Blut-Stase – zugrunde liegendes Muster – finden und behandeln

Tab. II.9: Blut-Stagnations-Syndrome nach Ramakers

pin yin	pīn yīn	汉字	Englisch	Syndr./Path.	Symptome	Therap. Prinzip	Therapie
xue yu	xuè yù	血郁	1 Blut-Stagnation	Syndrom	Blutfluss erschwert – Schmerz	Blut bewegen – xing xue – xíng xuè行血	Akupunktur, Blut bewegende Rezepturen
xue yu	xuè yū	血瘀	2 Blut-Stase	Syndrom	Blut fließt nicht mehr Vorstufe zu 3.	Stase entfernen – qu yu – qū yū祛瘀	Blut-Stase zerstreuen, Blut bewegen
yu xue	yū xuè	瘀血	3 Stehendes Blut – static blood	Sekundäres Pathogen	Gestocktes Blut – „dead meat"	Stase transformieren oder „aufbrechen" – hua yu – huā yū 化瘀 oder po yu – pò yū破瘀	Transformation – geronnenes Blut wieder flüssig machen (Hirudoid®, Fibrinolyse) Gestocktes Blut „aufbrechen" – Bloodbreakers: harte Massen wieder weich machen – salzige Drogen (herbal „Ultraschall")

III TCM-Organphysiologie und TCM-Pathologie

Syndrome können sich auf verschiedenen Ebenen abspielen: Es können nur die Meridiane befallen sein, es können Qi, Blut, Körperflüssigkeit betroffen sein und es kann sich um Störungen der inneren Organe handeln.

Als Voraussetzung für das Verständnis letztgenannter Syndrome ist die Kenntnis der TCM-Organphysiologie sowie der organspezifischen Reaktionen auf Störungen unbedingt notwendig. Topographie und Morphologie der Organe in der TCM sind weitgehend mit unseren westlichen Vorstellungen identisch, nicht hingegen die Physiologie: Beispielsweise werden der Milz die Funktionen „Transformation und Transport" zugeschrieben. Darunter sind Nahrungsaufschließung, Verdauung, Flüssigkeitsmetabolismus, Aufbau von Geweben wie z.B. Muskulatur und Bindegewebe, Blutbildung, Formung und Abtransport des Stuhles subsumiert. Das Pankreas hingegen spielt ursprünglich überhaupt keine Rolle – es wurde erst von europäischen Autoren hinzugefügt[22].

Nun kann man sagen, diese alten Vorstellungen seien reiner Humbug. Tatsache ist aber, dass man viele Indikationen von Akupunktur-Punktekombinationen erst versteht – und sich damit auch merken kann – wenn man die historischen Funktionsvorstellungen der Organe kennt.

Die TCM spricht von 6 Fu (Hohlorganen), dem Yang zugeordnet und 5 Zang (parenchymatösen Organen), dem Yin zugeordnet. Dennoch gibt es sechs Yang- und sechs Yin-Meridiane. Der sechste Yin-Meridian ist der Perikard-Meridian und wurde früher im deutschen Sprachraum als KS – das heißt Kreislauf-/Sexualität-Meridian – bezeichnet.

Tab. III.1: Die Fünf Zang- und die 6 Fu-Organe

Die 5 Zang-Organe und das Perikard	**Die 6 Fu-Organe**
Milz	Magen
Lunge	Dickdarm
Niere	Blase
Leber	Gallenblase
Herz	Dünndarm
[Perikard (Pe) – sozusagen ein Zusatzgebilde des Herzens]	Dreifacher Erwärmer

Die inneren Organe werden im Huangdi Neijing – dem klassischen Werk der TCM – mit Kaiser, hohen Beamten und Heerführern in einem Staat – dem Körper – verglichen. Nur ihre gute Zusammenarbeit garantiert das ordentliche Funktionieren des ganzen Staates Körper. Ihre Beziehungen untereinander folgen den gleichen Regeln wie die Beziehungen der 5 Elemente, denn jedes Organpaar ist einem Element zugeordnet. (Siehe *5 Elemente*, Tab. I.25)

[22] Bei uns wird stets das Pankreas mit der Milz in einem Atemzug genannt. Es handelt sich dabei um eine westliche Hinzufügung, die aber funktionell absolut passt.

1 Herz

Tab. III.2: TCM-Organphysiologie und –Pathologie des Herzens

TCM-Organphysiologie des Herzens	Pathologien
Entsprechungen des Elements Jahreszeit: Frühsommer Tageszeit: 11–13h Farbe: rot Geschmack: bitter Wirkrichtung des Elements: aufwärts	
Element: imperiales Feuer. Mutter: Holz (Leber), Kind: Erde (Milz), Feuer kontrolliert Metall (Lunge) und wird kontrolliert von Wasser (Niere)	Mangel an kühlendem Nieren-Yin führt zum Aufsteigen von Hitze oder Feuer, wodurch das Herz irritiert und der Geist – Shen beunruhigt wird
Dominierte Systeme: Kreislauf, Großhirn, Psyche	Kreislaufstörungen, mentale Störungen
Komplexe Doppelfunktion: Das „materielle Herz" besteht aus Fleisch und Blut. Es liegt zwischen Lunge und Leber und gleicht einer Lotosknospe. Herz-Qi bewegt Blut und damit Qi und ernährt so alle Organe im materiellen Sinne. Das „immaterielle Herz" steht für den Geist – Shen, dessen „Flamme" die Außenwelt wie eine Laterne erleuchtet und über die Pforten des Herzens Sinneseindrücke realisiert.[23]	Materielles Herz: Herz-Kreislaufstörungen Immaterielles Herz: Bewusstseins-/Geistesstörungen, schlechtes Gedächtnis. Blut-Mangel, Yin-Mangel und Yang-Mangel führen zu Gemütsstörungen. Jede Beunruhigung des Herzens führt zu Schlafstörungen. Kalter und heißer „Schleim", vernebeln die Pforten des Herzens und führen zu Bewusstseinsveränderungen, Realitätsverlust, Psychosen.
Äußerer Pathogener Faktor: Hitze	Äußere Hitze verursacht Tachykardie, noch mehr stören innere Hitze oder Feuer, weil sie Shen stören.
Innerer Pathogener Faktor: Freude/Lust	Gemeint ist damit sowohl Hektik, Manie, als auch allzuviel Lust, die das Herz erschöpft. Allerdings schädigt auch ein Mangel an Freude das Herz schwer! Übrigens: Jede Emotion wirkt sich auch auf das Herz aus!
***Seele Shen – shēn* 神: Der Geist – S**hen ist sozusagen die Oberseele, der Dirigent im Kammerorchester der fünf Seelen. Shen repräsentiert die Großhirn-Funktionen: Intellekt, Esprit, Persönlichkeit, Gemüt. Shen ist im Herz-Blut verankert, wird vom Herz-Yin genährt und vom Herz-Yang aktiviert. Das Herz ist vorwiegend für das mentale Geschehen zuständig, die Leber für das Emotionelle. Herz und Niere beherrschen den Intellekt, weil die Niere die materielle Substanz des Hirns zur Verfügung stellt. Art und Weise des Denkens, klares Denken, Hausverstand – Umgang mit Problemen des täglichen Lebens – Langzeitgedächtnis, Bewusstseinszustand, Schlaf, Sprache sind Herz-Shen-Funktionen	Shen wird durch alle Störungen des Herzens irritiert, siehe *Schlecht für das Herz*. Shen-Störungen äußern sich als Störungen des Geistes, der Persönlichkeit, der Wahrnehmung, des Verhaltens.
Gut für das Herz: Keine Hektik, keine Aufregung, keine unnötigen Zukunftssorgen, keine Begehrlichkeiten. Wesentlich ist die ausreichende Ernährung des Herzens mit Yin und Blut.	***Schlecht für das Herz:*** Jede Emotion im Übermaß, völlig überraschend oder ständig einwirkend. Spezifisch: Hektik, übertriebene Aktivität. Ein Lieblingsthema chinesischer Autoren aller Zeiten: Übertriebene männliche Sexualität schwächt Nieren-Jing, da Sperma ja jing – Essenz ist. Mangelndes Nieren-Jing führt zu mangelndem Nieren-Yin. Dadurch wird das Herz-Yin nicht ausreichend genährt und außerdem kann Nieren-Yin-Schwäche zu Nieren-, Leber- und Herz-Feuer führen; Nieren-Yang-Schwäche zu schweren Funktionsstörungen bis zum Kollaps. Bei Lungenschwäche ist das Herz über das gemeinsame Thorax-Qi mitbetroffen

[23] Fruehauf H: http://www.itmonline.org/5organs/kidney.htm (22.07.2010)

TCM-Organphysiologie des Herzens	Pathologien
Öffner: Der spezifische Öffner des Herzens ist die Zunge. Das Herz beherrscht die Sprache, die den Geistes- und Gemütszustand offenbart. Nicht nur die Zunge, sondern sämtliche Öffner – Sinnesorgane – sind sozusagen die Fenster des Geistes – Shen zur Welt	Sprachstörungen z.B. nach Apoplexie Hitze: Logorrhoe, Mangel: Sprechunlust Immaterielles Herz: Werden die Pforten des Geistes durch Schleim vernebelt, kommt es zu Wahrnehmungsstörungen, z.B. bei Psychosen. Wird der Leibwächter des Herzens – das Perikard – durch extreme Hitze blockiert, kommt es zu Bewusstseinsverlust, deliranter Sprache
Manifestiert sich im Gesicht	Glanz und Ausdruck des Gesichtes und insbesondere der Augen zeigen den Zustand von Herz-Qi bzw. Shen – Geist an
Schicht: (Subkutis,) Gefäß-Nervenbündel	Gefäßstörungen
Blut und Qi: Herz kontrolliert Blutgefäße und Blut, bewegt Qi und Blut (Kreislauf) und wird von Qi bewegt. Qi wird von der Lunge reguliert. Herz und Lunge gemeinsam ist das Thorax-Qi (xiong qi), das die Atem- und Herzbewegung reguliert. Qi aus der Nahrung (gu q) wird im Herzen zu Blut umgewandelt Der Geist des immateriellen Herzens – der erleuchtende Shen – ist die Wurzel des Lebens, denn er erschafft Qi und Blut und befiehlt über alle körperlichen und geistigen Aktivitäten	Materielles Herz: Palpitationen sind immer ein Zeichen für Irritation des Herzens! Kreislaufstörungen, Rhythmusstörungen; Herz-Blut-Stase: Angina pectoris Immaterielles Herz: Jede Störung des Geistes – Shen führt zu einer Störung der körperlichen und mentalen Funktionen.
Qi-Richtung: abwärts	Aufsteigendes Herz-Feuer stört den Geist, beunruhigt
Kontrolliert Schwitzen	Unkontrolliertes Schwitzen durch Nervosität
Neijing – Rolle im Staat Körper: Das Herz ist der König und reguliert die Netzwerke aller inneren Organe	Keine Herzstörung ohne Mitbeteiligung anderer Organe! Das Herz reagiert vice versa empfindlich auf andere Organstörungen, besonders von Niere und Leber
Menschentypen: Herz dominierend: warmherzig, kontaktfreudig, gesprächig, freigebig; will Anerkennung, Erfolg, Applaus. Ideale Berufe: Schauspieler, Arzt, gute Lehrer[24]	Herz dominierend: Neigt dazu, sich für Anerkennung zu verausgaben. Beispiel: Judy Garland. Herz-Schwäche, insbesondere Herz-Blut-Mangel: Mangelndes Selbstwertgefühl, geht allen auf die Nerven, weil er/sie sich ständig beklagt (österr.: raunzt)

Organspezifische Reaktion auf Störungen

- Palpitationen – Rhythmusstörungen, Kreislaufstörungen
- Bewusstsein und Wahrnehmungsstörungen, da Geist – Shen – im Herzen aufbewahrt wird
- Sprachstörungen, weil sich das Herz in der Zunge öffnet und weil sich der Geisteszustand durch Sprechen offenbart
- Schlafstörungen, weil der Bewusstseinszustand vom Herzen abhängig ist bzw. weil Shen im Schlaf im Herzen zur Ruhe kommen soll, das aber nur dann tut, wenn er sich dort wohlfühlt
- Störungen der Lebenslust, weil der zugeordnete innere pathogene Faktor die Freude ist

Das Herz und andere Organe

- Herz und alle Organe: ohne Herz läuft gar nichts!
- Herz und Dünndarm: Außen-innen-Relation
- Herz und Milz: Herz regiert Blut, Milz managt Blut (hält Blut, produziert Ausgangsmaterial)
- Herz und Niere = Feuer und Wasser: Wasser kontrolliert Feuer, empfindliches Gleichgewicht!
- Herz und Lunge: gemeinsames Thorax-Qi (xiong qi) gemeinsam für Lunge und Herz - Atem-/Herz-Bewegung!

[24] Wie der „Justus" in Kästners „Fliegendem Klassenzimmer".

2 Dünndarm

Yang-Partner des Herzens

Tab. III.3: TCM-Organphysiologie und -Pathologie des Dünndarms

TCM-Organphysiologie des Dünndarms	TCM-Organpathologie des Dünndarms
Tageszeit: 13-15h	
Hauptfunktion Transport: Übernahme des Speisebreies aus dem Magen, Trennung der klaren, „reinen" Anteile von den unreinen, Rückführung des reinen Anteils zur Milz und die Weiterleitung des unreinen Anteils zur Weiterverarbeitung zum Dickdarm	Störung der Transportfunktion führt zu Schmerzen. Ursache: z.B. mechanischer Stau durch Darmparasiten oder verminderte Peristaltik durch Nieren- oder Milz-Yang-Mangel-Syndrome, weil der Darm diesen Organen untergeordnet ist. Wegen der Trennfunktion können Störungen im Dünndarm nicht nur zu Verdauungs- und Peristaltik-Störungen führen, sondern auch zu Störungen beim Urinieren
Äußerer Pathogener Faktor: Hitze	Laut TCM kann Herz-Feuer über den Dünndarm zur Blase weitergeleitet werden – Zystitis
Trennt Flüssigkeiten in rein und unrein (Zusammenarbeit mit Niere)	Kälte: vermehrter Harnfluss Hitze: verminderter Harnfluss, Brennen

Organspezifische Reaktion auf Störungen

- Störung der Transportfunktion: Schmerzen, Koliken
- Störung der Trennfunktion: Harnanomalien

3 Milz

Tab. III.4: TCM-Organphysiologie und -Pathologie der Milz

TCM-Organphysiologie der Milz	TCM-Organpathologie der Milz
Entsprechungen des Elements Jahreszeit: Übergang/Spätsommer Tageszeit: 9–11 Himmelsrichtung: Mitte Farbe: gelb Geschmack: süß Wirkrichtung des Elements: Mitte	
Das Element und seine Beziehungen: Erde. Mutter: Feuer (Herz), Kind: Metall (Lunge), Erde kontrolliert Wasser (Niere) und wird kontrolliert von Holz (Leber)	Milz braucht Wärme und Trockenheit
Dominiertes System: Verdauung sowie Wärmen und Ernähren von Muskeln/Bindegewebe und Gliedmaßen durch Bereitstellung der Basissubstanzen von Blut und Qi aus der Nahrung. „Regiert die vier Glieder": schafft Voraussetzung für richtige Muskelfunktion und Tonus, arbeitet mit der Leber zusammen, die für die Bewegung verantwortlich ist	Verdauungsstörungen, trophische Störungen der Muskulatur, matte Glieder
Komplexe Funktion: Denken und Verdauen! Essen, Geschmack, Verdauung Aufnahme, Transport und Transformation von Nahrung, Wasser und Feuchtigkeit Kontrolle des Blutes hält Organe und Blut an ihrem Platz ist Sitz des Denkens, siehe unten *Innerer Pathogener Faktor*	Verdauungsstörungen, Diarrhoe, breiig-flüssige Stühle, Ödeme Trophische Störungen, Flüssigkeitstransformationsstörungen, Anhäufung von pathologischer Feuchtigkeit, die sich in chronischen Fällen zu Schleim verdickt Blutungen, Anämie Ptose- und Deszensusneigung werden durch sitzende Lebensweise gefördert; Blutungen, Verlangsamung des Denkens

TCM-Organphysiologie der Milz	TCM-Organpathologie der Milz
Äußerer Pathogener Faktor: Feuchtigkeit: „Die Milz hasst Feuchtigkeit und liebt Trockenheit". Die Milz ist verantwortlich für die richtige Transformation von Feuchtigkeit.	Eine vorgeschädigte Milz kann Feuchtigkeit nicht transformieren, wird dadurch weiter geschädigt und entwickelt selbst Feuchtigkeitssymptome. Pathogen sind feuchtes Ambiente und zu viel kalte Rohkost ebenso wie Qi-Mangel und innere Mangel-Kälte durch mangelndes Nieren-Feuer. Milz-Störungen sprechen oft nur in Kombination mit Moxabehandlung auf Akupunktur an
Innerer Pathogener Faktor: Grübeln, Sorge. Milz ist verantwortlich für Lernen, Konzentration, Gedächtnis (Herz für Denkart, Niere für Kurzzeitgedächtnis und Hirnsubstanz)	Intensives Lernen, schweres Studium, sitzende Lebensweise schädigen die Milz und führen zu Konzentrationsstörungen, Lethargie
Seele yi – yì 意: Philosophen- und Denker-Seele sorgt für die Verarbeitung von Informationen und wird naturgemäß bei Seminaren besonders beansprucht.	Seele yi wird beim Lernen, insbesondere bei Seminaren stark strapaziert. Schwäche zeigt sich in Lernschwierigkeiten, Konzentrations- und Denkstörungen
Gut für die Milz: regelmäßige Mahlzeiten, ausgewogene Ernährung, Wärme, Trockenheit, körperliche Bewegung, die Qi in Schwung hält	**Schlecht für die Milz:** zu viel kalte Rohkost, Milchprodukte; Unterernährung, sitzende Lebensweise, zu viel Studieren, Grübeln, Feuchtigkeit und Kälte
Öffner: Mund	Milz-Qi-Mangel führt zu Geschmacksstörungen
Manifestiert sich in den Lippen	Milz-Qi-Mangel: blasse, trockene Lippen Hitze: aufgesprungene trockene Lippe Magen-Yin-Mangel: rote, atrophische Lippen
Schicht: Muskeln, Bindegewebe	Muskelschwäche, schwere Glieder
Qi und Blut: Milz herrscht über Transport und Transformation von Nahrung in Energie und Blut, holt die materielle Basis für die Produktion von Blut und postpartalem Qi aus der Nahrung Gilt wegen der zentralen Rolle in der Ernährung als Ursprung von Geburt und Entwicklung Hält das Blut in den Gefäßen	Fehlernährung schädigt Milz, umgekehrt führt eine Milzstörung zu Unterernährung, Anämie, Muskelschwäche Fertilitäts-, Entwicklungsstörungen Blutungen
Qi-Richtung: Die Milz „kontrolliert das aufsteigende Qi", d.h. sie hält die Organe an ihrem Platz. Milz und Magen liegen in der Mitte des Körpers. Die Richtung ihres Funktions-Qi ist gegenläufig: Milz-Qi hat „hebende" Eigenschaften – es schickt gefilterte Nahrungsenergie nach oben –, Magen-Qi hingegen transportiert den bereits von der Milz extrahierten Rest des Nahrungsbreies zur weiteren Extraktion in den Darm nach unten – entsprechend der Peristaltik Hebt das klare Yang nach oben	a) Ptose, Deszensusneigung, Hämorrhoiden, b) dumpfer, schwerer Kopf, insbesondere nach dem Essen
Neijing – Rolle im Staat Körper: Lagerhausmeister	Bei Milz-Schwäche bestehen keine Reserven
Menschentypen: Dominiert das Element Erde bzw. die Milz, dann spielen Essen und Denken – das Verarbeiten von Nahrung und Ideen – eine wesentliche Rolle. Typische Berufe: Koch, Philosoph. Beispiel: Thomas von Aquin, der so dick war, dass man in seine Schreibtischplatte eine Ausnehmung für seinen Bauch schneiden musste	Milz-Dominanz kann sich in übertrieben gutem Gedächtnis, insbesondere für Beleidigungen äußern. Die Menschen sind dann nachträgerisch und werfen ihren Mitmenschen Verfehlungen jahrelang mit Datum und Uhrzeit vor. Milz-Schwächlinge sind bleich und schwammig, bewegen sich nicht gerne, sind denkfaul, haben ein schlechtes Gedächtnis, lieben Süßigkeiten und haben breiige Stühle oder Darmträgheit

Organspezifische Reaktion auf Störungen

- Störungen der Nahrungstransformationsfunktion – Ernährungsstörungen – mangelnde Blut- und Muskelbildung, Muskelschwäche, weil Aufbaumaterial nicht zur Verfügung gestellt wird
- Antriebsstörung – Lethargie durch mangelnde Qi- und Blutbildung
- Verlangsamung des Denkens – Milz ist Sitz des Denkens
- Verdauungsstörungen – Appetitlosigkeit, ungeformte Stühle, Diarrhoe
- Störungen der Flüssigkeitstransformationsfunktion: Ödeme, breiig-flüssige Stühle
- Störungen der Haltefunktion: Ptoseneigung, Blutungsneigung
- Geschmacksstörungen – weil sich die Milz im Mund öffnet

Milz und andere Organe

- Milz und Magen: bilden nach der Yin-Yang-Regel ein Paar mit recht gegensätzlichen Eigenschaften. Die Milz liebt Trockenheit und hasst Feuchtigkeit, der Magen braucht Flüssigkeit und hasst Hitze. Das Milz-Qi wirkt nach oben, das Magen-Qi nach unten. Der Magen liefert der Milz vorverdaute „Suppe" zur weiteren Verarbeitung
- Milz und Herz: Milz managt Blut (hält es in den Gefäßen und produziert das Ausgangsmaterial), Herz regiert Blut
- Milz und Lunge: Die Milz (Erde) extrahiert Qi aus der Nahrung und versorgt ihr Kind – die Lunge (Metall) damit. Ist die Milz gestört, dann bildet sie statt reinem Qi-Schleim, den sie an die Lunge weitergibt: „Die Milz produziert Schleim, die Lunge hortet Schleim". Die dispergierende und die absenkende Funktion der Lunge unterstützen die Milz bei Transport und Transformation von Flüssigkeiten. Daher stärkt man bei Lungen-Qi-Mangel auch die Milz
- Milz und Leber: Die Leber beeinflusst die Verdauungsfunktion von Milz und Magen: Bei Milz-Schwäche bleibt zu viel „Müll" liegen, welcher die Leber hindert, Qi glatt und ruhig fließen zu lassen. Ein übermächtiges Leber-Qi einerseits, eine schwache Milz anderseits führt zu emotionell ausgelösten Verdauungsstörungen („Leber-Holz dringt in Erde-Milz ein)
- Milz und Niere: Die Milz sorgt für postnatale Essenz – Jing, die Niere bewahrt pränatale Essenz – Jng. Die Milz braucht das „Ming-men-Feuer" = Feuer im Tor des Lebens, um ihrer Transformationsaufgabe gerecht zu werden: Keine chemische Reaktion ohne Wärme!

4 Magen

Yang-Partner der Milz

Tab. III.5: TCM-Organphysiologie und -Pathologie des Magens

TCM-Organphysiologie des Magens	TCM-Organpathologie des Magens
Tageszeit: 7–9	
Der Magen steht über Speiseröhre und Mund direkt mit der Außenwelt in Verbindung	Der Magen kann direkt von Pathogenen Faktoren angegriffen werden: Zu heißes oder zu kaltes Essen führt zu Hitze oder Kälte im Magen, nährstoffarme Ernährung zu Magen-Qi-Mangel. Unregelmäßiges Essen oder Essen erst spät in der Nacht, hastiges Hineinschlingen von Fastfood neben einer Besprechung stören den Magen empfindlich
Qi-Richtung: abwärts, kontrolliert Absteigen des Qi, d.h. Weitertransport des aufbereiteten Nahrungsbreies zum Dünndarm. Gegengewicht: Milz-Qi steigt auf	„Rebellierendes Magen-Qi" ist ein Symptom, welches Folge jeder Irritation des Magens auftritt und sich in Aufstoßen, Erbrechen, Singultus äußert.
Kontrolliert Fermentieren und Reifen der Nahrung, bereitet Nahrungsbrei für Weiterverarbeitung durch die Milz vor mit Milz zentrale Rolle bei Qi-/Blutproduktion	Geschieht dies nicht, dann kann die Milz die Grundstoffe für Qi- und Blutbildung nicht produzieren und es kommt zu allgemeinem Qi-Energie-Mangel, Anämie, Muskelschwäche, Störungen des Flüssigkeitshaushaltes, schwerster Unterernährung, die bis zu Marasmus und Tod führen kann
Kontrolliert gemeinsam mit der Milz den Transport der Nahrungsessenzen in den ganzen Körper, v.a. in die Gliedmaßen	Muskelschwäche, Schwäche, Kraftlosigkeit, Energiemangel
Ist Ursprung der Flüssigkeiten durch Verarbeitung der Flüssigkeit aus Speisen und Getränken	Flüssigkeitsmangel beeinträchtigt alle Magenfunktionen
Beeinflusst Psyche und wird von der Psyche beeinflusst	„Hitze" im Magen kann zu manischer Verwirrtheit führen, „Kälte" zu depressivem Unbehagen. Sorgen und Grübeln, das In-sich-Hineinfressen von Problemen sind auch bei uns als Ursache von Ulkus und Gastritis bekannt

TCM-Organphysiologie des Magens	TCM-Organpathologie des Magens
Magen und Milz (Erde) entsprechen dem Kind-Element des Herzens (Feuer)	Der Magen wird durch innere Disharmonien beeinträchtigt, insbesondere durch Leber-Qi-Stagnation, die bis zur Blut-Stagnation mit Hämatemesis führen kann
Neijing – Rolle im Staat Körper: Kornspeicher	Ist der Speicher leer, kann der Lagerhausmeister (Milz) kein Korn ausgeben – Unterernährung, allgemeine Schwäche, Anämie

Organspezifische Reaktion auf Störungen

- Aufstoßen, Erbrechen – die TCM spricht von „rebellierendem Magen-Qi", d.h. Umkehr der physiologischen Qi-Richtung des Magens nach oben statt nach unten.
- Westliche Diagnose: Begleitsymptom bei vielen Erkrankungen: Aufstossen, Übelkeit, Erbrechen; Sodbrennen, Singultus
- TCM: Umkehr der Magen-Qi-Funktionsrichtung nach oben durch: Kälte, Feuchtigkeit, Schleim, Überlastung des Magens In der Folge kommt es zur Verlangsamung des freien Qi-Flusses und zur Beeinträchtigung der Magen-Yang-Funktion. Hitze steigt als Yang-Pathogen selbst auf.

5 Lunge

Tab. III.6: TCM-Organphysiologie und -Pathologie der Lunge

TCM-Organphysiologie der Lunge	TCM-Organpathologie der Lunge
Entsprechungen des Elements Metall Jahreszeit: Herbst – Assoziation: goldenes Metall – goldene Blätter Tageszeit: 3–5h Himmelsrichtung: Westen Farbe: weiß Geschmack: scharf Wirkrichtung des Elements: abwärts, nach innen	
Element: Metall, Mutter: Erde (Milz), Kind: Wasser (Niere); Metall kontrolliert Holz (Leber), wird kontrolliert von Feuer (Herz)	Störungen der Milz verursachen Schleimbildung, in der Lunge: Dyspnoe durch Beeinträchtigung der Inspirations-, Absenkungs- und Flüssigkeitsverteilungsfunktion der Lunge; von Milz *und* Niere: Störungen des Flüssigkeitshaushaltes
Dominiertes System: Qi, Atmung, Respirationstrakt von Nasenflügel bis Alveole. Die Lunge regiert Qi!	Erkältungskrankheit, Schnupfen, Halsschmerzen, Pneumonie; Dyspnoe
Komplexe Funktion: Respiration, Trennung von Verwertbarem und nicht Verwertbarem; Verteilung. Der Lunge obliegt – gemeinsam mit der Milz – die Verteilung von Qi und Körperflüssigkeit im ganzen Körper.	Dyspnoe (Zusammenarbeit mit Niere!), Ödeme (Gesicht)
Äußerer pathogener Faktor: Trockenheit und/oder Kälte[25]; aber auch Hitze kann die Lunge schwer schädigen!	Da die Lunge – der Respirationstrakt – direkt mit der Außenwelt verbunden ist, ist sie besonders anfällig auf Störung durch eindringende pathogene Faktoren. Nicht nur Trockenheit und Kälte schädigen die Lunge, sondern auch Wind, Hitze und Schleim blockieren die spezifischen Lungenfunktionen
Innerer Pathogener Faktor: Kummer und Melancholie	Seufzen und Weinen, leise Stimme; Traurigkeit trocknet Lunge aus

[25] Nach den meisten Autoren ist Kälte der Niere und Trockenheit der Lunge zugeordnet, es ist aber auch die umgekehrte Zuordnung richtig. Maciocia: Grundlagen, S. 107.

TCM-Organphysiologie der Lunge	TCM-Organpathologie der Lunge
Gut für die Lunge: gute Luft (heißt auf Chinesisch auch Qi!), gute Ernährung	**Schlecht für die Lunge:** schlechte Luft, alle Pathogenen Faktoren, Bewegungsmangel, Herz-, Nieren-, Milz-Schwäche, Leber-Feuer
Öffner: Nase – Geruchssinn! Verbindung zu Hals und Kehle	Störungen des Geruchssinnes; Schnupfen als erste Reaktion auf das Eindringen Pathogener Faktoren in den Respirationstrakt. Heiserkeit ist ein Lungen-Symptom aufgrund der Verbindung zu Hals/Kehlkopf
Manifestiert sich im Körperhaar	Haar wird bei Qi-Mangel glanzlos, stumpf
Schicht: Haut. Kontrolliert über Wei Qi die Poren, welche als Pforten des Qi gelten, reguliert damit die Körperabwehr – Abwehr-Qi (Wei Qi), befeuchtet Haut und Körperhaar (Niere zuständig für Kopfhaar)	Abwehrschwäche, trockene Haut. Die Haut ist die äußerste, exponierteste Schicht, die Lunge das exponierteste Organ. Siehe oben *Äußerer Pathogener Faktor*
Qi: Lunge herrscht über Qi und Atmung: Die Lunge kann nur gut arbeiten, wenn sie Qi-Energie von Milz und Magen bekommt und wenn der freie Fluss des Qi durch die Leber gewährleistet ist b) filtert „reines Qi" aus der Atemluft, das sich mit von Milz/Magen extrahiertem reinem Qi – qing qi im Thorax, dem „oberen Meer der Energie", mischt c) verteilt Qi im ganzen Körper reguliert Abwehr-Qi (Wei Qi) mit dem Öffnen und Schließen der Poren, und damit die vorderste Front der Abwehr gegen äußere Pathogene Lunge und Herz gemeinsam ist das Ahnen- oder Thorax-Qi (xiong qi), welches die Atem- und Herzbewegung reguliert	Milz-/Magenstörungen: Schleimbildung, Unterernährung, Leber: Verletzung der Lunge durch Hitzeentwicklung bei Leber-Qi-Stagnation Schwäche, Müdigkeit, Atemnot Störung aller Organe Abwehrschwäche, Anomalien des Schwitzens – Schweißausbrüche oder Schweißmangel kombinierte Herz-/Lungensymptome z.B. Asthma cardiale, Lungenödem, Dyspnoe, Stauung
Qi-Richtung: Das Lungen-Qi selbst ist abwärts ausgerichtet. Als äußerstes, oberflächlichstes Organ sendet die Lunge Qi nach unten, dort nimmt und hält es die Niere. Es ist aber wichtig, sich bewusst zu machen, dass alle möglichen Bewegungen von Qi von der Lunge aus gesteuert werden: aufsteigend, absteigend, auswärts und einwärts	Rebellion des Lungen-Qi ist die organspezifische Reaktion: aufwärts, Husten. Schwere asthmatische Dyspnoe gilt als Störung der Zusammenarbeit von Lunge und Niere
Kontrolliert zusammen mit Herz Meridiane und Blutgefäße (Herz: nur Blutgefäße)	Kalte Extremitäten, besonders Hände, Dyspnoe
Reguliert die oberen Wasserwege, verteilt und senkt Flüssigkeit; steuert den Flüssigkeitsgehalt von Haut, Subkutis, Körperhaar sowie die Ausscheidung von Schweiß, und gemeinsam mit Niere auch von Harn, denn die Lunge verteilt die Körpersäfte. Verbrauchte, „trübe" Anteile schickt sie zur Niere; die Niere filtert sie und schickt den reinen Teil wieder nach oben zur Lunge, den „schmutzigen" zur Blase	Ödeme, insbesondere Gesichtsödeme, Harnverhaltung
Beherbergt Körperseele po, die mit dem Körper stirbt und mitbegraben wird und dem materiellen Yin-Aspekt unseres Begriffes Seele entspricht (dem Yang-Aspekt entspricht die Wanderseele hun, siehe *Leber*). Po ist auch zuständig für die „basic instincts" also für alles, was wir bereits bei der Geburt können: sehen, hören, unsere Glieder bewegen	Bei Beunruhigung Juckreiz, Schmerz
Regiert die Stimme (Kontakt mit Kehlkopf). Laute Stimme ist ein Zeichen für gesundes Lungen-Qi	Heiserkeit
Eigenarten: Die Lunge ist ein sehr zartes Organ und hält weder Hitze noch Kälte aus	Lungenschädigung durch äußere Einflüsse
Neijing – Rolle im Staat Körper: Staatskanzler, der zweite Mann im Staat nach dem König	Lungenstörung beeinträchtigt immer auch andere Organe
Menschentypen: Menschen mit Lungen-Dominanz sind kreativ, oft auch musisch begabt. Sie zeichnen sich durch trockenen Humor aus und sind oft als Kabarettisten zu finden, ein Prototyp ist Karl Valentin	Der Lungen-Typ neigt zu Depressionen, wobei seine Kreativität bei Suizidtendenz gefährlich werden kann. Der begnadete Kabarettist Max Böhm war ein typisches Beispiel dafür, leider hat er durch Selbstmord geendet

Organspezifische Reaktion auf Störungen

- Husten als Reaktion auf Störungen aller Art mit Umkehr der Qi-Funktionsrichtung. Husten und Auswurf geben diagnostische Hinweise auf die Art der Erkrankung. Lauter, bellender Husten mit reichlich Auswurf lässt auf ein Fülle-Syndrom schließen; leiser, kraftloser Husten mit wenig Auswurf auf ein Mangel-Syndrom. Genaue Differenzierung siehe bei den einzelnen Syndromen und im Kapitel *Diagnostik mit den Sinnesorganen,* S. 71.
- Heiserkeit, weil die Lunge auch die Stimme regiert und mit dem Kehlkopf verbunden ist
- Dyspnoe, weil die Lunge für die Atmung zuständig ist
- Schnupfen, weil sich die Lunge in der Nase öffnet
- Seufzen und Weinen, durch die pathogenen Faktoren Kummer und Sorge
- Störungen im Flüssigkeitshaushalt – Beteiligung an Ödembildung, insbesondere im Gesicht, verantwortlich für trockene oder feuchte Haut
- Störungen des oberflächlichsten Abwehrmechanismus – weil die Lunge die Haut dominiert, wo die Pathogenen Faktoren von außen angreifen. Daher führt Lungen-Schwäche zu mangelnder Widerstandskraft, im Sinne der TCM zu mangelnder Kontrolle der Poren, die als Eintrittspforte der Pathogenen Faktoren gelten. Damit ist die Lunge auch in Anomalien des Schwitzens involviert: Schwitzen bei geringer Anstrengung ist bedingt durch Wei-Qi-Schwäche.

Lunge und andere Organe

- Lunge und Leber: Lunge dominiert die absenkende Qi-Funktion und ist so ein wichtiger Gegenpol zur Leber, deren Qi-Tendenz aufsteigend ist (Metall kontrolliert Holz)
- Lunge und Herz: Herz regiert Blut, Lunge kontrolliert Qi. Zusammen kontrollieren sie die Blutzirkulation mittels des gemeinsamen Thorax-Qi (xiong qi) – Atem-/Herz-Bewegung!
- Lunge und Niere: Beziehung aufgrund ihrer wechselseitigen Kontrolle von Qi und Wasser. Die Lunge ist die Mutter von Qi, die Niere ist die Grundlage von Qi-Inspiration!
- Lunge und Milz bilden zusammen das große Yin – tai yin: Die Milz extrahiert Essenz – jing aus der Nahrung und versorgt die Lunge mit reinem Qi, welches die Lunge im Körper verteilt. Die dispergierende und deszendierende Funktion der Lunge unterstützen die Milz bei Wassertransport und -transformation. Daher stärkt man bei Lungen-Qi-Mangel auch Milz-Qi. Milz produziert Schleim, Lunge hortet Schleim.

6 Dickdarm

Yang-Partner der Lunge

Tab. III.7: TCM-Organphysiologie und -Pathologie des Dickdarms

TCM-Organphysiologie des Dickdarms	TCM-Organpathologie des Dickdarms
Tageszeit: 5–7h	
Direkter Kontakt zur Außenwelt	Kann direkt von außen angegriffen werden – z.B. durch Sitzen auf kalten Steinen. Trotzdem sind es vorwiegend innere Disharmonien, die zu Dickdarm-Störungen führen
Übernimmt Nahrung und Getränke aus dem Dünndarm, resorbiert Brauchbares (insbesondere wasserlösliche Mineralien und Substanzen), scheidet Stuhl aus	Stuhlanomalien: Hitze oder Kälte mit Feuchtigkeit: Diarrhoe; mit Trockenheit: Obstipation; Fülle: Stuhlgang erleichtert, Mangel: Stuhlgang schwächt
Wird kontrolliert vor allem von Milz	Milz- und Magenstörungen führen zu Diarrhoe, Blähung, Bauchschmerzen

Organspezifische Reaktion auf Störungen

Stuhlanomalien – Diarrhoe oder Obstipation. Hitze oder Kälte mit Feuchtigkeit führen zu Diarrhoe, mit Trockenheit zu Obstipation. Der Stuhlgang bringt Erleichterung bei Fülle-Syndromen, schwächt den Patienten bei Mangel-Syndromen (siehe S. 117–119).

7 Niere

Tab. III.8: TCM-Organphysiologie und -Pathologie der Niere

TCM-Organphysiologie der Niere	TCM-Organpathologie der Niere
Entsprechungen des Elements Jahreszeit: Winter Tageszeit: 17–19h Himmelsrichtung: Norden Farbe: schwarz Geschmack: salzig (Meersalz) Wirkrichtung des Elements: abwärts	
Element: Wasser. Mutter: Metall (Lunge), Kind: Holz (Leber), kontrolliert Feuer (Herz), wird kontrolliert von Erde (Milz)	Nierenschwäche wirkt sich auf alle Organe negativ aus, insbesondere auf Lunge (Respirationsstörung) und Leber (Leber-Feuer bei zu schwachem Gegenpol Nieren-Yin)
Dominiertes System: Urogenitale, Hormonhaushalt	Störungen von Sexualität, Fertilität
Komplexe Funktion: Aktivität, Energie	Störungen der allgemeinen und der sexuellen Energie
Öffner: Ohr und die beiden „unteren Yin", Urethra und Anus inklusive der Funktion der äußeren Sexualorgane wie Erektion, Ejakulation, Befeuchtung der Vagina	Schwerhörigkeit, Tinnitus; Ejaculatio praecox, Spermatorrhoe, Fluor
Manifestiert sich im Kopfhaar	Ergrauen der Haare, Haarausfall
Schicht: Knochen und Zähne, die als Ausläufer der Knochen gelten „Die Niere füllt die Knochen", sie bildet und ernährt Gehirn und Rückenmark sowie Knochenmark – Basis von Blut	Brüchige Knochen, konstitutionell bedingt schlechte Zähne, Atrophie von Hirnsubstanz, Markpathologien, aplastische Anämie
Äußerer Pathogener Faktor: a) Kälte, b) Trockenheit[26]	a) Zystitis, b) gestörte Zusammenarbeit mit Magen (s. „Tor des Magens")
Innerer Pathogener Faktor: Angst und Schreck	Angst und Schreck lähmen die Aktivität (Yang) und gehen an die Substanz (Yin)
Gut für die Niere: gutes Erbmaterial, ausreichende Energiebasis, gute Ernährung, ausgeglichenes Sexualleben	**Schlecht für die Niere:** schlechtes Erbmaterial, sexueller Raubbau erschöpft Quellen-Qi, schlechte Ernährung, Milz-Schwäche überfordert die Niere bei der Flüssigkeitstransformation, Lungen-Schwäche erschwert ihre Atemfunktion
Qi: Die Niere speichert das Quellen-Qi, wobei sich der Begriff mit Essenz – Jing überschneidet. Nieren-Qi besteht aus einer Yin- und einer Yang-Komponente (siehe Nieren-Yin und Nieren-Yang) und ist ein Basissubstrat für Materie/Parenchym (Yin) und Funktion/Aktivität (Yang) des ganzen Körpers	Jeder Mangel an Nieren-Qi wirkt sich auf den ganzen Körper und auf die Zusammenarbeit der inneren Organe aus. Wird in der Literatur unter Nieren-Yin- und Nieren-Yang-Mangel abgehandelt
Qi-Richtung: abwärts und aufwärts: a) zieht Qi von der Lunge nach abwärts, „empfängt das Qi" und hält es zurück vom Aufsteigen – ist verantwortlich für die Inspiration b) schickt trübe Flüssigkeiten abwärts zur Blase c) schickt herausgefilterte klare Flüssigkeiten aufwärts	Bei Nieren-Mangel-Syndromen kann es auch zu Lungen-Störungen kommen (Dyspnoe, Hüsteln, Asthma, TBC)

[26] Nach der 5-Elemente-Lehre ist Kälte der Niere, Trockenheit der Lunge zugeordnet, es ist aber auch die umgekehrte Zuordnung richtig. Maciocia: Grundlagen, S. 107.

TCM-Organphysiologie der Niere	TCM-Organpathologie der Niere
Speichert Jing – Essenz, die materielle Basis (Erbmaterial) für Quellen-Qi (ererbte Konstitution). Steuert Geburt, Wachstum, Fortpflanzung, Entwicklung (Frau: 7-Jahres-, Mann: 8-Jahres-Zyklus)	Angeborener Jing-Mangel: Erbkrankheiten, Entwicklungsstörungen, verzögerter Fontanellenschluss, Knochenbildungsstörung Erworbener Jing-Mangel: Sexualstörungen, Osteoporose, Alzheimer, frühzeitiger Haarausfall, frühes Ergrauen
Die Niere ist die **Quelle von primärem Yin und Yang** – Substanz und Energie – des Körpers. Die Niere ist das „Haus von Wasser und Feuer" (Yin und Yang). Linke Niere gilt als Wasser-Niere, rechte[27] als Feuer-Niere. Kühlendes Nieren-Yin ist zuständig für die Kontrolle von Feuer und Hitze, wärmendes Nieren-Yang für die Erwärmung des Körpers und aller inneren Organe.	Die Niere neigt zu Mangelsyndromen. Obwohl es Yin- und Yang-Mangel auch in anderen Organen isoliert gibt, ist immer auch an einen primären oder begleitenden Nieren-Yin- oder Yang-Mangel zu denken. Es ist daher nie ein Fehler, bei jedem Yin- oder Yang-Mangel die Niere mit zu tonisieren!
Nieren-Yin: Entspricht der angeborenen Substanz Jing (Essenz), ergänzt durch Essenz aus der Nahrung (postpartales Jing). Funktionen: Ernähren des Yin der anderen Organe und Kühlung von Yang – Hitze, Bildung und Erhaltung von Knochen, Rückenmark und Hirnsubstanz, Blut und Sperma. „Die Niere ist die Wurzel des Lebens". Die außerordentlichen Organe Hirn und Uterus sind mit der Niere verbunden. Nieren-Yin ist die materielle Basis von Nieren-Yang: ohne Substanz keine Energie!	Nieren-Yin-Mangel führt zum Auftreten von Mangel-Hitze- oder gar „Feuer"-Symptomen, auch wenn kein äußerer Faktor Hitze vorhanden ist, weil der kühlende Gegenpol fehlt. Leber: Konjunktivitis, Reizbarkeit, Migräne, Schwindel, Nystagmus, Tinnitus Herz: Fahrige Unruhe, Schlaflosigkeit Magen: Gastritis, TCM auch Diabetes Lunge: trockene Pharyngitis im Alter, TBC Das Klimakterium zeigt oft typische Zeichen des Nieren-Yin-Mangels: Kreuzschmerzen, besonders nachts, Hitzewallungen, Unruhe, Nachtschweiß
Nieren-Yang: überschneidet sich mit der Vorstellung von Ming Men, dem Tor der Vitalität, in dem das Feuer des Lebens brennt und Quellen-Qi, alle inneren Organe, insbesondere Blase, Magen, Milz, Herz und Uterus (Sexualorgane) mit der lebensnotwendigen Wärme versorgt, sowie die Nierenfunktion „Empfangen des Qi" und die Herzfunktion, den Geist zu beherbergen, unterstützt. Nieren-Yang aktiviert durch Wärme die Funktion aller Organe wie Transport, Transformation etc. Entspricht der Nebennierenfunktion stellvertretend für den gesamten Hormon- und Wärmehaushalt	Nieren-Yang-Mangel (Unterfunktion) führt zu Kältegefühl und empfindlichen Funktionsstörungen der anderen Organe: Die Milz braucht für ihre Funktionen Flüssigkeitstransformation und Transport die Wärme der Niere, die Lunge für die Inspiration deren haltende Kraft, das Herz ist bei Störungen des Flüssigkeitshaushaltes in seiner Kreislauffunktion überfordert. Schwäche des Ming-Men-Feuers führt zu Nachlassen der Lebenskraft z.B. Altersschwäche, Burnout-Syndrom, Sexual- und Fertilitätsstörungen, Dyspnoe, Nachlassen des Gedächtnisses
Flüssigkeitshaushalt: Die linke Niere **regiert** das Wasser: filtert die von der Lunge verdichteten Säfte und schickt die reinen Teile wieder nach oben zur Lunge, die unreinen nach unten zur Blase	Störungen des Flüssigkeitshaushalts, Stuhl- und Harnanomalien: Diarrhoe/Obstipation, Polyurie/Oligurie
Kontrolliert Öffnen und Schließen der unteren Öffnungen	Stuhl- und Harnanomalien – Inkontinenz
Beherbergt die Willenskraft, kontrolliert Kraft und Fertigkeit, Ausdauer	Mangel: Willenlosigkeit, Ziellosigkeit, mangelnde Ausdauer, „Workaholic"-Syndrom
Eigenheiten: Die Niere wird als „Tor des Magens" bezeichnet, Das Ming-Men-Konzept – die Theorie vom Feuer im Tor des Lebens: Obwohl die Niere mit der Wandlungsphase Wasser assoziiert ist, gilt sie doch als primäre Wärmequelle, bewahrt sie den zündenden Funken des Körpers. Manche Autoren bezeichnen die rechte Niere als „Feuer-Niere", viele andere siedeln das Feuer des Lebens in einer Region zwischen den Nieren an. Meng Men – das Tor des Lebens – ist der Meister der zwölf Netzwerk-Systeme, d.h. Ming Men liefert die erforderliche Wärme für die Funktion aller Lebensvorgänge und Organe	Gestörte Flüssigkeitsausscheidung durch die Niere beeinträchtigt den Magen, zu wenig Flüssigkeit vom Magen beeinträchtigt die Niere. Erlöschen des Feuers im Tor des Lebens bedeutet Abnahme aller vitalen Funktionen
Neijing – Rolle im Staat Körper: Energiezentrale	Kann die Zentrale nicht liefern, dann mangelt es im ganzen Staat Körper an Energie
Menschentypen: Im positiven Sinn gibt die Niere mit der Seele zhi Willenskraft Rückgrat. Solche Nieren-Typen finden als Notare und verlässliche Beamte ihren Idealberuf	Steht die Niere allzu sehr im Vordergrund, kann jegliche Flexibilität verloren gehen. Die Menschen werden starrsinnig und rechthaberisch. In früheren Zeiten hat man diese Typen oft unter Lehrern und Schuldirektoren gefunden

[27] Andere Konzepte sprechen von einem energetischen Wirbel zwischen den beiden Nieren und Ren 6.

Organspezifische Reaktion auf Störungen:

- Die Niere neigt eher zu Mangel-Syndromen, weil sie das unersetzbare vorgeburtliche Jing, das Quellen-Qi speichert. Typische organspezifische Symptome:
- Kreuzschmerzen – weil die Niere in der Lendenregion liegt
- beim Kind Entwicklungsstörungen, beim Erwachsenen Sexualstörungen – weil die Niere die Bewahrerin von Jing – Essenz, materieller Basis der angeborenen Lebensenergie – ist
- brüchige Knochen, schlechte Zähne und zerebraler Substanzverlust – weil die Niere die Knochen ernährt und füllt
- Veränderungen der Stuhl- und Harnproduktion (Polyurie, Oligurie), Ödembildung – weil die Niere eine wesentliche Rolle im Flüssigkeitshaushalt spielt
- Störung der Atmung – weil die Niere Qi – Atemluft – nach unten ziehen und halten soll

Die Niere und andere Organe

- Niere und Herz: Wasser und Feuer: Wasser kontrolliert Feuer
- Niere und Lunge: Beziehung aufgrund ihrer wechselseitigen Kontrolle von Qi und Wasser. Die Lunge ist die Mutter von Qi, die Niere ist die Grundlage von Qi-Inspiration!
- Niere und Milz/Magen: Milz sorgt für postnatale Essenz Jing, Niere bewahrt pränatale Essenz Jing. Die Milz-Funktion hängt vom "Ming-Men-Feuer" = Feuer im Tor des Lebens ab. Manche Autoren sprechen in diesem Zusammenhang auch von Nieren-Yang.
- Niere und Leber: Leber-Blut wird von Nieren-Essenz genährt. Essenz und Blut haben den gleichen Ursprung, Niere und Leber haben ebenfalls den gleichen Ursprung. Nieren-Yin-Mangel → Leber-Yin-Mangel → aufsteigendes Leber-Yang
- Niere und Dreifacher Erwärmer: Der Dreifache Erwärmer stimuliert die Transformation von Qi mit Schwerpunkt Wasser-Metabolismus in allen drei Etagen des Körpers: Oben wie eine Art Nebel, in der Mitte wie eine Art Sumpf und unten wie eine Drainage.

8 Blase

Yang-Partner der Niere

Tab. III.9: TCM-Organphysiologie und -Pathologie der Blase

TCM-Organphysiologie der Blase	TCM-Organpathologie der Blase
Tageszeit: 15–17h	
Blase ist über die Urethra mit der Außenwelt verbunden	Umweltfaktoren wie feuchte Kälte oder feuchte Hitze können direkt in die Blase eindringen – Zystitis, Genitalinfektionen
Transformiert Wasser, das durch Dünndarm abgeschieden wurde, mit Hilfe von Nieren-Yang zu Harn[28]	Nieren-Yang-Mangel: reichlich heller Harn, Enuresis. Auch Angst irritiert die Blase in diesem Sinn. Zur Hitzeentwicklung in der Blase kann es kommen, wenn Hitzesymptome des Herzens über den Dünndarm die Blase erreichen: Brennen bei Mictio, Zystitis
Speichert und hält Harn, scheidet Harn aus	Miktionsbeschwerden. Sind Niere und Blase bei einer Milzschwäche mitbetroffen, dann kommt es zur Inkontinenz

Organspezifische Reaktion auf Störungen

Harnanomalien, Miktionsbeschwerden, Enuresis, Inkontinenz

[28] Dieser Vorgang wird in der TCM Qi-Transformation genannt, weil er mit Hilfe von Qi geschieht.

9 Leber

Tab. III.10: TCM-Organphysiologie und -Pathologie der Leber

TCM-Organphysiologie der Leber	TCM-Organpathologie der Leber
Entsprechungen des Elements Jahreszeit: Frühling Tageszeit: 1–3h Himmelsrichtung: Osten Farbe: grün/blau Geschmack: sauer Wirkrichtung des Elements: aufwärts, auswärts	
Element: Holz, Mutter: Wasser (Niere), Kind: Feuer (Herz), kontrolliert Erde (Milz), wird kontrolliert von Metall (Lunge)	Wenn die Yin-Komponente der Niere (Mutter) zu schwach ist, dann kann Leber-Yang hochsteigen; die Leber kann selbst Feuer-Symptome entwickeln und stört damit Herz (Kind) und andere Organe
Dominiertes System: Bewegung, Sehnen, Gelenke. Verdauung: Einfluss auf Magen und Milz (Leber kontrolliert laut 5-Elemente-Lehre die Milz)	Bewegungsstörungen, Verdauungsstörungen: Die Leber kann auch durch unzweckmäßige Ernährung empfindlich gestört werden: Zu viel Yang-Nahrung – trockenes gegrilltes Fleisch, scharfe Gewürze, Alkohol – heizen das Yang an, zu wenig nährstoffreiches Essen führt zu Leber-Blut-Mangel
Komplexe Funktion: Bewegung; Emotionen	Bewegungsanomalien, Emotionsstörungen
Äußerer Pathogener Faktor: Wind	Äußerer Wind dringt in Leber- und Gallenblasen-Meridian ein: Migräne, Schläfen-, Scheitelkopfschmerz Innerer Wind: Die Leber kann im Gefolge von aufsteigendem Leber-Yang, Leber-Feuer oder Blut-Mangel selbst Symptome entwickeln, die dem Wind gleichen: plötzlicher Beginn, Bewegungsstörungen – Verlust der Kontrolle über Muskel und Sehnen! Konvulsionen, Schwindel, Kopfschmerzen, Tic, Tremor
Innerer Pathogener Faktor: Da die Leber das am meisten mit Emotionen korrelierte Organ ist, wirken sich praktisch alle Emotionen auf die Leber aus. Der Leber zugeordnet ist der Zorn. Sie wird aber auch von Melancholie angegriffen	Zorn, gestaute Aggression äußern sich in Leber-Qi-Stagnation, die sich entweder explosionsartig entlädt oder zur Entwicklung von Leber-Feuer führt, welches Magen, Milz, Lunge, Darm, Herz und fortgeleitet auch die Blase verletzen kann. Auch Melancholie führt durch Verlangsamung des Qi-Flusses zu Leber-Qi-Stagnation, welche ihrerseits Depressionen verursachen kann. Leber-Qi-Stagnation kann andere innere Organe schädigen, weil die Leber für den glatten Fluss von Qi und Blut allgemein zuständig ist
Gut für die Leber: Vor allem: kein Ärger! Ausgeglichene Emotionen lassen Qi ruhig fließen, ausreichend Blut und sowohl nährendes als auch kühlendes und beruhigendes Yin garantieren optimale Funktion der Leber	**Schlecht für die Leber:** Ärger, Aufregungen, Dauerfrust, Emotions-Stau, unausgelebte Aggressionen, Mangel-/Fehlernährung: zu viel trockene, Hitze erzeugende Speisen und Genussmittel wie gegrilltes Fleisch, scharfe Gewürze, Alkohol, Rauchen Nieren-Schwäche (Niere ist Mutter der Leber); Milz-Schwäche kann durch Anhäufung von Feuchtigkeit bzw. „Müll" zu Leber-Qi-Stagnation führen
Öffner: Augen	Feuer: Konjunktivitis Blut-Mangel: Sehstörungen – Mouches volantes, Conjunctivitis sicca Leber-Wind: Nystagmus
Manifestiert sich in Nägeln, gelten als Ausläufer der Sehnen und werden vom Leber-Blut ernährt. Auch Glanz und Wuchs des Kopfhaares hängen vom Leber-Blut ab: „Haare sind die Ausläufer des Blutes".	Leber-Blut-Mangel: brüchige Nägel, Rillen. Nägelbeißen ist Autoaggression Stumpfes, brüchiges, glanzloses Haar ist ein Zeichen für Blut-Mangel
Schicht: kontrolliert Beweglichkeit von Sehnen bzw. Muskeln als bewegendes Element	Bewegungsstörungen, Krämpfe, Kontrakturen
Qi: Die Leber gewährleistet geschmeidigen Qi- und Blut-Fluss, steuert a) Emotionen: Harmonie b) Verdauung: unterstützt Milz und Magen c) Gallensekretion, Gallenfluss	Neigt allgemein eher zu Stagnations-Symptomen als zu Mangel. Stagnation bedeutet z.B. Koliken a) Frustration, Depression und Ärger führen zu Oppression im Hypochondrium

TCM-Organphysiologie der Leber	TCM-Organpathologie der Leber
	b) Verdauungstörungen c) Gallenkolik, Ikterus[29], saures Aufstoßen
Qi-Richtung: in alle Richtungen, um geschmeidigen Qi-Fluss zu gewährleisten	Aufwärts stört Herz, Geist, Kopf – Reizbarkeit, Schwindel, Kopfschmerzen Horizontal – Magen: Magenschmerzen bei Ärger Horizontal – Milz: Verdauungsstörungen, Diarrhoe Horizontal/abwärts: stört Darm – trockener Stuhl Abwärts: stört Blase – Miktionsstörung
Blut: Leber bewahrt das Blut auf, reguliert und harmonisiert Blut, reguliert zirkulierende Blutmenge nach Bedarf (Muskeln, Organe). Leber-Blut ernährt über Chong Mai und Ren Mai den Uterus. In Ruhe – sobald man die Augen schließt – kehrt Blut zur Leber zurück	Blut-Mangel: Hypo- oder Amenorrhoe, Fertilitätsstörungen, Conjunctivitis sicca, trophische Nagelschäden Qi-/Blut-Stagnation, Blut-Hitze: abnorme schmerzhafte Menstruation Blut-Mangel begleitende Symptome werden schlechter in Ruhe, z.B. Palpitationen
Kontrolliert Beweglichkeit der Sehnen und Muskel. Die Leber ist stets um eine aufrechte Haltung bemüht.Wesentlich: flexible Stärke wie bei Holz	Bewegungsstörungen, Krämpfe, Kontrakturen
Beherbergt die Wanderseele hun, die den Körper nach dem Tod verlässt und ruhelos umherwandert, wenn keine befriedenden Rituale abgehalten werden	Leber-Qi-Mangel: Planlosigkeit, Entscheidungsschwäche, Unentschlossenheit Leber-Qi-Stagnation: cholerisches Verhalten
Eigenarten: „Die Leber „ist ein „entschlossenes Organ", kontrolliert das Planen, hat großen Einfluss auf und wird stark beeinflusst von Emotionen; geht aus der linken Seite hervor. Hierbei handelt es sich um eine Allegorie entsprechend den zugeordneten Himmelsrichtungen (Osten). Die Leber ist gleichzeitig Holz-Organ und Wind-Organ	Kopfschmerzen links werden der Leber, rechts der Galle zugeordnet
Neijing – Rolle im Staat Körper: Militärführer, Stratege	Fülle: Herrschsucht, Mangel: Plan- und Mutlosigkeit
Menschentypen: Im positiven Sinn sind es „Macher", aktiv und durchsetzungsfähig. Prototyp war Franz Josef Strauss in Bayern. Ideale Berufe sind auch Chefsekretärin und resolute Wirtin	Im negativen Sinn kann Leber-Dominanz zu ausgesprochener Herrschsucht führen. Ein schwaches Leber-Yin führt zu Aufsteigen des Leber-Yang und damit zu heftigen Wutanfällen. Alkohol kann sich durch die Entwicklung von Leber-Feuer in gewalttätigen Aktionen auswirken. So gut wie jede Leber-Störung verursacht Launenhaftigkeit

Organspezifische Reaktion auf Störungen

- Die Leber neigt zu Qi-Stagnation und eher zur Entwicklung von Fülle-Syndromen.
- Wechselhafte Symptome, oft plötzlich und unberechenbar auftretend, entsprechend dem Charakteristikum des pathogenen Faktors Wind
- Launenhaftigkeit, weil die Leber die Emotionen beeinflusst
- Augensymptome – Konjunktivitis, Sehstörungen, Nystagmus – Leber öffnet sich im Auge,
- emotionelle Störungen – Entscheidungsschwäche bei Mangel-, cholerisches Verhalten bei Fülle-Syndromen
- Blut-Störungen – abnorme Menstruation, weil der Lebermeridian das Genitale umkreist und für die Blutversorgung der Wundermeridiane Chong und Ren Mai, welche den Uterus versorgen, verantwortlich ist
- Bewegungsstörungen, weil die Leber die Bewegung der Sehnen und Muskel kontrolliert
- Nagelanomalien: Autoaggression: Nägelbeißen, Leber-Blut-Mangel: brüchige Nägel
- Verdaungsstörungen, weil die Leber bei Qi-Stagnation Magen und Milz angreifen kann
- wechselhafte Stuhlanomalien (Diarrhoe/Obstipation), weil die Leber den Darm angreifen kann

[29] Ikterus wird in der TCM dem Funktionskreis Erde und damit der Milz zugeschrieben, weil Gelb die zugeordnete Farbe ist.

Leber und andere Organe

- Leber und Herz: Herz regiert Herz/Kreislauf, Leber bewahrt Blut. Herz und Leber zusasmmen regulieren mentale Aktivität (glatter Qi-Fluss!)
- Leber und Lunge: Lunge dominiert die absenkende Qi-Funktion und ist so ein wichtiger Gegenpol zur Leber, deren Qi-Tendenz aufsteigend ist (Metall kontrolliert Holz)
- Leber und Milz/Magen: Milz- und Magen-Funktion ⇔ glatter Qi-Fluss. Überschießendes Leber-Qi oder schwache Milz → Leber-Holz bedrängt die Milz
- Leber und Niere: Leber-Blut wird von Nieren-Essenz genährt. Essenz und Blut haben den gleichen Ursprung, Niere und Leber haben ebenfalls den gleichen Ursprung. Nieren-Yin-Mangel → Leber-Yin-Mangel = aufsteigendes Leber-Yang

10 Gallenblase

Yang-Partner der Leber

Die Gallenblase bildet unter den Fu-(Hohl-) Organen insofern eine Ausnahme, als sie selbst weder Wasser noch Nahrung aufnimmt. Deshalb ist sie sowohl ein „gewöhnliches" als auch ein Extra-Fu-Organ.

Tab. III.11: TCM-Organphysiologie und -Pathologie der Gallenblase

TCM-Organphysiologie der Gallenblase	TCM-Organpathologie der Gallenblase
Tageszeit: 23–1h	
Speichert Galle von der Leber, scheidet sie mit Hilfe des Leber-Qi aus und hilft so Magen und Milz bei der Verdauung	Unzweckmäßige Ernährung – zu viel Fett, Kaffee, Alkohol – kann die Gallenblase schädigen: Übelkeit, saures Aufstoßen
Kontrolliert Urteilskraft	Qi-Mangel: feige Schwäche Qi- Stagnation: Schmerzen, cholerisches Verhalten
Kontrolliert Sehnen, versorgt sie mit Qi, sorgt für Geschmeidigkeit	Steifheit der Gelenke
Physiologische *Qi-Richtung*: abwärts	Bitterer Mundgeschmack, Ikterus[30], bitteres Erbrechen, Spannungsgefühl im Bauch und breiige Stühle durch Störung von Milz und Magen
Sorgt zusammen mit Leber für freien Fluss von Qi und Blut und für die Ausgewogenheit der Emotionen	Koliken, cholerisches Verhalten: Emotionen lassen in der TCM – wie auch in unserem Sprachgebrauch – die Galle übergehen
Neijing – Rolle im Staat Körper: pragmatischer General, der ausführt und richtet	Fülle: sehr schnell von Entschluss Mangel: mangelnde Entschlusskraft

Organspezifische Reaktion auf Störungen

Bei Stagnation Schmerzen und cholerisches Verhalten, bei Mangel feige Schwäche

11 Perikard

Tageszeit: 19–21h

Das Herz ist als „Königsorgan" so wichtig, dass ihm die TCM eine Schutzhülle in Form eines sechsten Yin-Organes zuschreibt, das xin bao genannt wird. Die wörtliche Übersetzung lautet Hülle des Herzens. Wir verbinden damit für gewöhnlich den Begriff des Perikards. Möglicherweise entspringt dieses sechste Yin-Organ dem chinesischen Bedürfnis nach Ordnung und Symmetrie – man braucht eben noch eine sechste organische Yin-Entsprechung – schließlich muss es ja auch sechs Yin-Meridiane geben – wo wäre denn

n[30] Ikterus wird in der TCM dem Funktionskreis Erde und damit der Milz zugeschrieben, weil Gelb die zugeordnete Farbe ist. Leber kontrolliert Milz, daher Ikterus bei Übergreifen von Leber-/Gallenblasenerkrankungen auf die Milz.

ansonsten der korrespondierende Partner für den Leber-Meridian? Sei dem wie dem wolle, Perikard – xin bao ist jedenfalls wie das Herz dem Element Feuer zugeordnet. Daher sind die Entsprechungen des Xinbao (Pe) identisch mit denen des Herzens. Gewisse Unterschiede bestehen aber doch: Beim Herzen spricht die TCM vom kaiserlichen/imperialen Feuer; beim Perikard vom ministeriellen Feuer; außerdem werden über den Pe-Meridian eher organische Herzerkrankungen behandelt, über den Herz-Meridian eher psychische/mentale Störungen. Das Organ xin bao – Hülle des Herzens schützt das Kaiser-Organ Herz vor Pathogenen. In anderen Worten: Der Minister – xin bao – Perikard fängt vor allem pathologische Hitze ab, um das Kaiserorgan – xin – Herz zu schonen. Fieber-Koma beispielsweise ist eine Erkrankung des Perikards.

12 Dreifacher Erwärmer – drei Erwärmungen (3 E)

Tageszeit: 21–23h

Der Meridian des Dreifachen Erwärmers (3 E) ist uns als Yang-Partner des Pe-Meridianes bekannt. Welche somatischen Strukturen dem Dreifachen Erwärmer zugeordnet sind, ist umstritten. Bischko bezeichnet ihn als „funktionellen Meridian". Als rein „funktioneller" Begriff fiele er völlig aus dem Rahmen – jeder andere Meridian hat eine organische Entsprechung, nur beim 3 E sollte es anders sein? Noch dazu spricht die TCM von fünf Zang- (parenchymatösen, Yin-) Organen und von sechs Fu- (Hohl-, Yang-) Organen. Sinnvoll erscheint die Interpretation von Meng[31] – der Dreifache Erwärmer entspreche dem Ductus thoracicus. Das würde auch zur klassischen Literatur passen, die dem Dreifachen Erwärmer folgende Funktionen zuschreibt:

1. Flüssigkeitshaushalt:

Basis für ein System von Leitbahnen für Körperflüssigkeit – entspricht der Meng'schen Interpretation vom 3 E als Ductus thoracicus. Im Neijing heißt es: „Die drei Orte der Erwärmung gleichen Beamten, welche die Konstruktion von Dämmen und Schleusen planen und sie schaffen Wasserwege".[32]

2. Energiesteuerung, Verbindungsfunktion:

Steuerung der Verteilung von Flüssigkeit und aller Arten von benötigtem Qi, insbesondere des Quellen-Qi, für die inneren Organe, Haut, Muskulatur, Sehnen und Knochen. Nach einer interessanten Theorie ist der 3 E sehr nahe der Energiebasis des Körpers: Die Energiestruktur des Körpers wird hier verglichen mit der Energiestruktur des Universums. Die Begriffe Yin- und Yang-Energie sind uns heutzutage geläufig. Vor der Teilung in Yin und Yang aber waren die beiden Arten der Energie vereint in der kosmischen Energie Tai Yi – erste Energieebene. Daraus kristallisierte sich das Taiji heraus – die Teilung in Yin- und Yang-Energie – symbolisiert in der bekannten Yin-Yang-Monade. Hier sind Yin- und Yang-Energie zwar differenziert, aber doch noch vereint – zweite Energieebene. Yin und Yang teilen sich nun weiter – dritte Energieebene. Auf den menschlichen Körper übertragen: Der Ursprung aller Energie des Körpers – entsprechend dem Tai Yi – liegt laut TCM in einer Art Energiewirbel zwischen den beiden Nieren und dem Punkt Ren 6 – erste Energieebene. Von dort geht die Energie z.B. für alle Meridiane aus. Nach Differenzierung in Yin- und Yang-Energie erfolgen zwei Arten der Teilung:

a. Eine Zweiteilung in die vier Körperquadranten und von hier aus durch weitere Zweiteilung die Strukturierung in acht Wundermeridiane
b. eine Dreiteilung – in die drei Abschnitte des Dreifachen Erwärmers. Von hier aus erfolgt wieder eine Zweiteilung – in die sechs Meridianpaare – die nach der Oben/Unten-Regel korrespondierenden Meridiane – also insgesamt 12 paarige Meridiane – sechs Yin-, sechs Yang-Meridiane (siehe folgende Tabelle und Abbildung).

---

[31] Kubiena/Meng/Petricek/Petricek: Handbuch, S. 280.
[32] Ilza Veith: The Yellow Emperor´s Classic of Internal Medicine, S. 30.

Tab. III.12: Die Entstehung der 12 regulären und der Acht Wundermeridiane

1. Vor ihrer Differenzierung sind Yin und Yang in einer großen Einheit Tai Yi – tài yī 太 – verschmolzen; entspricht der Energiebasis, dem Energiewirbel zwischen Nieren und Ren 6	
2. Aus dem Tai Yi entwickeln sich durch Zweiteilung Yin und Yang – Yin- und Yang-Energie	
Yin und Yang teilen sich auf zwei Arten:	
3. **Zweiteilung** in 4 Körperregionen: rechts, links, oben, unten	3. **Dreiteilung:** in 3 Etagen des 3 E: Oberer, mittlerer, unterer Erwärmer
4. Weitere Zweiteilung in 8 Wundermeridiane: Längsachse: Du Mai, Ren Mai, Yang qiao Mai, Yinqiao Mai Querachse: Dai Mai, Chong Mai Seite: Yinwei Mai, Yangwei Mai	4. Weitere Zweiteilung in die Sechs Meridiane (= korrespondierende Meridiane): Tai Yin = Lu/Mi; Yang Ming = Di/Ma; Jue Yin = Pe/Le; Shao Yang = 3 E/Gb; Shao Yin = He/Ni; Tai Yang = Dü/Bl
	5. Weitere Zweiteilung in die 12 regulären Meridiane: Lu, Di, Ma, Mi, He, Dü, Bl, Ni, Pe, 3 E, Gb, Le

Der Dreifache Erwärmer liegt nach dieser Theorie näher an der Energiebasis des Körpers als die anderen Organe und Meridiane.

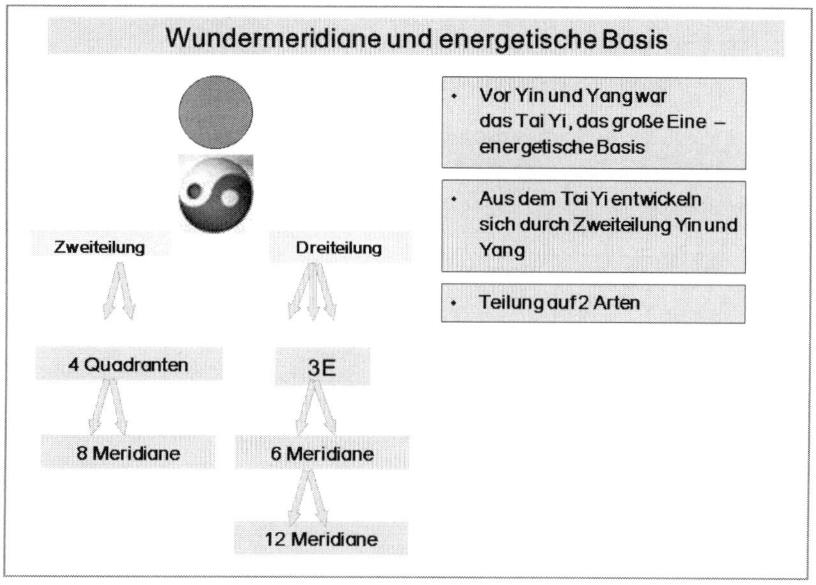

Abb. III.1: Wundermeridiane und energetische Basis

3. Drei Etagen-Versorgung durch den 3 E: Der Dreifache Erwärmer ist unterteilt in Oberen, Mittleren und Unteren Erwärmer. Diese Dreiteilung ist von mehrfacher Bedeutung:

a. Besser als die übliche Übersetzung „dreifacher Erwärmer" wäre „drei Erwärmungen" oder „drei Wärmequellen", Energiequellen: aus der Luft, aus der Nahrung, aus dem Quellen-Qi – Endokrinum.

b. Zuordnung der inneren Organe zu den drei Etagen des 3 E:

Oberer Erwärmer: Organe im Thorax oberhalb des Zwerchfelles – Lunge und Herz – Atmung und Kreislauf: Über den Respirationstrakt gelangt „reines Qi" – Luft in den Körper, mischt sich in der Lunge mit gefiltertem Nahrungs-Qi, wird von Quellen-Qi individuell geprägt und weiters in Zusammenarbeit zwischen Lunge und Herz weiter verteilt: Die Lunge dominiert das Qi, das Herz sorgt für den Transport

Mittlerer Erwärmer: Organe zwischen Zwerchfell und Nabel – Nahrungsaufschließung und -aufbereitung durch Magen, Milz/Pankreas. Leber und Gallenblase werden in der klassischen Literatur nicht dem mittleren, sondern dem unteren Erwärmer zugeordnet!

Unterer Erwärmer: Organe unterhalb des Nabels – Niere, Blase, Dünndarm, Dickdarm, und – wie bereits erwähnt Leber und Gallenblase.

IV Extra-Fu-Organe – qi heng zhi fu

Neben den besprochenen Zang und Fu gibt es sechs Organe, die nicht so recht in die eine oder andere Gruppe passen. Sie werden unter den Begriffen Extra, extraordinary, Mischorgane – (miscellanious[33] oder ungewöhnliche Organe (unusuall organs[34]) abgehandelt. Ihre Physiologie steht zwischen jener der zang – zàng 脏 und fu – fǔ 腑: Teils sind sie hohl, haben aber – im Gegensatz zu den üblichen Fu-Organen keine Transport- und Ausscheidungsfunktion „trüber" Substanzen wie Magen, Darm und Blase.

Zitat: „Diese sechs Organe, die der Erde ähneln und daher zur Kategorie Yin gehören, können bewahren ohne auszuscheiden, weil sie vom Element Erde ernährt werden, welche als Mutter vieler Dinge gilt."[35]

Die Extra-Fu-Organe sind die Organe des Bewusstseins. Sie alle haben mit Essenz – Jing – jīng 精 zu tun, welche die materielle Basis des Bewusstseins ist.

Die sechs Extra-Fu-Organe sind: Hirn, Mark, Knochen, Blutgefäße, Gallenblase und Uterus.

Qi heng zhi fu – qí héng zhī fǔ 奇恒之腑

- Das Mark – suǐ 髓 impliziert Rücken- und Knochenmark, welche beide von Nieren-Jing ernährt werden. Das Mark spielt selbstverständlich eine wesentliche Rolle bei der Blutbildung, was im Chinesischen mit folgendem Satz ausgedrückt wird: Essenz und Blut entstammen der gleichen Quelle – jing xue tong yuan – jīng xuè tóng yuán 精血同源. Nicht zu vergessen ist die Rolle der Milz als Aufbereiterin.
- Das Hirn – nao – nǎo 脑 wird auch Meer des Markes genannt – sui hai – suǐ hǎi 髓海. Es ist eng verknüpft mit dem Herzen.und wird daher auch als Haus der Mentalität bezeichnet: nao wei yuan shen zhi fu – nǎo wéi yuán shén zhī fǔ 脑为元神之府. Du Mai ist beheimatet im Hirn und hat – ebenso wie der Blasen-Meridian – eine enge Verbindung mit dem Hirn. Der Leber-Meridian kommuniziert über den Punkt Du 20 mit dem Hirn.
- Die Knochen – gǔ 骨 werden ernährt durch das Mark, welches von der Niere produziert wird. Die Knochen spiegeln den Zustand von Nieren-Jing und Nieren-Qi wieder.
- Die Blutgefäße Mai – mài 脉 sind das Extra-Fu des Blutes. Das ist die wörtliche Übersetzung von mai xue zhi fu – mài xuè zhī fǔ – 脉血之府. Die Erinnerungen sind im Blut verankert. Die Blutgefäße – mài 脉 haben naturgemäß eine enge Beziehung zu Blut und Herz: Herz zirkuliert das Blut und im Herzen findet sozusagen die „Endfertigung" des Blutes durch Rotfärbung statt. Die Leber glättet und reguliert den Qi- und Blut-Fluss und ist stark durch Emotionen beeinflussbar. Die Milz produziert postpartale Essenz, den Grundstoff für Qi und Blut.
- Die Gallenblase – Dan – dǎn 胆 ist ein Hohlorgan und als Partner der Leber ein normales Fǔ-Organ. Gleichzeitig ist sie zusätzlich ein Extra-Fu-Organ, weil sie nicht an Transport und Ausscheidung „unreiner" Substanzen beteiligt ist, sondern die klare Gallenflüssigkeit an den Darm abgibt. Die Gallenblase regiert die Entscheidungsfähigkeit. Puncto Essenz – Jing spielt sie über Gb 39, den einflussreichen Punkt für das Mark, eine entscheidende Rolle.
- Der Uterus hat viele Namen: nü zi bao – nǚ zǐ bāo 女子胞, Uterus-Palast – bao gong – bāo gōng 胞宫, Organ des Kindes – zi zang – zǐ zàng 子脏, Palast des Kindes – zi gong – zǐ gōng 子宫. Hier entwickelt sich mit neuem Leben neues Bewusstsein[36]. Der Uterus wird mit Blut versorgt und ernährt über Yang Ming, Chong Mai und Ren Mai. Auch die Leber ist als Blutspeicher maßgeblich an der Ernährung des Uterus beteiligt. Darüber hinaus spielt sie punkto Fertilität eine wichtige Rolle mittels ihrer Funktion

[33] Liu Yanchi (1988): The Essential Book of Traditional Chinese Medicine. Volume I and II. Columbia University Press, New York. ISBN: 0-231-06518-3, S. 90.
[34] Shuai Xuezhong/Yin Huihe: Fundamentals of Traditional Chinese Medicine, S. 42
[35] Huang Di Nei Jing, Plain Questions, zit. in Liu Yanchi: The Essential Book of TCM, p. 90.
[36] Huang Di Nei Jing, Plain Questions, zit. in Liu Yanchi: The Essential Book of TCM, p. 90.

als Aktivierin von Essenz – Jing. Als Glätterin des Qi-Flusses soll sie für eine schmerzfreie Menstruation sorgen. Menstruation und Fertilität hängen ab

a) von einem gewissen Überschuss an Essenz – Jing und
b) vom Eintreffen des tian gui – tiān guǐ 天癸, des „Himmelswassers". Dabei handelt es sich – entgegen einem weit verbreiteten Irrtum – nicht um einen poetischen Ausdruck für Menstruationsblut, sondern um das Eintreten der Fähigkeit zu Menstruation und Empfängnis. Auch beim Mann trifft das Himmelswasser ein, wo es die Fähigkeit zu befruchten aktiviert.

V Die vier Meere

Der Ausdruck „Meer" deutet stets auf etwas Großen, Mächtiges hin.

Das Zeichen für „Meer" – hai– hǎi 海: besteht aus dem Radikal für Wasser – symbolisiert durch drei Tropfen, plus dem Zeichen für Mutter – mu – mǔ 母, plus einer abgewandelten Form des Zeichens für Mensch – ren – rén 人 (ganz oben).

„Wasser ist die Mutter des Menschen" oder der Mensch stammt aus dem Wasser. Schließlich und endlich schwimmen wir ja als Embryonen im Fruchtwasser.

Die Punkte der Vier Meere stehen einerseits für Punkt-Gruppen mit ausgeprägtem Effekt auf die entsprechenden Systeme; aber auch so manche Wundermeridiane und Organe werden als „Meere" bezeichnet. Es gibt die Meere von

- Qi
- Blut
- Mark
- Ernährung

Die vier Meere sind untereinander verbunden durch die Extra-Meridiane und sind materialisiert in den Extra-Fu.

Meere des Qi

Ren 17 oben und Ren 6 unten.

Ren 17 heißt Oberes Meer des Qi – shang qi hai – shàng qì hǎi 上气海 oder Mitte der Brust – dan zhong – dàn zhōng 膻中 oder Brust-Halle – xiong tang – xiōng táng 胸堂 oder Ursprungs-Kind – yuan er – yuán ér 元儿 oder Ansicht der Quelle – yuan jian – yuán jiàn – 元见 oder. Hier geht es vor allem um die Atmung, das Aufnehmen von Qi aus der Luft.

Ren 6 heißt entweder einfach Meer des Qi – qi hai – qì hǎi 气海 oder Unteres Meer des Qi – xia qi hai – xià qì hǎi 下气海 oder Quelle des Huang – huang zhi yuan – huāng zhī yuán 肓之原 oder Unteres Huang – xia huang – xià huāng 下肓 oder Nabel – bo yang – bó yāng: Hier besteht eine enge Beziehung zum Uterus, wo neues Leben entsteht.

Meer des Markes

Gemeint ist damit das Hirn, welches von Du Mai – dū mài 督脉 mai ernährt wird. Es besteht ein gewisser Zusammenhang mit den Punkten Du 17 und Du 20:

Du 17 – nao hu – nǎo hù 脑户 – Tor zum Hirn: nao = Hirn; hu = Türflügel, Tor. Du Mai tritt hier ins Hirn ein

Du 20 – bai hui – bǎi huì – 百 会 – Hundertfaches Zusammentreffen: bai = hundert; hui = Zusammenkunft. Hier treffen sich nicht nur die drei Fuss-Yang (Ma, Gb, Bl), das Du Mai und der Leber-Meridian, sondern auch alle divergenten Meridiane.

Ein weiterer Zusammenhang besteht mit der Gallenblase: Gb 39 ist der Einflussreiche Punkt für das Mark.

Meere des Blutes

Als „Meere des Blutes“ werden sowohl Chong Mai – das Meer des Blutes oder das Meer aller 12 Meridiane und Ren Mai – rén mài 任 脉 – das Meer aller Yin-Meridiane bezeichnet. Auch die Leber wird manchmal „Meer des Blutes“ genannt, weil sie Blut aufbewahrt. Ebenso der Uterus als Ort der Aufbewahrung von Menstruationsblut und das Blutgefäßsystem. Im Yang Ming findet die Transformation zwischen äußerer und innerer Welt statt.

Meere von Wasser und Getreide – Meere der Nahrung

Man unterscheidet:

- das pränatale Meer von Wasser und Getreide, Ma 30 – Energie-Erguss – qi chong – qì chōng – 气 冲: Von hier aus steigt angeborenes Qi auf.
- das postnatale Meer von Wasser und Getreide – Ma 36, der Drei-Meilenpunkt des Fußes – zu san li – zú sān lǐ – 足 三 里. Dieser Punkt fördert die zelluläre Transformation verwertbarer Nahrung.

VI Diagnostik mit den Sinnesorganen – die Vier Untersuchungsmethoden

Die TCM-Diagnostik besteht aus den diagnostischen Methoden und der eigentlichen Diagnose. Die Diagnose kann eine einfache Krankheitsdiagnose sein – bian bing – biàn bìng 辩病, z.B. Bronchitis. Die Besonderheit liegt in der Erstellung einer chinesischen Syndromdiagnose – bian zheng – biàn zhèng 辩证, z.B.: Eine Bronchitis kann sein Wind-Kälte oder Wind-Hitze oder pathogene Hitze oder Schleim-Feuchtigkeits-Akkumulation in der Lunge oder auch Lungen-Qi-Mangel oder Lungen-Yin-Mangel.

Im aktuellen Kapitel werden nur die diagnostischen Methoden abgehandelt. Die TCM-Syndrom und Diagnostik und die daraus resultierende Behandlungsstrategie sowie konkrete Behandlungshinweise finden sich ausführlich in Band 2: Syndrome.

Da die Traditionelle Chinesische Medizin aus einer Zeit stammt, in der es weder Labor noch bildgebende Verfahren gab, sind nicht moderne ***Befunde*** ausschlaggebend, sondern ***Befinden*** und ***Empfinden*** des Patienten.

Die Anwendung der vier Untersuchungsmethoden klingt sehr einfach: Der Arzt gebraucht seine Sinnesorgane. Die Kunst liegt darin, aus den Befunden den richtigen Schluss zu ziehen, die richtige chinesische Diagnose zu stellen und sich dadurch direkt zu Behandlungsmethode und Behandlungsstrategie leiten zu lassen. Es geht um

1. Sehen
2. Hören, Riechen, Schmecken
3. Palpation
4. Befragung – spezielle TCM-Anamnese

Diagnostische Hinweise nach den Acht Prinzipien – ba gang

Bā gāng 八纲

Die Diagnostik nach den Acht Prinzipien fordert alle Sinnesorgane des Therapeuten, zwingt ihn zur Auseinandersetzung mit der Pathogenese sowie mit dem aktuellen Zustand des Patienten. Sie ist der erste Schritt zur Syndromdiagnostik, auf alle Arten von Syndromen anwendbar und weist den Weg zu Therapiemethoden und Strategien. (Siehe Kapitel *Acht Therapiemethoden,* S. 158)

Eingeführt wurden die Acht Prinzipien im 17. Jahrhundert vom Arzt Cheng Zhong-Ling, dem wir übrigens auch die „Acht Therapiemethoden" verdanken (siehe S. 158). Es handelt sich dabei um vier Prinzipienpaare, welche eine genial einfache Vordifferenzierung ermöglichen.

Die Acht Prinzipien – vier Prinzipienpaare

Tab. VI.1: Acht Prinzipien: Über- und untergeordnete Prinzipien

Übergeordnetes Prinzip	Yang	Yin
Untergeordnete Prinzipien	Außen	Innen
	Hitze	Kälte
	Fülle	Mangel

Obige Tabelle wurde zwecks Übersichtichkeit modifiziert, denn

- Außen, Hitze und Fülle sind dem Yang zugeordnet
- Innen, Kälte und Mangel sind dem Yin zugeordnet

Tab. VI.2: Über- und untergeordnete Prinzipien, Chinesisch

Acht Prinzipien	pin yin	pín yīn	汉字	Deutsch
Übergeordnetes Prinzip	yin yang	yīn yáng	阴阳	Yin-Yang
Untergeordnete Prinzipien	biao li	biǎo lǐ	表里	Außen-Innen
	han re	hán rè	寒热	Kälte-Hitze
	xu shi	xū shì	虚实	Mangel-Fülle

Yin-Yang, Kälte-Hitze und Mangel-Fülle nennen den Yin-Begriff an erster Stelle. Bei Außen-Innen ist die Reihenfolge jedoch umgekehrt.

Yin-Yang ist das übergeordnete Prinzip, sozusagen eine Überschrift über die untergeordneten Prinzipien, welche den Kategorie Yin oder Yang zugeordnet sind. Aus der korrekten Zuordnung von Symptomen zu den untergeordneten Prinzipien ergibt sich die Diagnose einer allfälligen Yin-Yang-Dysbalance. So sind beispielsweise Farbe, Tempo und Geruchsentwicklung pathognomonisch für Kälte oder Hitze; Menge und Ausprägung hingegen für Fülle oder Mangel. Typische Füllezeichen sind z.B. dicker Zungenbelag und überfließender abnorm kräftiger Puls; untrügliche Mangel-Zeichen sind fehlender Zungenbelag und ein fadendünner oder leicht unterdrückbarer Puls.

Außen-Innen bezieht sich auf den Ort des Geschehens.

- **Außen** bedeutet, dass sich die Störung in den oberflächlichen Körperregionen – Haut, Muskulatur, Bewegungsapparat, äußerer Meridianverlauf – abspielt und dass weder Qi, Blut, Körpersäfte noch Organe angegriffen sind. Typisch ist ein zeitlich unmittelbarer Zusammenhang mit Äußeren Pathogenen Faktoren, wonach stets als Erstes gefragt werden muss. Ein weiterer Hinweis ist ein oberflächlicher Puls, der durch die Anwesenheit von etwas Überflüssigem (Pathogenen Faktoren) in der Oberfläche verursacht wird. Aber Achtung! Das Symptom „voller oder überflutender Puls" gehört zur Kategorie „Fülle" und nicht „Außen". Es ist hier nur wichtig als Differentialdiagnostikum zu einem oberflächlichen Mangel-Puls, den man bei schwerem Yin-Mangel finden kann. Der Zungenbefund ist weitgehend unverändert, weil die Entwicklung von Veränderungen hier Zeit braucht. Der Beginn ist meist akut und ziemlich heftig.
  Beispiele: Beginnende Erkältung nach Wind-Kälte-Exposition; akutes CVS durch Zugluft.

  Äußere Syndrome sprechen in der Regel gut auf Akupunktur an.
- **Innen** bedeutet, dass die Störung Qi, Blut, Körpersäfte, die Yin-Yang-Balance oder/und innere Organe betrifft. Häufig sind pathogen gewordene Emotionen die Ursache. Auch primäre konstitutionelle Schwächen und daraus resultierende Dysbalancen sind möglich. Allerdings treten innere Syndrome oft als Folge äußerer Syndrome auf, z.B. wenn Hitze Yin konsumiert hat. Der Zusammenhang mit äußeren Pathogenen Faktoren ist dann wohl gegeben, aber zeitlich nicht so unmittelbar wie bei den äußeren Syndromen.

  Über den Puls lässt sich hier ganz allgemein nur sagen, dass er bei einem inneren Syndrom nicht oberflächlich und gleichzeitig voll sein kann, alle anderen Veränderungen sind möglich (siehe auch obige Anmerkung zum Puls des schweren Yin-Mangels!). Ein tiefer Puls deutet jedenfalls auf ein inneres Syndrom hin. Typisch ist, dass sich Veränderungen an der Zunge zeigen, unterschiedlich je nach Hitze, Kälte, Fülle oder Mangel.

Hitze-Kälte bezieht sich hier auf Symptome, nicht primär auf Pathogene Faktoren!

- **Hitze** kann entweder direkt von außen eindringen, sich aus äußerer Kälte beim Fortschreiten in tiefere Körperschichten als Transformationshitze entwickeln, durch länger bestehende Stagnation oder durch Mangel an kühlendem Yin entstehen. Jedenfall typisch für Hitze sind
  - Die Farben des Feuers – rot (ZK, Gesicht, Entzündung) und gelb (ZB, Sklera), im Extremfall auch schwarz (mit Trockenheit)

- Beschleunigung, nicht nur des Pulses, sondern auch von Atmung, Sprache, Bewegung
- Durst
- Erhöhung des Stoffwechsels, Eindickung von Harn und Stuhl
- Geruchsentwicklung, insbesondere wenn Feuchtigkeit hinzukommt.
- Therapeutisch entfernt man die Hitze, kühlt oder „klärt" sie. Für die Akupunktur gibt es dafür ein Standardprogramm, bestehend aus Di 4, Di 11 und Du 14 (da zhui). Außerdem kommen Hitzepunkte zum Einsatz. Dabei handelt es sich um den ersten oder zweiten Punkt proximal der Akren: z.B. bei Lungen-Hitze (Halsschmerzen) also Lu 11 oder noch besser Lu 10 bluten lassen; bei Magen-Hitze Ma 45 oder Ma 44 usw. In Extremfällen bedient man sich der „10 Ableitungen". Das sind 10 Punkte an den Finger- bzw. Zehenspitzen.

⊙ **Kälte** gehört zur Kategorie Yin und gelangt entweder von außen in den Körper (z.B. Wind-Kälte als Ursache für Erkältungen oder kaltes Essen und Trinken) oder sie entsteht im Inneren durch Mangel an wärmendem Yang. Pathognomonisch für Kälte:

- Die Farbe des Schnees – weiß: Gesicht und Zungenkörper sind blass, der Zungenbelag ist weiß.
- Verlangsamung von Puls, Atmung; Sprechfaulheit
- Kein Durst
- Kälte bremst alle Transformationsvorgänge – und somit den Stoffwechsel, daher wird viel klarer, wenig konzentrierter Harn ausgeschieden.

Fülle-Mangel bezieht sich auf die Anwesenheit von etwas Überflüssigem und auf den Mangel an lebensnotwendigen Substraten.

⊙ **Fülle:** So positiv der Ausdruck auch klingt, er bedeutet nichts Gutes: Es geht hier um etwas Überflüssiges, das nicht in den Körper hineingehört – Pathogene Faktoren (Wind, Kälte, Hitze, Feuchtigkeit, Trockenheit), die von außen eindringen oder pathologische Substanzen, die im Körper selbst entstehen.

Typische Fülle-Zeichen:

- kräftiger, voller bis überflutender Puls
- dicker Zungenbelag
- deutlich ausgeprägte, nicht übersehbare Symptome

Behandlungsstrategie: Fülle entfernen, bei Akupunktur sedierende Technik anwenden, bei Arzneitherapie Pathogene oder Pathologische Substanzen gezielt von dort entfernen, wo sie sich befinden. Bei ganz oberflächlichen Erkrankungen verwendet man Diaphorese (d.h. man entfernt das Pathogen durch Schwitzen) mittels scharfer Oberfläche befreiender Arzneien. Ist das Pathogen bereits tiefer eingedrungen und ist aus äußerer Kälte innere Hitze entstanden, dann schadet Schwitzen mehr als es nützt und man purgiert (führt über den Stuhl ab). Für den Befall jeder Körperschicht und der inneren Organe gibt es spezifische Formeln.

⊙ **Mangel:** Mangeln kann es dem Körper nur an physiologischen Substraten wie Qi, Blut, Körperflüssigkeit, Jing, Yin oder Yang. Besonders komplex gestalten sich Yin- und Yang-Mangelzustände (siehe unten).

Typische Mangelzeichen:

- kraftloser, dünner oder leerer Puls
- dünner oder fehlender Zungenbelag, dünner Zungenkörper. Das heißt aber nicht, dass jeder Mangelzustand einen dünnen Zungenkörper zeigen muss! Yin-Mangel beispielsweise wird oft mit Schleim aufgefüllt, der Zungenkörper ist dann eher dick und plump. Eine Milz-Schwäche führt zur Bildung von Feuchtigkeit, wodurch der Zungenkörper dicker wird!
- Die Symptomatik ist meist nicht so deutlich ausgeprägt wie bei Fülle-Symptomen und wird daher häufig übersehen.

Absolute und relative Fülle von Yin und Yang

Yin- oder Yang-Prädominanz, Kälte- oder Hitze-Zeichen können entweder auf einem echten Überschuss, aber auch auf dem Mangel der einen und dem relativen Überwiegen der anderen Komponente beruhen.

- **Absolute Yin-Fülle-Kälte** verursacht deutliche Kälte-Symptome, z.B. zu Beginn einer Erkältung, nachdem laut TCM Wind und Kälte in den Körper eingedrungen sind: Heftiges Frieren, ja sogar Schüttelfrost. Zudecken bringt keine Erleichterung. Naturgemäß fehlen Durst und für gewöhnlich auch Schwitzen. Weil Kälte die Transformationsvorgänge hemmt, ist der Harn reichlich, hell und praktisch geruchlos.

  Behandlungsstrategie: Kälte austreiben, z.B. mittels sedierender Akupunktur und Moxa.

- **Relativer Yin-Überschuss** entsteht durch Yang-Mangel. Durch Schwäche der wärmenden Komponente von Yang zeigen sich auch dabei Kältesymptome, allerdings nicht so deutlich wie bei Fülle-Kälte: Kältegefühl oder Frösteln, welches aber durch Zudecken gelindert wird. Der Harn wird aufgrund des Mangels an Wärme nicht konzentriert, ist daher reichlich und hellgelb, der Stuhl ist insbesondere bei Milz-Yang-Mangel ungeformt und kann sogar unverdaute Nahrungsreste enthalten; Gesicht und ZK sind blass, der ZB ist weiß, dünn und feucht.

  Behandlungsstrategie: Yang wärmen und stärken, z.B. die Niere mittels tonisierender Akupunktur und Moxa stärken (Bl 23+/*, Du 4+/*, Ni 3+, Ni 7+) oder mit Inneres wärmenden und Yang tonisierenden Formeln, z.B. jin gui shen qi wan – Goldene Kammer Nieren-Qi-Pille.

- **Absolute Yang-Fülle-Hitze** zeigt deutlich ausgeprägte Hitze-Symptome, z.B. hohes Fieber mit Durst und dem Bedürfnis nach reichlich kalten Getränken; Schwitzen, schneller, voller Puls, roter Zungenkörper. Hitze dickt ein, wodurch der Harn konzentriert und dunkelgelb wird, ein intensiverer Geruch kann sich entwickeln.

  Behandlungsstrategie: Hitze entfernen, z.B. über die Hitze-Punkte oder mittels kühlender, Anti-Hitze-Arzneien, z.B. Gypsum – shi gao

- **Relativer Yang-Überschuss** entsteht durch Yin-Mangel. Durch Schwäche der kühlenden Komponente von Yin zeigen sich dabei Hitzesymptome, allerdings diskret: Hitzegefühl oder leichtes Fieber am Nachmittag, „fünf heiße Herzen", d.h. Hitzegefühl in Handflächen, Fußsohlen und vor dem Brustbein; gelegentlich Hitzewallungen, Nachtschweiß; Mundtrockenheit, Durst, aber ohne gesteigerten Trinkwunsch; blasses Gesicht mit geröteten Wangen. Der Zungenbelag ist äußerst spärlich oder fehlt überhaupt, der Zungenkörper ist hellrot, der Puls ist etwas beschleunigt (Hitze) und fadendünn (Substanz fehlt).

  Behandlungsstrategie: Hitze ableiten (durch Sedieren an den Hitzepunkten, siehe oben) und Nieren-Yin tonisierende Akupunktur (Ni 3+, Ni 6+, Bl 23+), kein Moxa! Die klassische Formel ist liu wei di huang wan – Sechs Geschmäcker Rehmannia Pille.

Tab. VI.3: Die Zuordnung von Symptomen zu den untergeordneten Prinzipien

Prinzipen	Pathognomonisch	Yang = Aussen, Hitze, Fülle	Yin = Innen, Kälte, Mangel
Außen-Innen		Außen	Innen
	Anamnese	unmittelbare Einwirkung äußerer Pathogener Faktoren – Klima, Wetter, meist akut oder immer wieder saisonal auftretend	Kein unmittelbarer Zusammenhang mit äußeren Pathogenen; evtl. in der Vergangenheit
	Zunge	ZB: nicht verändert, braucht Zeit; ZK kann wie die Lippen auf Hitze oder Kälte reagieren	ZB und ZK zeigen Veränderungen
	Puls	oberflächlich	nicht oberflächlich; Ausnahme: extremer Yin-Mangel
Hitze-Kälte		Hitze	Kälte
	Aversion	gegen Wärme[37]	gegen Kälte
	Farben – Gesicht, ZK, ZB, Harn	ZK: rot; ZB: gelb; extrem: schwarz[38]; Harn: intensiv gelb oder rötlich	ZK: blass; ZB: weiß; extrem: schwarz[39]; Harn: hell

[37] Ausnahme: Wind-Blockade des Temperatur regulierenden Wei-Qi verursacht bei Wind-Hitze anfangs Kälte-Aversion
[38] Schwarz und trocken.
[39] Schwarz und feucht!

Prinzipen	Pathognomonisch	Yang = Aussen, Hitze, Fülle	Yin = Innen, Kälte, Mangel
	Tempo – Bewegung, Sprache, Atmung, Puls	beschleunigt, Logorrhoe	verlangsamt, sprechfaul
	Geruch	intensiv	gering
	Durst	ja	nein
	Schwitzen	ja	möglich aus Schwäche
Fülle-Mangel	Menge – ZB, ZK	zu viel – Anwesenheit von Überflüssigem, Pathologischen Faktoren oder Substanzen. ZB, ZK: dick	Fehlen von physiologischem Substrat wie Qi, Blut, Körperflüssigkeit, Jing, Yin, Yang. ZB: dünn oder fehlt (Yin-Mangel)
	Puls	Kräftig, kaum unterdrückbar, überflutend	kraftlos, leicht unterdrückbar od. fadendünn
	Stimme, Atmung, Husten	laut, geräuschvolles Atmen und Husten	leise Stimme, oberflächliche Atmung, kraftloses Hüsteln
	Ausprägung	Meist intensiv, deutlich wahrnehmbar, oft akut	undeutlich ausgeprägt, wird leicht übersehen, oft schleichend
	Drucktoleranz	vermindert: Berührung, Massage unangenehm	erhöht bzw. normal: Massage angenehm

Die obige Differenzierung in Symptome und in Unterkategorien der Acht Prinzipien ist ganz wichtig: Beispielsweise bedeutet die Farbe Rot nichts anderes als Hitze – nicht Fülle, nicht Mangel, nicht Außen und nicht Innen. Intensive Rötung des Zungenkörpers weist auf Fülle-Hitze hin, leichte Rötung auf Mangel-Hitze. Aber Achtung! Ein schwerer Mangel an kühlendem Yin kann zur Entwicklung von Mangel-Feuer führen, wobei sich eine intensive Rötung, eventuell sogar mit Ulzera-Bildung zeigt.

Merke:
Das Vorliegen einer bestimmten Komponente der Acht Prinzipien schließt das Vorliegen einer anderen, oft sogar gegenteiligen, nicht aus!

So gibt es beispielsweise äußere Fülle-Kälte natürlich auch bei bestehendem Mangelzustand: Auch reduzierte Patienten bekommen Erkältungen mit Frösteln oder Schüttelfrost. Trotz der Anwesenheit eines Pathogenen Faktors spricht die TCM dann von einem „äußeren Mangel-Syndrom“.

Fülle-Syndrome können zu Mangel-Syndromen führen, z.B. kann Fülle-Hitze Yin verletzen. Umgekehrt können auch Mangel-Syndrome zu Schein-Fülle-Symptomen führen: Der dicke Zungenkörper bei Milz-Yang-Qi-Mangel ist Feuchtigkeits-Fülle, welche durch die reduzierte Transformations- und Transportleistung der Milz entsteht.

Das Verständnis dieser Pathomechanismen ist unabdingbare Voraussetzung für die Auswahl der Therapiemethoden und der Strategien, welche in Band 2: Syndrome genau ausgeführt sind.

Wie man weiter vorgeht, hängt von der Art der Erkrankung ab. Eine kleine Auswahl der verschiedenen Syndromdifferenzierungen nach Bob Flaws: (Näheres siehe Band 2: Syndrome)

- Disharmonie-Syndrome nach den Fünf Elementen
- Zang-fu-Syndrome = Syndrome der inneren Organe
- Syndrome nach Qi, Blut, Körperflüssigkeit
- Syndrome der Pathogenen Faktoren
- Syndrome der Meridiane und Kollateralen
- Syndrome nach den sechs Meridanen (/Kälte-Krankheiten)
- Syndrome nach der Vier-Schichten-Theorie (Wärme-Krankheiten)
- Syndrome der Drei Erwärmungen – san jiao – sān jiāo 三焦

1 Sehen

Beurteilt werden vom Arzt:

- Gesichtsausdruck und Gesamterscheinung, Vitalität
- Farben, z.B. Farbe des Gesichts, des Zungenkörpers, des Zungenbelags, des Urins, des Menstruationsblutes (die letzeren beiden Symptome werden eher nach der Anamnese wahrgenommen), lokale Veränderungen etc.
- Allgemein- und Ernährungszustand
- Sinnesorgane
- einzelne Körperregionen, insbesondere die Zunge
- Sekrete und Exkrete (Ausscheidungen).

Die TCM entnimmt daraus Hinweise auf:

- die Anwesenheit Pathogener Faktoren/pathologischer Substanzen, den Zustand von Qi, Blut, Körperflüssigkeit, Yin und Yang
- den Zustand der inneren Organe. Wenn Yin und Yang und die Fünf Elemente im Gleichgewicht sind und Blut und Qi ungehindert fließen, dann sind die inneren Organe in Ordnung.

1.1 Erster Eindruck

TCM-Patienten mit einfachen Erkrankungen wie Erkältung, akuter Bronchitis oder dergleichen sind häufig in China. Anders bei uns im Westen: Hier kommen Patienten erst nach einem langen Leidensweg und unter hohem Leidensdruck zur TCM. Die Diagnose ist daher meist eine äußerst komplexe. Dennoch vermag der erste Eindruck oft deutliche Hinweise auf die Art der Störung und auf die Prognose zu geben.

- Betritt der Patient die Praxis forsch aber ruhig, ist sein Gesichtsausdruck wach, die Gesichtsfarbe rosig und die Gesamterscheinung gepflegt, dann kann es sich nicht um eine schwere Krankheit handeln. Oft genügen hier Hinweise zur Korrektur des Lebensstils, diätetische Ratschläge oder eine Akupunkturbehandlung zur Steigerung des Wohlbefindens.
- Kommt der Patient hingegen nur zögerlich in die Praxis, wirkt unsicher und niedergeschlagen, ist blass und wirkt gedunsen und ungepflegt, dann liegt ohne Zweifel ein Mangel an Qi vor.
- Patienten mit einfachem Qi-Mangel klagen vorwiegend über Müdigkeit. Weil sie zu wenig Elan haben, bringen sie bei der Arbeit nichts weiter und vernachlässigen sich. Auch Gewichtszunahme ist oft ein Qi-Mangel-Zeichen, insbesondere dann, wenn hauptsächlich „gesund" gegessen wird. Rohkost und Yoghurt als Hauptnahrungsmittel schwächen nämlich die Milz und verbrauchen so viel Energie zur Aufschließung, dass nicht mehr genug Kraft bleibt, um den „Müll" – Feuchtigkeit – zu beseitigen. Die Behandlungsstrategie ist hier natürlich Qi stärken, wozu Akupunktur allein nicht immer genügt.
- Patienten mit Qi- und Blut-Mangel wirken weinerlich und zeigen einen auffallenden Mangel an Selbstwertgefühl. Akupunktur kann hier nur begrenzt helfen, Chinesische Arzneitherapie verspricht mehr Erfolg.
- Wer blass ist und fröstelt hat entweder einen frischen Infekt oder einen chronischen Yang-Mangel. Die Ursache ist durch Befragung leicht eruierbar und die differenzierte Behandlung mittels Moxibustion und sedierender Akupunktur beim Infekt, mit tonisierender beim Yang-Mangel bringt rasch Erfolg.
- Schmerzen aller Art entstehen durch Qi- und Blut-Stagnation. Akupunktur kann insbesondere bei akuten Schmerzen rasch Linderung bringen. Bei chronischen und immer wiederkehrenden Schmerzzuständen muss genau die Ursache der Stagnation hinterfragt und beseitigt werden.
- Ungeduldige oder aggressive Patienten haben meist eine Leber-Qi-Stagnation.
- Fahrig wirkende, aufgekratzte Patienten leiden meist an einem Yin-Mangel. Sie sind durch Akupunktur zu beruhigen, den Yin-Mangel bekommt man allerdings besser mit Arzneitherapie im Griff.

- Bei Patienten mit Logorrhoe ist meist Herz-Feuer durch Emotionen und/oder durch Yin-Mangel die Ursache. Puncto Therapieansatz gilt das Gleiche wie oben für den Yin-Mangel.

1.2 Farben

Die wichtigsten Farben für die Syndromdifferenzierung nach den Acht Prinzipien sind Rot und Weiß, gefolgt von Gelb und Schwarz. Die Farbe Blau weist auf Blut-Stagnation/Blut-Stase hin.

Für Rot und Weiß gelten punkto Gesichtsfarbe, Zungenkörper, Lippen, Zahnfleisch und lokale Veränderungen folgende Kriterien:

- Rot bedeutet Hitze, ein Yang-Phänomen, wobei noch keine Aussage über Fülle oder Mangel getroffen wird. Beispiele: Aphthen, Exantheme
- Weiß bedeutet Kälte (Yin-Phänomen). Auch hier liegt noch keine Aussage über Fülle oder Mangel vor.

Für den Zungenbelag gilt:

- Weiß bedeutet normal oder Kälte
- Gelb bedeutet Hitze
- schwärzlich und trocken bedeutet extreme Hitze
- schwärzlich und feucht bedeutet extreme Kälte, z.B. bei Aspergillusbefall nach Einnahme von Antibiotika, welche in der TCM als sehr kalt gelten.

Tab. VI.4: Leitfarben weiß und rot – diagnostische und Therapiehinweise

Therapiehinweis: Akupunktur	
Leitfarbe weiß	= Kältezeichen: Moxa und Akupunktur
Leitfarbe rot	= Hitzezeichen: kein Moxa, sondern Hitze über die Hitzepunkte ableiten. Dabei handelt es sich jeweils um den ersten oder zweiten Punkt proximal der Akren auf dem Meridian des betroffenen Organes, z.B. Le 2 bei Leber-Feuer, Lu 10 oder Lu 11 bei Halsschmerzen usw. Standardprogramm gegen Fieber: Di 4, Di 11, Du 14 (da zhui)
Arzneitherapie	genaue Differenzierung Außen-Innen, Fülle-Mangel wesentlich!
Merke: Die Farbdifferenzierung Rot oder Weiß gibt für Akupunkteure nur einen Hinweis darauf, ob Moxa indiziert oder kontraindiziert ist. Die Art der Nadelmanipulation (tonisieren/sedieren) hängt von Fülle- oder Mangelzeichen ab!	

Das Gesicht ist der Spiegel des Qi, des Blutes und der inneren Organe, vor allem des Herzens.

Gesichtsfarbe

Physiologische Farben

Bei der normalen Gesichtsfarbe unterscheidet man Gastgeber-Farbe – zhu se – zhǔ sè 主色 und Gast-Farbe ke se – kè sè 客色. Unter Gastgeber-Farbe versteht man die normale gesunde Gesichtsfarbe, die rassisch bedingt differiert: Beispielsweise zeigen Asiaten eine Mischung aus leichtem Gelbton und rosig, Afrikaner eine dunkle Pigmentierung. Die Gast-Farbe entsteht durch Witterungseinflüsse, klimatische Bedingungen und Lebensbedingungen. Ein einfaches Beispiel ist Sonnenbräune. Zhang[40] beschreibt sogar jahreszeitlich bedingte Änderungen: Im Frühjahr ein bläulichgrüner Hauch, ein bisschen rot im Sommer, ein gelblicher Hauch im Spätsommer, ein wenig weiß im Herbst und etwas dunkler im Winter. Zu einer gesunden Gesichtsfarbe gehören auch das richtige Maß an Hautfeuchtigkeit und ein gewisser Glanz.

[40] Zhang Enqin (Hg.) (1988): Diagnostics of Traditional Chinese Medicine. Erschienen in A Practical English-Chinese Library of Traditional Chinese Medicine. Publishing House of Shanghai College of Traditional Chinese Medicine, Shanghai. ISBN: 7-81010-125-0/R 124, S. 92.

Tab. VI.5: Pathologische Farben

Farben	Diagnose	Charakteristisch
Blau	Qi- und Blut-Zirkulationsstörung, Gefäßkonstriktion, Blut-Stase	Zyanose durch Zirkulationsstörung
Blau + blass	Kälte-Invasion	Kälte-Aversion, Frösteln, Schüttelfrost, durch Zudecken nicht besser
Blau + blass	Innere Kälte	Kälteaversion, Frösteln, besser durch Zudecken
Bläuliche Verfärbung der Glabella bei Kleinkindern	Neigung zu Konvulsionen, Fieberkrämpfen	Anfälle, Krämpfe
Blau + grau, Lippenzyanose	Unterdrücktes Herz-Yang, Angina pectoris	Präkordialschmerz
Zyanose+ Schmerz Hypochondrium	Lungen-Qi-Stagnation	Dyspnoe
Zyanose+ Schmerz Hypochondrium	Leber-Qi-Stagnation, unterdrücktes Leber-Qi	Reizbarkeit
Rot	Hitze	heiß/warm, Puls beschleunigt
Hellrot	Mangel-Hitze	Hitze-Flush, fünf heiße Herzen, Nachtschweiß
Dunkelrot	Fülle-Hitze	Puls stark beschleunigt
Ganzes Gesicht rot	Fülle-Hitze, z.B. Fieber	Sehr rot, stark beschleunigt
Nur Wangen rot, Flush	Yin-Mangel-Feuer	hellrot, Nachtschweiß, fünf heiße Herzen
Plötzliche Wangenrötung nach Blässe bei schwerer Krankheit und extremer Schwäche	Letztes Aufflackern von Yang	Tritt bei sehr geschwächten Patienten terminal auf
Gelb + blass + glanzlos	Qi- und Blut-Mangel durch Milz-Schwäche	Müde, kraftlos, mangelndes Selbstwertgefühl, Schwindel
Gelblich und gedunsen	Schwäche der Transportfunktion der Milz	Gesichtsödem
Gelb, Ikterus, hell leuchtend orangegelb	Yang-Ikterus: akute Hepatitis, Cholezystitis, Verschlussikterus	Intensive Gelbfärbung von Haut und Sklera
Gelb + grau, Ikterus, dunkel	Yin-Ikterus – Leber-Parenchymschaden	Stumpf und glanzlos
Blass und gedunsen	Yang-Qi-Mangel	Kälteempfindlich, Zunge feucht, blass
Blass, hell	Qi-Mangel	Müde, lustlos
Blass, plötzlich	Yang-Kollaps, Schock	Kaltschweißig, Bewusstseinsverlust
Blass + heftiger Bauchschmerz	Stagnation durch Kälteblockade	Ursachen: kalte Getränke, kaltes Baden, gynäkologische Eingriffe
Schwarz	Nieren-Schwäche, Kälte-Syndrome, Blut-Stase, Wasser-Retention	Augenringe!
Dunkle Gesichtsfarbe, trockene Haut	Nieren-Jing-Mangel mit hyperaktivem Yin-Mangel-Feuer	Lumbalgie und schwache Knie
Dunkle Gesichtsfarbe	Gefäßkontraktion durch Kälte	Minderdurchblutung
Dunkle Gesichtsfarbe, raue Haut	Blut-Stase	Chronischer Zustand
Dunkle Augenringe	Nieren-Schwäche	Lumbalgie, schwache Knie
Dunkle Augenringe	Wasser-Retention mit Abwärtsfließen von Kälte-Feuchtigkeit	Oft mit Beschwerden im Urogenitalbereich

1.3 Allgemein- und Ernährungszustand (AZ, EZ)

Bei schlechtem Allgemeinzustand kann Akupunktur unter Umständen wirkungslos bleiben. Akupunktur bewegt ja Qi und bei einem ausgeprägten Qi-Mangel gibt es nichts zu bewegen! Es kann also notwendig sein, vor Beginn der Akupunkturbehandlung Qi zu stärken. Manchmal genügen ein bisschen Traubenzucker, eine kurze Ruhepause und ein aufmunterndes Lächeln des Akupunkteurs. Manchmal muss aber für etwa eine Woche eine Qi tonisierende Rezeptur verordnet werden.

Die Chinesische Arzneitherapie bietet meisterhaft konzipierte Formeln für die gleichzeitige Behandlung von Mangel- und Füllezuständen. Ein typisches Beispiel finden wir bei der Behandlung äußerer Fülle-Syndrome: Wind-Kälte wird man los, indem man die Oberfläche befreit, also Schwitzen induziert. Das macht man bei kräftigen Patienten mit dem Ephedra-Dekokt – ma huang tang. Bei reduzierten Patienten ist Zimtzweiglein-Dekokt – gui zhi tang– indiziert, welches einerseits mit Zimtzweiglein und Ingwer die Oberfläche befreit, anderseits mit chinesischer Dattel – da zao, Paeoniae Rx alba – bai shao und Glycyrrhizae Rx – gan cao Körpersäfte, Yin und Blut schützt.

Auch wenn es heißt, dass kräftige Patienten starke Akupunktur vertragen, die klinische Erfahrung lehrt etwas anderes: Auch kräftige Patienten können kollabieren! Vermutlich durch die deutlich fühlbare Akupunkturwirkung bei ausreichend vorhandenem Qi.

Tab. VI.6: AZ und EZ

Therapiehinweis	
guter AZ/EZ, akute Schmerzen	Therapie der Wahl: neutrale oder sedierende Akupunktur primär
schlechter AZ/EZ und gleichzeitige Anwesenheit eines Pathogenen Faktors	differenzierte Akupunkturtechnik, Pathogen entfernen, aber auch körpereigene Abwehrkräfte stärken. Wohl ausgewogene Formeln verschreiben!

1.4 Sinnesorgane

Nicht nur die Inspektion der Sinnesorgane, sondern auch spezifische, zu hinterfragende Symptome geben wesentliche diagnostische Hinweise.

Qi, Blut und Flüssigkeiten werden über „Netzwerke" zu den Sinnesorganen transportiert.

Auge

Damit das Auge klaglos funktioniert, muss es ausreichend mit Qi und Blut versorgt werden. Dies erfolgt über das Netzwerk des Auges. Eine besondere Rolle spielen dabei Quellen-Qi aus der Niere sowie Herz-Qi und Leber-Blut: Das Nachlassen der Sehkraft im Alter hängt nicht nur mit der Abnahme von Essenz – Jing, sondern auch mit der Durchgängigkeit des Augen-Netzwerks zusammen. Ist dieses Netzwerk durch im Lauf des Lebens entstandene Blut-Stase und Schleim verstopft, dann können weder Qi und Blut noch allfällige Arzneien das Auge erreichen.

Besondere Organbezüge:

- Die Leber öffnet sich im Auge – Ikterus zeigt sich dort
- Der Zustand von Geist – Shen und Herz-Qi spiegelt sich im Auge wider
- Quellen-Qi aus der Niere gelangt über das Netzwerk des Auges zum Erfolgsorgan
- Darüber hinaus steigt das essentielle Qi aller inneren Organe zum Auge auf

Tab. VI.7: Augensymptome

Augensymptome	TCM	Charakteristisch	WM, Beispiele
Gelbe Skleren	Feuchte Hitze in Leber oder Gallenblase	Leuchtend orangegelb	Verschlussikterus, akute Hepatitis
Gelbliche Skleren	Leber-Blut-Mangel	Gelb mit grauem Touch	Leberzirrhose
Rötung im Augenwinkel	Herz-Feuer	Nur in den Augenwinkeln	Konjunktivitis
Starrer Blick, Schielen, Nystagmus	Störung durch Leber-Wind	Willkürliche Augenbewegung eingeschränkt	Schlaganfall
Rötung der Konjunktiva, akut	Wind-Hitze	Jucken, Tränenfluss, Photophobie	Allergische Konjunktivitis
Rötung der Konjunktiva, akut	Leber-/Gallenblasen-Feuer	Starke Rötung, Blutung	Alkoholabusus, Subkonjunktivalblutung
Rötung und Trockenheit der Konjunktiva, chronisch	Leber- und Nieren-Yin-Mangel	Lumbalgie, Flush	Klimakterium, Senium, Conjunctivitis sicca

Augensymptome	TCM	Charakteristisch	WM, Beispiele
Rötung d. Konjunktiva + Eiterung	Feuchte Hitze	Getrübtes Sehen	Keratoconjunctivitis epidemica
Jucken, leicht	Blut-Mangel	Patient blass, Puls dünn	Anämie
Jucken und Brennen	Feuer	Konjunktiva gerötet	Alkoholabusus
Jucken und Brennen	Feuer	Konjunktiva gerötet	Alkoholabusus
Jucken, heftig	Wind-Hitze	Tränenfluss, Photophobie	Allergie
Trockene Augen	Leber-Blut-Mangel	Brüchige Nägel und Haare	Anämie
Trockene Augen	Leber- und Nieren-Yin-Mangel	Lumbalgie, Flush	Conjunctivitis sicca, Klimakterium, Senium
Augendruck	Äußere Wind-Hitze + toxische Hitze	Rötung der Konjunktiva, Eiter, verschwommenes Sehen	Keratoconjunctivitis epidemica
Augendruck	Leber-Feuer	Rötung, Druck im Hypochondrium, bitterer Mundgeschmack	Glaukom
Augendruck	Aufsteigendes Leber-Yang	Intermittierend, mäßige Rötung	Glaukom mit Augendruckschwankung
Verschwommenes Sehen	Allgemeiner Qi-, Milz-Qi-Mangel	Schlechter bei Ermüdung	Optikusatrophie
Verschwommenes Sehen	Allgemeiner Blut-Mangel	Schlechter in Ruhe	Anämie
Verschwommenes Sehen, trockene Augen	Leber-Qi- und Leber-Blut-Mangel	Mutlos, weinerlich, schwindelig	Conjunctivitis sicca
Verschwommenes Sehen	Herz-Qi- und Herz-Blut-Mangel	Vergesslich, mangelndes Selbstwertgefühl	Conjunctivitis sicca
Verschwommenes Sehen	Leber-Yin- und Nieren-Yin-Mangel bei Jing-Mangel	Trockene Augen, Lumbalgie, schwache Knie	Optikusatrophie
Verschwommenes Sehen	Milz-Qi-Mangel, meist durch diätetische Überforderung	Schlechter bei Ermüdung	Optikusatrophie
Verschwommenes Sehen	Leber-Qi- und Blut-Stagnation verhindert Aufsteigen des Quellen-Qizum Auge	Emotionelle Auslösefaktoren, Schmerzen Hypochondrium; depressiv, schwindelig, oft Tinnitus	Optikusatrophie
Verschwommenes Sehen, Schmerzen im äußeren Augenwinkel	Gallenblasen-Meridiansyndrom	Schmerzen im Verlauf des Gb-Meridians	Konjunktivitis
Mouches volantes, Photophobie	Leber-Blut-Mangel	Blass, trocken, schwindelig	Anämie
Unterlidschwellung, schwarze Augenringe	Nieren-Schwäche oft durch zu viel Sex	Lumbalgie, schwache Knie	Raubbau, Erschöpfung

Darüber hinaus gibt es auch eine Zuordnung der Augenregionen zu den fünf Yin-Organen und zum Magen. Die Lokalisation von Veränderungen im Auge kann auf entsprechende Organ- oder Regionalstörungen hinweisen.[41]

Tab. VI.8: Hinweise durch Veränderungen in verschiedenen Regionen des Auges

Augenregion	Bezug zu	Augenregion	Bezug zu
Obere Hälfte	Rücken	Unterlid	Magen
Untere Hälfte	Thorax	Augenwinkel	Herz
Linke Hälfte	Linke Körperseite	Sklera	Lunge
Rechte Hälfte	Rechte Köperseite	Iris	Leber
Oberlid	Milz	Pupille	Niere

[41] Maciocia: Grundlagen, S. 157.

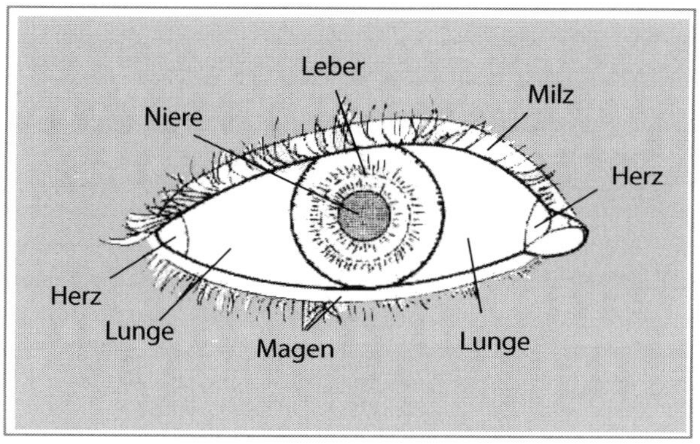

Abb. VI.1 a: Entsprechungen zwischen Augenarealen und Organen nach: Maciocia: Grundlagen, Abb. 51/52.

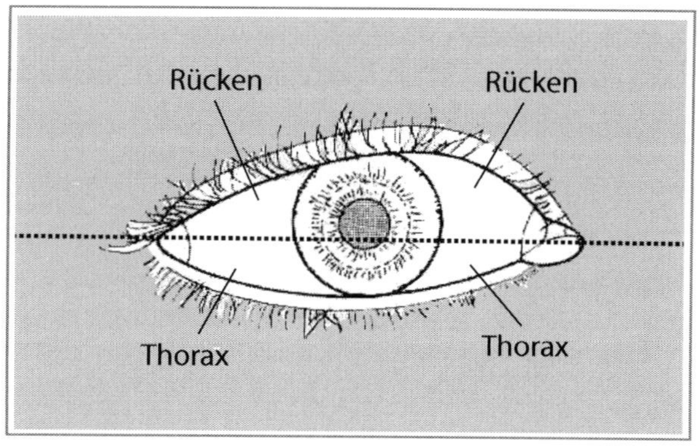

b: Entsprechungen zwischen Augenarealen und Rücken/Thorax

Ohr[42]

Tab. VI.9: Hinweise durch Zustand des äußeren Ohres

Zeichen am Ohr	TCM-Diagnose	Charakteristisch	WM, Beispiele
Schwellung	Äußerer Pathogener Faktor	Akutes Geschehen	Perichondritis
Atrophie, trockene, verwitterte Ohrmuschel/Ohrläppchen	Jing-, Yin-, Blut-, Flüssigkeits-Mangel, Erschöpfung d. Quellen-Qi	Chronischer Zustand	Senium, Rekonvaleszenz nach schwerer Krankheit
Ohrläppchen glatt, glänzend	Qi und Blut o.K.	Prognose gut	Gesund!
Ohrläppchen lang, dick, gesunde Farbe	Niere und Substanzen des Lebens o.K.	Angenehme intelligente Menschen	Kräftige Konstitution
Ohrläppchen kurz, dünn	Schwache Konstitution bei schwacher Niere	Anfälligkeit auf Lumbalgie	Rezidivierende Lumbalgie
Eitriger Ausfluss	Feuchte Hitze in Gallenblase und Leber	Wichtig: feuchte Hitze ausleiten	Otitis

Schwerhörigkeit und Tinnitus

Nur wenn Qi und Blut, insbesondere Quellen-Qi aus der Niere und Leber-Blut die Ohren über deren Netzwerk frei fließend erreichen, funktioniert das Hörorgan klaglos. Verminderung der Hörfähigkeit und Tinnitus treten auf, wenn die nährenden Substanzen vermindert sind oder wenn eine Verstopfung durch Schleim oder Blut-Stase die Versorgung des Ohres verhindert. Details siehe Band 2: Syndrome.

Ursachen für eine Minderversorgung des Ohres:

- Akute Fülle-Syndrome: Blockade des Ohr-Netzwerkes durch äußere Pathogene oder durch Aufsteigen innerer pathologischer Substanzen wie Feuer oder Schleim-Feuer
- Mangel-Syndrome: Leber- und Nieren-Yin-Mangel, Blut-Mangel
- Mischsyndrome: Aufsteigendes Leber-Yang (akut, intermittierend), im Senium Jing-Mangel plus Blockade des Ohrnetzwerks durch Schleim und gestocktes Blut[43]. Letzteren Zustand finden wir häufig bei alten Menschen.

Tab. VI.10: Hinweise durch Tinnitus und Schwerhörigkeit

Symptom	TCM	Charakteristisch	WM, Beispiele
Schwerhörigkeit und Tinnitus, plötzlich auftretend	Fülle-Syndrome durch äußere Pathogene (Wind-Kälte, Wind-Hitze)	Verstopfte Nase	Akuter Infekt

[42] CAM, S. 258, Maciocia: Grundlagen, S. 170 f.
[43] Yan De-Xin (2000, Erstauflage 1995): Aging and Blood Stasis. Blue Poppy Press, Boulder, Colorado. ISBN: 0-936185-63-6.

Symptom	TCM	Charakteristisch	WM, Beispiele
Schwerhörigkeit und Tinnitus, plötzlich auftretend, laut und heftig	Leber-Feuer oder aufsteigendes Leber-Yang	Auslöser Emotionen o. äußere Pathogene; ev. Schwindel	Hörsturz, Meniere, Otitis
Tinnitus anfallsweise, grillenartig	Zeitweise auflodherndes Schleim-Feuer	Thoraxdruck, bitterer Mundgeschmack, emotionelle Komponente	Menière
Schwerhörigkeit, dumpfer Kopf	Schleim-Feuchtigkeit	Oft rezidivierend bei Kindern mit Adenoiden	Rezidivierender Tubenkatarrh
Schwerhörigkeit und Tinnitus, schleichend, intermittierend; Pat. leuchtend blass	Qi-Mangel	Spontanschweiß, Belastungsdyspnoe	Stubenhocker-Syndrom
Schwerhörigkeit und Tinnitus, schleichend, intermittierend; Pat. glanzlos blass	Blut-Mangel	Grau und verwittert, mangelndes Selbstwertgefühl	Anämie, Leberzirrhose
Schwerhörigkeit und Tinnitus bei älteren Patienten	Jing-Mangel mit vorherrschdem Yin- oder Yang-Mangel und/oder Verstopfung des Ohr-Netzwerks	Lumbalgie und schwache Knie	Presbyakusis

Nase[44]

Die Lunge öffnet sich in der Nase. Die Lunge repräsentiert den gesamten Respirationstrakt – vom Nasenflügel bis in die letzte Alveole.

Tab. VI.11: Nasen-Symptome

Symptome	Hinweis auf	Charakteristisch	WM, Beispiele
Nasenflügelatmen	Extreme Hitze in der Lunge	Hohes Fieber, Husten	Pneumonie
Nasenflügelatmen	Lungen-und Nieren-Qi-Mangel	Ausgeprägte Schwäche, kraftloses Hüsteln	Burnout
Verstopfte Nase	Obstruktion des Lungen-Qi durch äußere Pathogene	Wind-Aversion	Akuter Infekt
Klares Nasensekret	Wind-Kälte in der Lunge	Frösteln, steigendes Fieber	Akuter Infekt
Gelbes Nasensekret	Wind-Hitze in der Lunge	Fieber, eitriges Nasensekret	Blühender Infekt
Klares Nasensekret, heftiger Niesreiz, rote Augen, akut	Wind-Hitze in der Lunge	Saisonales Auftreten	Heuschnupfen
Verstopfte Nase, chronisch	Schleim durch Milz-Schwäche	Ständig verstopfte Nase	Polyposis nasi

Mund und Lippen[45]

Die Milz öffnet sich in der Lippen- und Wangenschleimhaut; der Magen in der Gingiva

Tab. VI.12: Diagnostische Hinweise durch Lippen- und Wangenschleimhaut

Symptom	TCM-Diagnose	Charakteristisch	WM, Beispiele
Blasse Lippen	Qi-Mangel	Müde und lustlos	Schlechte Kondition, Rekonvaleszenz
Blasse Lippen, feucht	Yang-Mangel	Wei-Qi-Mangel + Kälte-Symptome oder muskuloskelettale Probleme	Siehe oben
Blasse Lippen, trocken	Blut-Mangel	Mangelndes Selbstwertgefühl	Anämie

[44] CAM, S. 257f.
[45] CAM, S. 258, Maciocia: Grundlagen, S. 158.

Symptom	TCM-Diagnose	Charakteristisch	WM, Beispiele
Zyanose der Lippen, blass-bläulich	Blut-Stagnation durch Kälte	Zirkulationsstörung	Kälte-Trauma
Zyanose der Lippen, purpurn	Blut-Stagnation mit Stagnations-Hitze	Hitze-Symptome	Plethora
Trockene Lippen von tiefroter Farbe	Überschießende Hitze	Ausgeprägte Hitze-Symptome	Fieber
Atrophische rote Lippen	Magen-Yin-Mangel	Hunger ohne Esswunsch	Senile Schleimhautatrophie
Zyanose, plötzlicher Kollaps mit offenem Mund	Zeichen für Mangel-Syndrom	Akutes Geschehen, kalter Schweißausbruch	Kalter Kollaps, Schock
Zyanose, plötzlicher Kollaps mit Kiefersperre	Zeichen für Fülle-Syndrom	Schleim-Wind	Apoplektischer Insult

Tab. VI.13: Diagnostische Hinweise durch Gingiva und Mundhöhle

Symptome	TCM-Diagnose	Charakteristisch	WM, Beispiele
Rötung, Schwellung, Schmerz, Blutung Eiter, Halitosis	Feuer (hellrote Blutung) oder Feuer-Toxin (viel Eiter)	Trockener Mund, Durst, will kalt trinken	Eitrige Gingivitis, akut
Zusätzlich Blutung	Gefäßschädigung durch Magen-Feuer	Heftige Blutung, Halitosis	Gingivitis mit Zahnfleischbluten
Gingiva geschwollen, rot, wenig schmerzhaft	Magen-Yin-Mangel – falsche Hitze	Hunger ohne Esswunsch	Gingivitis, chronisch
Gingiva blass, Blutung	Milz-Qi-Mangel mit Blut-Halteschwäche	Oft starke Blutung bei blassem Zahnfleisch	Zahnfleischbluten
Aphthen, rot, schmerzhaft	Magen-Feuer	Akut, oft mit Fieber	Stomatitis aphthosa
Aphthen, wenig gerötet, kaum schmerzhaft	Yin-Mangel-Feuer	Chronisch	Aphthen
Zurückweichen der Gingiva, Lockerung der Zähne	Nieren-Yang-Mangel	Gingiva blass, atrophisch	Parodontose
Schlechter Mundgeruch	Hitze, Hitze-Toxin oder Feuer	*ZK:* rot	Halitose bei hyperazider Gastritis
Schlechter Mundgeruch	Nahrungsstagnation	*ZB:* dick, schlüpfrig	Dyspepsie bei hypazider Gastritis

Mundgeschmack

Darunter versteht man eine Geschmacksempfindung, die spontan entsteht oder fälschlich einer Speise zugeordnet wird.

Tab. VI.14: Diagnostische Hinweise durch Geschmacksempfindungen

Symptome	TCM-Diagnose	Charakteristisch	WM, Beispiele
Bitter	Leber-Feuer oder Leber-Hitze	Ganztags bitterer Mundgeschmack	Cholezystitis
Bitter	Herz-Feuer	Nur morgens nach schlechtem Schlaf	Neurasthenie
Süßlich	Milz-Schwäche od. feuchte Hitze	Pappiges Gefühl im Mund	Chronische Gastritis
	Feuchte Hitze in der Milz	Durst (Hitze), will nicht trinken (Feuchtigkeit). *Puls:* schlüpfrig *ZB:* schlüpfrig, gelb, dick	Gastritis
Sauer	Hitze-Akkumulation in Leber und Magen oder Überessen	Unbehagen in Epigastrium/Hypochondrium	Dyspepsie
Salzig	Nieren-Schwäche oder Kälte	Neigung zu Kreuzschmerzen	Rezidivierende Lumbalgie
Scharf	Lungen-Hitze	Brennen	Husten

Symptome	TCM-Diagnose	Charakteristisch	WM, Beispiele
Mangelnde Geschmacksempfindung	Milz-Schwäche	Süß, sauer, bitter, salzig und scharf können nicht unterschieden werden	Ageusie
Faulig, Völlegefühl, Brennen im Hypochondrium	Leber-Hitze	Reizbarkeit Puls: schnell, gespannt ZK: rote Ränder	Gastritis, evtl. mit Konjunktivitis
	Magen-Hitze	Missmut Puls: voll, tief ZK: rot ZB: dick, gelb	Gastritis, Gingivitis, Zahnfleischbluten, Stomatitis
Saures Regurgitieren, Aufstoßen und Erbrechen, Spannungsgefühl im Hypochondrium	Leber attackiert Magen	Puls: gespannt und verlängert	Gastritis, Ulkus, alkoholischer Leberschaden
	Nahrungsretention im Magen	Speisenekel	Gastritis, Ulkus

Zähne

Tab. VI.15: Diagnostische Hinweise durch die Zähne

Symptome	TCM-Diagnose	Charakteristisch	WM, Beispiele
Schön, fest, feucht	Guter Zustand von Körpersäften und Niere	Braucht keinen Zahnarzt	Gesund
Schlecht, brüchig	Jing-Mangel	Löcher und Ausbrüche	Konstitutionell schlechte Zähne od. chronischer Vitamin- und Mineralstoffmangel
Grau, trocken	Nieren-Yin-Mangel	Oft im Alter und bei Rauchern	Graue Zähne
Leuchtend weiß, trocken	Hitze im Yangming (Di/Ma-Meridiane)	Spröde durch Hitze	Brüchiger Zahnschmelz

Hals, Rachen

Tab. VI.16: Diagnostische Hinweise durch Hals und Rachen

Symptome	TCM-Diagnose	Charakteristisch	WM, Beispiele
Rötung und Schwellung	Hitze in Lunge und Magen	Fieber	Pharyngitis
Zusätzlich weiße oder gelbe Beläge, Ulzera	Toxische Hitze in Lunge und Magen	Fieber, heftige Schmerzen	Angina, Diphtherie, Pfeiffer´sches Drüsenfieber
Hals hellrot, leichte Schmerzen	Falsches Feuer durch Yin-Mangel	Tockenheit	Senile Pharyngitis

Zungendiagnostik

Endoskopie war im alten China unbekannt, die Zungendiagnostik ersetzt sie. Die Zunge kann aus dem Inneren herausgestreckt werden und dient sozusagen als Spiegel der Vorgänge im Körper. Zungenkörper und Zungenbelag werden zwar gesondert betrachtet, aber letztlich korreliert.

Die Zungendiagnostik ist ein wichtiger Bestandteil der chinesischen Syndromdiagnostik. Trotzdem darf sie nicht isoliert gesehen werden, sondern als einer von vielen Teilen einer Art diagnostischen Puzzles.

Physiologie und Veränderungen an der Zunge aus moderner und TCM-Sicht

⊙ Zungenkörper

„Der Zungenkörper ist ein aus gestreifter Muskulatur aufgebautes, von der Schleimhaut der Mundhöhle bekleidetes, reich mit Blutgefäßen und Nerven ausgestattetes Organ von länglich breiter Form, das die

Mundhöhle nahezu ausfüllt und von deren Boden aufwärts ragt." So lautet die Beschreibung der Zunge in Band II Rauber-Kopsch: Lehrbuch und Atlas der Anatomie des Menschen.[46]

Betrachtet mit unserem heutigen modernen Wissensstand, hängt der Zustand des Zungenkörpers ab vom Zustand des Muskelgewebes und der Blutgefäße sowie von der Durchblutung und dem Zustand des Blutes; Feuchtigkeit oder Trockenheit sind abhängig vom Flüssigkeitsmetabolismus, für die freie Beweglichkeit und Koordination sind zentrales und peripheres Nervensystem zuständig.

Die uns heute vertrauten, alles vernetzenden Systeme wie Blut- und Lymphgefäße, Nerven und Grundsystem sind zur Zeit der Entstehung der TCM noch unbekannt. Aber ihre Funktionen sind subsumiert im System des Netzwerks der Meridiane und Kollateralen: Dieses verbindet alle inneren Organe untereinander, mit der Körperoberfläche und – das ist der springende Punkt – mit dem Netzwerk des Zungenkörpers. Über dieses Netzwerk gelangen Qi, Blut und Flüssigkeit zur Zunge, also Informationen und Nährstoffe. Daher lassen sich aus der Betrachtung des Zungenkörpers Schlüsse auf den Zustand von Qi, Blut und Körperflüssigkeit sowie der inneren Organe ziehen.

Die Zunge besitzt vier verschiedene Arten von Papillen, wovon drei mit Geschmacksknospen für die Geschmacksempfindung von süß, sauer, bitter und salzig ausgestattet sind. Die Geschmacksknospen sind knospenförmige Anordnungen des Epithels an jenen Stellen der Zunge, wo die Verzweigungen der Geschmacksnerven enden:

- Die Papillae fungiformes sind in den vorderen zwei Dritteln der Zunge zu finden, vorwiegend an Zungenspitze und Rändern. Sie besitzen vereinzelte Geschmacksknospen sowie Thermo- und Mechanorezeptoren. Sie sind es, welche oft als geschwollene rote Punkte imponieren.
- Die Papillae circumvallatae findet man vor dem Sulcus terminalis, parallel zu diesem V-förmig angeordnet, also zwischen mittlerem und hinterem Zungendrittel. Sie sind umgeben von einem Wall und einem Graben. In den Wallgraben münden zahlreiche seröse Drüsen, um die Geschmacksstoffe den Geschmacksknospen im Grabenrand zuzuführen.
- Die Papillae foliformes sind ein System von 20 bis 30 quer zum hinteren Zungenrand ausgerichteten Schleimhautfalten mit Geschmacksknospen und Spüldrüsen.

⊙ Zungenbelag

Der normale Zungenbelag ist weiß, dünn, leicht feucht und verwurzelt, das heißt nicht abstreifbar.

Als dünn gilt ein Belag, wenn man die Farbe des Zungenkörpers darunter erkennen kann.

Der normale Belag ist nicht abstreifbar, denn, was die TCM als „normalen Zungenbelag" bezeichnet, ist die vierte Sorte der Papillen:

- Die Papillae filiformes: Sie sind es nämlich, die dem Zungenkörper sein samtiges Aussehen verleihen. Sie finden sich über den ganzen Zungenkörper verstreut, maximal 1 mm lang, vielfach gespalten und tragen häufig nach hinten gerichtete Hornzipfel. Sie dienen nicht der Geschmacksempfindung und haben auch keine Geschmacksknospen. Sie sollen vielmehr verhindern, dass das Essen aus dem Mund gleitet. Bei vielen Tieren sind sie weit ausgeprägter als beim Menschen und verleihen somit der Zunge ihre Rauigkeit.

Pathologische Veränderungen des Zungenbelages sind Verdickung, Verdünnung oder komplettes Fehlen sowie Veränderungen der Farbe und des Feuchtigkeitsgrades. Zitieren wir dazu die moderne Medizin: „Durch Quellung und Abschilferung des Epithels der Papillae filiformes entsteht der weiße Zungenbelag, den man bei vielen Erkrankungen beobachten kann."[47]

[46] Rauber-Kopsch, Atlas der Topographischen Anatomie, 19. Auflage 1955, Band II, S. 45.
[47] Linß/Fanghänel: Histologie, S. 153.

Für die TCM ist der Zungenbelag ein Restprodukt der vom Magen-Qi durchgeführten Nahrungs- und Flüssigkeitstransformation, welches auf der Zunge kondensiert und dortselbst mittels Magen-Qi festgehalten wird. Physiologisch ist der Zungenbelag an der Wurzel dicker, an der Spitze so gut wie nicht vorhanden.

Die normale Zunge

- Der Zungenkörper ist hellrot, weich und frei beweglich, oval, weder zu feucht noch zu trocken und hat die richtige Größe.
- Der Zungenbelag ist dünn, weiß und „verwurzelt", d.h. nicht entfernbar. Die Farbe des Zungenkörpers kann durch den normalen Belag hindurch erkannt werden.
- Nicht ohne Weiteres entfernbar ist der Zungenbelag, weil er aus den Papillae filiformes besteht.

Die Zunge und die Acht Prinzipien

- Wenn Zungenkörper und Zungenbelag normal sind, dann ist der Mensch entweder gesund oder es handelt sich um ein äußeres Syndrom, wobei noch keine Zeit für Veränderungen war.
- Wenn Zungenkörper oder Zungenbelag oder beide deutlich verändert sind, dann muss es sich um ein inneres Syndrom handeln.
- Wenn man rot, gelb oder schwarz plus trocken sieht, dann bedeutet das Hitze:
  - roter Zungenkörper (röter als normal) bedeutet Hitze, ohne Berücksichtigung von Ursprung, Natur oder Grad.
  - Gelber Zungenbelag bedeutet die Anwesenheit des Pathogenen Faktors oder der pathologischen Substanz Hitze.
  - Ein schwarzer Zungenbelag zeigt extreme Hitze oder Kälte an: schwarz und trocken bedeutet extreme Hitze, z.B. bei diabetischem Coma und mangelhafter Mundpflege
- Wenn man weiß oder schwarz plus feucht sieht, dann handelt es sich um Kälte. Weiß gilt sowohl für Zungenbelag als auch für Zungenkörper, schwarz und feucht nur für den Zungenbelag. Allerdings ist auch der normale Zungenbelag weiß!
  - Schwarzer und feuchter Zungenbelag bedeutet extreme Kälte, z.B. Aspergillusbefall nach Antibiotikaeinnahme
- Wenn man einen dicken Zungenkörper oder einen dicken Zungenbelag sieht, dann handelt es sich um Fülle; wobei „Fülle" die Anwesenheit von etwas Überflüssigem, das normalerweise nicht hierher gehört, bedeutet.
  - Ein roter und dicker Zungenkörper entsteht durch Fülle-Hitze.
  - Bei einem blassen und dicken Zungenkörper entsteht die Fülle durch Mangel an transformierendem und transportierendem Milz-Qi, ähnlich wie sich eine Menge Müll auf der Straße anhäuft, wenn die Müllabfuhr nicht funktioniert.
  - Ein dicker Zungenbelag ist auf jeden Fall pathologisch und bedeutet, dass ein erbitterter Kampf zwischen Abwehr-Qi (Wei Qi) und Pathogenen Faktoren im Gange ist oder Nahrungsretention.
- Wenn der Zungenkörper dünn ist oder Substanzdefekte (Risse) zeigt, dann handelt es sich um einen Mangelzustand. Es fehlt ein physiologisches Substrat (Blut, Yin, Flüssigkeit). Der Mangel kann aufgrund von übermäßigem Verbrauch durch Fülle-Hitze bei Fieber oder durch Raubbau entstehen. Ebenso kann verminderte Zufuhr von Nährstoffen die Ursache sein: Fehlernährung ist eine Möglichkeit. Es kann aber auch Qi zu schwach sein, um die Substanzen zum Zungennetzwerk zu transportieren oder das Netzwerk ist durch Schleim und Blut-Stase verstopft, wie wir das im Senium oft finden.
- Wenn der Zungenbelag dünn ist, dann handelt es sich entweder um den Normalzustand, ein äußeres Syndrom, z.B. den Beginn einer fieberhaften Erkrankung (weil noch keine Zeit für Veränderungen war) oder um einen Mangelzustand. Eine Fehlen des Zungenbelages, lokal oder generell, ist auf jeden Fall pathologisch und zeigt einen gravierenden Mangel an Qi und Yin an.
- Die Befunde Zunge unverändert, rot und zu viel weisen auf die Kategorie Yang hin (Außen, Hitze, Fülle)
- Die Befunde verändert, weiß und zu wenig weisen auf die Kategorie Yin hin (Innen, Kälte, Mangel)

Tab. VI.17: Zungendiagnostik nach den Acht Prinzipien auf den Punkt gebracht

Zungenkörper	Zungenbelag	Hinweis auf
Unverändert	Unverändert	Gesund od. äußeres Syndrom od. Mangel-S.
Verändert	Verändert	Inneres Syndrom
Rot	Gelb oder schwarz und trocken	Hitze
Weiß (blass)	Weiß oder schwarz und feucht	Kälte
Dick	Dick	Fülle
Dünn	Dünn	Normal, äußeres oder Mangel-Syndrom

Die Zunge und Qi, Blut, Körperflüssigkeit

Hier spielen Vitalität, Farben und Form des Zungenkörpers eine Rolle.

Tab. VI.18: Vitalität des Zungenkörpers

vital, frei beweglich, glänzend	Qi, Blut, Körperflüssigkeit in Ordnung
nicht glänzend	Körperflüssigkeit fehlt
Bewegung eingeschränkt	Qi erreicht die Zunge nicht ausreichend

Tab. VI.19: Farbe des Zungenkörpers

hellrot	normal
etwas blass	Qi-Mangel
blass, feucht und evtl. gedunsen	Yang-Mangel
blass, trocken und evtl. dünn	Blut-Mangel

Tab. VI.20: Form und Farbe des Zungenkörpers

regelrechte Größe und Form, hellrot, feucht, glänzend	normal
dünn, klein und blass	Qi- und Blut-Mangel
dick, weich und blass	Yang-Qi-Mangel
dick	Fülle

Organ- und Meridianbezüge der Zunge in der TCM

⊙ Die Zunge als Somatotopie

Die Zunge ist auch eine Somatotopie, das heißt, die inneren Organe projizieren sich in die verschiedenen Zungenregionen. Die einfachste Differenzierung erfolgt nach den Drei Erwärmern. Pathologien des Oberen Erwärmers (Herz, Lunge) zeigen sich im vorderen, des Mittleren Erwärmers (Magen, Milz) im Zentrum und Pathologien des Unteren Erwärmers (Niere) im hinteren Zungendrittel. Leber- und Gallenblasen-Veränderungen manifestieren sich an den Rändern.

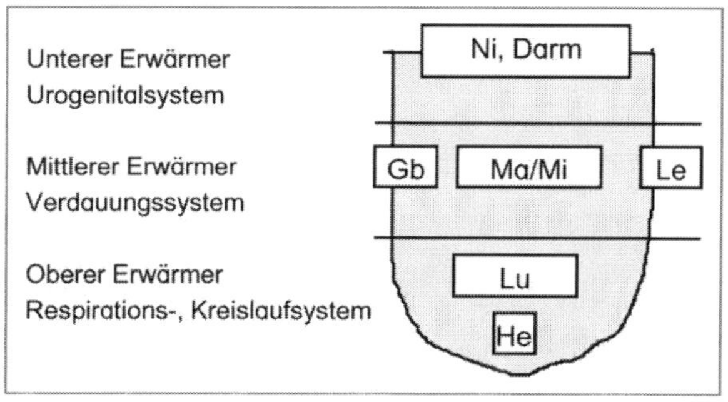

Abb. VI.2: Die Zunge als Somatotopie

⊙ Spezielle Organ- und Meridianbezüge der Zunge

- Das Herz öffnet sich in der Zunge. Damit ist gemeint, dass sich Störungen des Herzens an der Zunge zeigen. Das Herz beherbergt den Geist – Shen und regiert das Großhirn und die Sprache: Störungen des Geistes, vorwiegend mentale Störungen, zeigen sich in veränderter Rede.
- Magen und Milz sind für die Bildung des Zungenbelages zuständig.
- Ist der Belag teilweise geschält, dann ist das ein Zeichen für Magen-Yin- und Magen-Qi-Mangel. Völliges Fehlen ist ein Zeichen für schweren Magen-Yin- und Qi-Mangel und Nieren-Yin-Mangel, wie wir das bei Diabetes mellitus, Anaemia perniciosa und atrophisierender Gastritis kennen.

Direkt mit dem Zungenkörper verbunden sind die Meridiane bzw. Kollateralen von Herz, Leber, Milz, Lunge, Niere-, 3E, und Blase.

Hinweise durch den Zungenkörper

⊙ Prinzipielles

- Die Syndromdiagnostik nach den Acht Prinzipien gibt Hinweise auf die Yin-Yang-Balance (siehe oben)
- Zustand der Substanzen des Lebens – Qi, Blut, Flüssigkeiten
- Stadium, Fortschreiten, Schwere und Prognose einer Erkrankung: Wenn ein Zungenkörper sich von normal hellrot zu rot und dann zu intensiv rot ändert, dann ist das ein deutliches Zeichen dafür, dass bei einer Erkrankung immer mehr Yin konsumiert und der Zustand immer kritischer wird. Wenn sich hingegen die Farbe des Zungenkörpers von intensiv rot zu rot und von da zu hellrot ändert, dann ist das ein deutliches Zeichen der Besserung.
- Lokalisation einer Erkrankung: Da der Zungenkörper eine Somatotopie ist, lassen sich aus der Lokalisation der Veränderungen Rückschlüsse auf den Ort des Geschehens ziehen (siehe Abb. VI.2).

⊙ Farbe

Tab. VI.21: Farbe des Zungenkörpers

Farbe	Form etc.	TCM	Syndromdiagnostik
Hellrot	Normal, zart	Gesundheit	Jede Art
Hellrot	Dick	Fülle	Acht Prinzipien
Rot, intensiv	Dick oder normal	Yang-Fülle-Hitze	Acht Prinzipien, Pathogene Faktoren
Rot, eher hell	Dünn	Yin-Mangel	Acht Prinzipien
Rot	Dünn	Yin-Mangel-Hitze oder -Feuer	Acht Prinzipien
Blau	Normal, dick oder dünn`	Stagnation	Qi, Blut, Körperflüssigkeit, Ursache oft Kälte
Blaurot	Dick	Blut-Stagnation	Qi, Blut, Körperflüssigkeit
Blass	Dick, geschwollen, oft Zahnimpressionen*)	Qi-/Yang-Mangel v.a. in Milz oder Niere → Störung der Flüssigkeitstransformation → Yin-Flüssigkeits-Fülle	Körperflüssigkeit, innere Organe (zang fu)
Blass	Dünn	Blut- oder Qi-Mangel	Qi, Blut, Körperflüssigkeit
Blassblau	Dünn	Qi- und Blut-Mangel	Qi, Blut, Körperflüssigkeit
Blassblau	Normal	Kälte	Acht Prinzipien
Scharlachrot, „crimson“	Anfangs normal, letztlich dünn durch Flüssigkeits-Konsumation	Hitze im Ying-Level	Vier Schichten (Wen Bing): hochfieberhafte Erkrankung, Irritation bis Delir, rote Exantheme, Blutungen
Tiefrot	Anfangs normal, letztlich dünn durch Flüssigkeits-Konsumation	Hitze im Blut-Level	Vier Schichten – Wen Bing: hochfieberhafte Erkrankung, Delir, rote Exantheme, starke Blutungen
Blaurot, zyanotisch	Oft steif	Blut-Stagnation	Qi, Blut, Körperflüssigkeit

*) Zahnimpressionen: Wenn man Zahnimpressionen im Rahmen eines Seminars zeigen will, dann braucht man nur auf den dritten Seminartag zu warten: Das „Verdauen“ des Gelernten, die oft ungewohnte Kost und das eine oder andere Bierchen strapazieren die Milz und ihre Seele Yi enorm und das sieht man dann am Zungenkörper. Man muss also keineswegs wirklich krank sein, wenn

man Zahnimpressionen hat. Ursachen für Zahnimpressionen können sein: Milz-Qi-Mangel, aber auch alle anderen Mangelzustände der Milz, oft nur sekundär bei anderen Mangel-Zuständen beteiligt (Niere, Lunge): neurasthenische Syndrome, psychosomatische gastrointestinale Beschwerden, Dyspepsien, chronische Diarrhoe, Schwäche in der Rekonvaleszenz, sitzende Lebensweise und intellektuelle Überforderung. Gute Indikation für Akupunktur und Moxa!

⊙ Form

Tab. VI.22: Form und Farbe des Zungenkörpers

Form ZK	Farbe ZK	TCM	Anmerkung
Dünn	Blass	Blut-/Flüssigkeits-Mangel	Es fehlt Substanz
Dünn	Hellrot	Yin-Mangel	Es fehlt kühlende Substanz
Geschwollen	Blass	Milz-Qi-Mangel + Feuchtigkeit	Flüssigkeit bleibt wegen mangelnder Transfomation (Milz) liegen
Geschwollen	Hellrot	Feuchte Hitze in Magen/Milz	Feuchtigkeit ✸ Schwellung, Hitze ✸ Rötung
Geschwollen	Rot	Herz- und Magen-Hitze	Zungenbrennen
Geschwollen	Blaurot	Blut-Stase, Intoxikation	Oft Alkohol
Geschwollen längs neben der Mittelfurche	Hellrot	Herz-Qi-Mangel	Herz-Dilatation, Dyspnoe, lustlos
Geschwollen längs neben der Mittelfurche	Blass	Herz-Yang-Qi-Mangel	Herz-Dekompensation, Dyspnoe, evtl. Zyanose
Geschwollen längs neben der Mittelfurche	Rot	Herz-Feuer	Unruhig, aufgeregt, Logorrhoe
Geschwollen, nur eine Seite	Blass	Qi- und Blut-Mangel in den Meridianen der betroffenen Seite oder Lungen-Qi-Mangel	Mittellinie verzogen. Problem der homolateralen Meridiane durch lange Mangelernährung oder Schwächung durch schwere Krankheit
Aufgerollter Rand	Jede Farbe	Qi-Stagnation	Leber-Qi-Stagnation
Hammerförmig	Blass	Schwerer Milz-, Magen- und Nieren-Qi-Mangel	Chronischer Zustand durch jahrelangen Raubbau, Fehlernährung
Geschwollener Rand	Blass	Milz-Qi-Mangel	Mangelnde Flüssigkeitstransformation
Zahnimpressionen	Hellrot	Milz-Qi-Schwäche	Leichte Verdauungsstörung, wird meist von den Betroffenen kaum wahrgenommen
Zahnimpressionen, ZK schlaff	Blass	Milz-Qi-Mangel	Milz-Schwäche ✸ mangelhafter Flüssigkeitsttransport
Zahnimpressionen	Rot	Schleim durch feuchte Hitze	Hitze dampft Flüssigkeit/ Feuchtigkeit zu Schleim ein
Kurz	Blass	Milz-Yang-Mangel – innere Kälte	Kälte lässt schrumpfen
Kurz	Rot	Hitze	Hitze verdampft Flüssigkeit
Kurz	Rot, mit gelbem Belag	Fülle-Hitze	Wei Qi erzeugt im Kampf mit dem Pathogenen Faktor den ZB
Kurz	Rot, ohne Belag	Yin-Mangel-Hitze	Yin (Substanz und Kühlung) fehlt
Kurz und geschwollen	Blass	Schleim durch Milz-Yang- bzw. Lungen-Qi-Mangel	Oft nach Schlaganfall
Lang und schmal aber nicht dünn	Rot, hellrot	Hitze im Herzen	Konstitutionell; TCM: Neigung zu Herz-Problemen
Lang, schmal, Spitze geschwollen und rot	Rot	Schleim-Feuer irritiert Herz	Abnormes Verhalten, Affektinkontinenz

Oberfläche

⊙ Veränderungen der Papillen

Papillenveränderungen imponieren als Punkte, Flecken, „Dornen“ oder „Borsten“ auf dem Zungenkörper. Rote Punkte zeigen Hitze an. Flecken sind größer als Punkte und zeigen Hitze plus Blut-Stagnation an. Dornen oder Borsten entstehen durch pathologische Verdickung der Papillae filiformes und zeigen Hitze im Nähr-Level (ying) von Lunge oder Magen an.

Tab. VI.23: Veränderungen an der Oberfläche des Zungenkörpers

Auf dem ZK	ZK	Lok.	TCM	Anmerkung
Rote Punkte bei akutem Infekt	Je nach Kondition des Patienten	Spitze, vorderes Drittel	Wind-Hitze im oberen Erwärmer bzw. im Abwehr-Level (wei)	Akuter Infekt, daher zeigt der Zungenkörper die ursprüngliche Verfassung des Patienten an
Rote Punkte bei akutem Infekt	Je nach Kondition des Patienten	Seitlich	Wind-Hitze im Abwehr-Level (wei)	Die Pathogene sitzen in der äußeren Abwehrschicht (wei)
Rote Punkte bei akutem Infekt	Je nach Kondition des Patienten	Längs, seitlich der Mittellinie, meist rechts	Wind-Hitze im Shao-Yang-Stadium	Die Pathogene sind tiefer eingedrungen und sitzen zwischen Außen und Innen. Oft bei Kindern mit rezidivierenden Infekten und Otitiden
Rote Punkte	Rot	Spitze	Herz-Feuer	Oft mental-emotionelle Störung
Rote Punkte	Rot	Seitlich	Leber-Feuer, aufsteigendes Leber-Yang oder Hitze in der Gallenblase	Meist emotionelle Probleme
Rote Punkte	Rot	Seitlich, nur rechts	Hitze in der Gallenblase	Klinik beachten! Flankenschmerz rechts, Seufzen
Rote Punkte	Rot	Seitlich, nur links	Aufsteigendes Leber-Yang	Mischsyndrom: unten Nieren-Yin-Mangel, oben Leber-Yang-Fülle. Anfallsweise Kopfschmerz, Tinnitus, Augenrötung, Schwindel; oft emotionell ausgelöst
Rote Punkte	Rot	Seitlich, nur links	Leber-Feuer	Reines Fülle-Syndrom: Symptome stark ausgeprägt: Affektinkontinenz, Wutanfälle, rasende Kopfschmerzen, sehr rote oder blutunterlaufene Augen, Tinnitus, Schwindel etc.
Rote Punkte	Rot, mit Belag	Wurzel	Hitze im Unteren Erwärmer (Blase oder Darm)	Differenzierung anhand der klinischen Symptomatik
Rote Punkte	Rot, mit Belag	Wurzel	Hitze in der Blase	Brennen beim Urinieren, dunkler Harn
Rote Punkte	Rot, mit Belag	Wurzel	Hitze im Darm	Unterbauchschmerzen, Obstipation, oft wechselnd mit Diarrhoe
Rote Punkte bei Frauen	Rot, mit Belag	Wurzel	Hitze in Uterus, Tube oder Ovar	PID – pelvic inflammatory disease – Entzündung im kleinen Becken. Der Belag ist ein wichtiger Hinweis auf die Pathogenese und damit auf die Therapie: Antibiotika ja oder nein!
Rote Punkte	Rot, belaglos	Wurzel	Nieren-Yin-Mangel mit „rücksichtslosem Feuer"	Antibiotika sind hier sinnlos! Sinnvoll: Yin stärken
Hellrote oder weiße Punkte	Normal hellrot oder blass	Meist um das Zentrum	Hitze, gering, im Magen bei Magen- und Milz-Qi-Mangel	Gastritis, Dyspepsie
Weiße konkave Punkte	Blass oder normal	Meist um das Zentrum	Kälte im Magen	Gastritis mit Verschlechterung auf kalte Getränke/ Speisen
Rote Flecken	Meist rot	Je nach Lokalisation	Hitze plus Blut-Stase	Blut-Stase macht Schmerzen!
Bläulich-rote Flecken	Oft zyanotisch	Je nach Lokalisation	Schwerere Blut-Stase. Je dunkler die Flecken desto gravierender ist die Blut-Stase	Ausgeprägte Schmerzen
Rote oder bläulich-rote Flecken	Normal oder zyanotisch	Spitze	Hitze u. Blut-Stase im Herzen	Meist durch lange bestehende mental-emotionelle Probleme wie Ängstlichkeit und Kummer
Rote oder bläulich-rote Flecken	Meist normal	Seitlich	Hitze und Blut-Stase in der Leber	Meist durch lange Zeit unterdrückte Aggressionen und Ärger. Flankenschmerz, schwere Dysmenorrhoe mit dunklem klumpigem Blut, Infertilität, Tumorentwicklung
Rote oder bläulich-rote Flecken	Normal oder zyanotisch	Wurzel	Hitze und Blut-Stase im unteren Erwärmer	Wie bei roten Punkten ebendort, nur ausgeprägtere Schmerzsymptomatik

Auf dem ZK	ZK	Lok.	TCM	Anmerkung
Dornen	Gelb	Zwischen Spitze und Zentrum	Schleim-Hitze in der Lunge	Subakute oder chronische eitrige Bronchitis
Dornen	Gelb	In tiefem zentralen Riss	Magen-Hitze, Magen-Schleim-Feuer	Oft Zahnfleischbluten. Gastritis, Ulkusneigung
Zungenulzera, schmerzhaft, rot	Hellrot oder rot	Spitze	Herz-Feuer	Aphthen, brennende Schmerzen
Zungenulzera mit weißem Rand	Hellrot, ZB fehlt	Verteilt	Herz- und Nieren-Yin-Mangel	Mäßig schmerzhaft
Sublinguale Venen gestaut	Normal oder zyanotisch	Sublingual	Stagnation	Je stärker die Venen gestaut sind, desto gravierender ist die Stagnation. Zusätzliche Zyanose des ZK ist ein untrügliches Zeichen für Blut-Stagnation

⊙ Sprünge im Zungenkörper

Sprünge im Zungenkörper entstehen, ähnlich wie Sprünge in der Erde, durch Substanzverlust – Hitze, Austrocknung, Unterernährung, Vitaminmangel.

Ursachen aus TCM-Sicht:

- Mangel an Qi, Blut, Flüssigkeit
- Die Substanzen gelangen durch Mangel an Kraft (Qi) nicht zur Zunge
- Hitze ist häufig die Ursache, da sie austrocknet.

Zu beachten sind: Farbe des Zungenkörpers, Form, Tiefe, Lokalisation der Sprünge.[48] Je gravierender die Farbveränderung und je tiefer die Sprünge sind desto schwerwiegender ist die Pathologie zu bewerten.

Tab. VI.24: Sprünge im Zungenkörper

Sprünge, Lokalisation, Form	Farbe ZK	TCM	Anmerkung
Seitlich	Normal oder blass	Milz-Qi-Mangel	Säfte erreichen Zunge nicht
Horizontal	Rot	Yin-Mangel	Kombination von Substanz-Mangel und Hitze
Hinter der Spitze	Rot	Lungen-Yin-Mangel	Trockener Husten
Vertikal, Mitte, tief, erreicht Zungenspitze	Rot	Herz-Yin-Mangel oder „Herz-Feuer"	Meist mental-emotionelle Probleme, z.B. gescheiterte Beziehung, unbefriedigter Ehrgeiz
Wie oben, sehr tief und weitere kleine Sprünge	Rot	Nieren-Yin-Mangel mit „Feuer": Menopause, TBC	Yin-Mangel → relativer Yang-Überschuss = Mangel-Hitze
„Sprünge im Eis"	Normal hellrot	Unregelmäßig verstreut; nicht pathologisch im höheren Lebensalter	Blessuren durch das Leben
„Sprünge im Eis"	Rot, kein Belag	Fortgeschrittener Yin-(Flüssigkeits)-Mangel durch Hitze	Yin-Mangel in höherem Alter, oft mit Gelenkschmerzen, Nachtschweiß, auch in der Menopause
Unregelmäßig	Rot	Flüssigkeitsmangel durch Magen-Yin-M.	Gastritis

⊙ Beweglichkeit

Die Beweglichkeit der Zunge hängt vom zentralen und peripheren Nervensystem (N. hypoglossus) ab. Dazu kommt natürlich der Zustand des Zungenmuskels, abhängig von Durchblutung und Flüssigkeitshaushalt. Zwei Aspekte sind also zu berücksichtigen: Bewegungsimpulse – Information – über das Nervensystem und Ernährung über das Gefäß-, Lymph- und Grundsystem.

[48] Maciocia G. (2003): Zungendiagnose in der Chinesischen Medizin. Medizinisch Literarische Verlagsgesellschaft Uelzen. ISBN: 3-88136-178-2. S.68–72.

In TCM-Diktion: Die Beweglichkeit der Zunge ist abhängig von Qi (Information und Kraft) und Blut (Ernährung) sowie von der Flüssigkeitszufuhr, alles über das Zungen-Netzwerk. Darunter ist eine Subsumierung der vernetzenden Systeme (Nerven, Blutgefäße, Lymph- und Grundsystem) zu verstehen. Bewegungseinschränkungen entstehen, wenn die angeführten Substanzen nicht zur Zunge gelangen können.

Ursachen aus TCM-Sicht:

- Es ist zu wenig Qi, Blut, Flüssigkeit vorhanden.
- Die treibenden Kräfte Qi und Yang sind zu schwach um die Substanzen zu transportieren.
- Blockade des Zungen-Netzwerks durch Wind, Schleim oder gestocktes Blut

Tab. VI.25: Bewegungsanomalien des Zungenkörpers

Bewegungsstörung ZK	Farbe ZK	TCM	Anmerkung
Herausstrecken erschwert, weil schlaff und dadurch „verkürzt“ wirkend	Blass oder rot	Qi-, Flüssigkeits-, Blut-Mangel = Mangel an Kraft (Qi, Yang) und/oder Saft (Blut, Flüssigkeit)	Blass: Qi/Yang zu schwach um Blut/Flüssigkeiten zur Zunge zu transportieren Rot: Hitze hat Flüssigkeiten konsumiert
	Blass	Milz-Qi- und Herz-Qi- und Blut-Mangel	Durch Milz-Qi-Mangel zu wenig Qi- und Blut-Produktion → Herz-Schwäche
	Blass	Milz-/Nieren-Yang-Mangel → innere Kälte → Verkürzung des Zungenmuskels, Hemmung der Zungenbewegung	Milz-Yang-Mangel: unverdaute Nahrungsreste im Stuhl Nieren-Yang-Mangel: Lumbalgie
	Sehr blass	Qi- und Blut-Mangel bis Erschöpfung	Weder Kraft (Qi) noch Saft (Blut) vorhanden
	Rot trocken mit gelbem Belag	Flüssigkeits- und Qi-Mangel durch Hitze	Körperflüssigkeit und Qi wurden durch Hitze konsumiert, z.B. bei Fieber
	Rot, ohne Belag	Nieren-Yin-Mangel-Feuer	Chronisch, Flush, Lumbalgie, Nachtschweiß
Herausstrecken schwer, weil steif	Blass oder rot	Meridian-Blockade durch Wind und/oder Schleim	Meridianeblockade durch „Substanzen“ → willkürliche Bewegung gehemmt
	Blass, z.B. schlüpfrig	Milz-Qi-/Milz-Yang-Mangel plus Schleim-Feuchtigkeit	Deviation des Zungenkörpers, motorische Sprachstörung (Apoplexie)
	Normal, hellrot	Innerer Wind	Wind hemmt willkürliche Bewegung, schafft unwillkürliche (Fibrillieren)
	Intensiv rot	Hitze dringt ins Perikard ein	Hohes Fieber, Fieber-Delir
Hineinziehen schwer	Rot, steif, trocken	Wind durch innere Fülle-Hitze/Herz-Feuer, Leber-Feuer	Wind versteift, Hitze trocknet und rötet
Zungenspitze gerollt	Hellrot oder rot	Herz-Feuer	Manisches Verhalten, Logorrhoe
Zungenspitze aufwärts gerollt	Rot	Herz-Feuer, Fülle-Syndrom	Fülle-Syndrom
Zungenspitze abwärts gerollt	Hellrot	Herz-Mangel-Feuer, Yin-Mangel	Mangel-Syndrom
Zungentremor, schwach	Blass oder hellrot	Qi- und Blut-Mangel, meist plus Yang-Mangel	Milz kann Zungenmuskel nicht ruhig halten, Wind ersetzt Blut in den Meridianen
Zungentremor	Rot u. trocken	Innerer Wind durch Hitze	Hochfieberhafte Zustände oder emotionelle Irritation
Zungentremor plus Aphasie/ Dysphasie	Blass oder normal	Zusammenbruch von Herz- und Milz-Qi	Große Schwäche
Zungentremor, schlaffe Zunge	Blass	Yang-Zusammenbruch, z.B. durch extremes Schwitzen	Kollaps
Zunge beim Herausstrecken abweichend	Jede Farbe	Wind, Schleim oder Schleim-Wind	Wind und Schleim blockieren das Netzwerk der Meridiane und Kollateralen und hemmen so die normale Bewegung
Zunge beim Herausstrecken abweichend + Dysphasie/ Aphasie	Jede Farbe	Schleim-Wind blockiert das Zungen-Netzwerk	Apoplexie

Hinweise durch den Zungenbelag

⊙ Prinzipielles

Die Begutachtung des Zungenbelages gibt Aufschluss über:

- die Anwesenheit Pathogener Faktoren und die Relation zum bzw. den Kampf mit dem Abwehr-Qi (Wei Qi): Ohne Abwehr-Qi entsteht kein dicker Zungenbelag!
- die Natur des Pathogenen Faktors: Kälte macht weißen, Hitze macht gelben Zungenbelag.
- Fortschreiten, Schwere und Prognose einer Erkrankung:
    - Wenn der Zungenbelag im Verlauf einer akuten Erkältung dicker wird, dann ist das ein Zeichen für gesunde Abwehr gegen Pathogene Faktoren.
    - Wenn der Zungenbelag im Verlauf der Erkrankung wieder dünner wird, dann weist das auf fortschreitende Genesung hin
    - Wenn sich der Zungenbelag schält und der Zungenkörper belaglos zurückbleibt, ist das ein Zeichen für Erschöpfung von Yin und Qi, bedingt durch Konsumation während einer schweren fieberhaften Erkrankung oder durch Dauerstress und Überanstrengung. Hier besteht absoluter Handlungsbedarf!
- Für Hinweise auf die Lokalisation einer Erkrankung gilt das Gleiche wie für den Zungenkörper, siehe oben. Während der Zungenkörper aber mehr den Zustand der parenchymatösen Organe (Yin) widerspiegelt, weisen lokale Veränderungen des Zungenbelags mehr auf Pathogene Faktoren oder pathologische Substanzen in den Hohlorganen (Yang) hin.

⊙ Dicke

Der Zungenbelag gilt als „dünn", so lange man die Farbe des Zungenkörpers darunter erkennen kann.

Ein dünner, weißer Zungenbelag kann physiologisch oder pathologisch sein (siehe Tab. VI.26).

Jeder dicke Zungenbelag ist pathologisch und weist auf die Anwesenheit von etwas Überflüssigem hin, Pathogene Faktoren im Kampf mit Abwehr-Qi (Wei Qi) oder Nahrungsretention.

⊙ Farbe und Beschaffenheit

Neben Farbe und Dicke spielt auch die Befeuchtung des Zungenbelages eine wesentliche Rolle bei der Beurteilung des Zustandes der Körperflüssigkeiten: Es sei daran erinnert, dass Hitze die Flüssigkeiten eindickt oder trocknet. Kälte und Yang-Mangel hingegen hemmen die Flüssigkeitstransformation, so dass es zur Anhäufung kommt.

Tab. VI.26: Farbe und Beschaffenheit des Zungenbelages

Farbe	und weitere Hinweise durch den ZB	Weitere Symptome	TCM	WM Beispiele
Weiß und dünn, nicht abstreifbar, gleichmäßig verteilt	und regelrecht befeuchtet	kein Krankheitsgefühl	Normalzustand	Gesundheit
		Frösteln, steigendes Fieber; *Puls:* oberflächlich	Äußeres Wind-Kälte-Syndrom	Beginnende Erkältung
	und feucht	Blässe, Kälteempfindlichkeit	Yang-Mangel	Erschöpfungszustand
	und trocken	Steigendes Fieber	Pathogene Faktoren Wind und Kälte noch nicht unterdrückt, Flüssigkeiten der Lunge bereits geschädigt	Trockener Mund bei fortschreitender Erkältung
Weiß und dick	und schlüpfrig oder fettig	Thoraxbeklemmung, Völlegefühl im Epigastrium	Schleimretention, Kälte-Feuchtigkeit	Chronische Bronchitis mit weißem Auswurf, Gastritis
	und trocken, klebrig	Husten	Schleim-Stagnation in der oberen Körperpartie und Eindickung der Körperflüssigkeit durch Hitze	Chronische Bronchitis mit wenig weißem, schwer abzuhustendem Auswurf

Farbe	und weitere Hinweise durch den ZB	Weitere Symptome	TCM	WM Beispiele
Gelb	und dick oder dünn	Hitze-Symptome	Innere Hitze durch äußeres Hitze-Pathogen, oder pathologische Substanz Hitze oder Transformationshitze aus äußerer Wind-Kälte oder Nahrungsstagnation plus Transformationshitze	Verdauungssystem angegriffen durch Fieber, Entzündung
	und dünn und schlüpfrig	Fieber, relativ kurze Zeit	Pathogen ist gerade erst ins Innere vorgedrungen, Körperflüssigkeit noch unversehrt	Infekt nach ein bis zwei Tagen
	und dünn und trocken	Fieber, längere Zeit	Körperflüssigkeit durch pathogene Hitze bereits angegriffen	Fieberhafter Infekt nach drei bis vier Tagen
	und fettig und feucht	Schweregefühl, Puls beschleunigt, schlüpfrig	Innere Feuchtigkeit-Hitze	Hepatitis, Pankreatitis, Cholezystitis
	und dick und trocken	Hohes Fieber	Fülle-Hitze hat bereits Körperflüssigkeit angegriffen	Hochfieberhafte Erkrankung
Gelb und schwärzlich	und Sprünge	Hohes Fieber	Körperflüssigkeit durch extreme Hitze bereits am Rande der Erschöpfung	Hochfieberhafte Erkrankung, diabetisches Coma
Grau	und feucht	Schweregefühl	Innere Schleim-Retention oder Kälte-Feuchtigkeit	Dyspepsie
	und trocken	Trockener Mund	Konsumption der Körperflüssigkeiten durch exzessive Hitze oder Yin-Mangel-Feuer	Fieber-Folge oder physischer/sexueller Raubbau; ernster Zustand, Behandlungsbedarf!
Schwarz	und feucht und schlüpfrig	Dyspepsie	Extreme Kälte durch Yang-Mangel und Fülle-Kälte führt zum Aufwärtsfließen der Flüssigkeiten	Muss nicht, kann aber ein sehr schwerwiegendes Symptom sein, z.B. Aspergillusbefall nach Antibiotika
	und trocken, evtl. Sprünge	Durst, Unruhe; ZK evtl. mit Papillenschwellung	Extreme innere Hitze oder Feuer führt an den Rand der Erschöpfung der Flüssigkeiten	Schwer hochfieberhafte Erkrankung, diabetisches Coma bei mangelhafter Mundpflege

⊙ Verteilung

Der normale Zungenbelag ist gleichmäßig über die ganze Zunge verteilt, vorne und an den Rändern dünner, an der Wurzel dicker. Auffallende Veränderungen – Verdickung, Fehlen, rote Punkte oder Flecken, Dornen etc. – in einem umschriebenen Areal geben durch ihre Lokalisation Hinweise auf die gestörten Organe, (siehe Abb. VI.2).

Tab. VI.27: Hinweise durch die Verteilung des Zungenbelages

Verteilung	Weitere Zungenzeichen	Weitere Sympt.	TCM	WM Beispiele
Gleichmäßig	Weiß, dünn	Keine Krankheitszeichen	Säfte, Yin, Qi, Blut in Ordnung	Gesund
Landkartenartig verteilte, scharf begrenzte belaglose Areale, die sich rasch verändern	ZK normal	Keine oder nur geringe Krankheitszeichen	Qi-Mangel, Yin-Mangel	Lingua geographica
In der Mitte fehlend	ZK rot	Mundtrockenheit ohne wesentlichen Trinkwunsch	Magen-Qi- und Magen-Yin-Mangel	Gastritis
Ganz geschält, glatt	ZK rot	Trockener Mund ohne wesentlichen Trinkwunsch, und wenn, dann nur wenig; Lumbalgie und schwache Knie	Magen-Yin- und Nieren-Yin- und Qi-Mangel	Perniciosa

Hautveränderungen

Hautveränderungen können sowohl durch äußere Pathogene als auch durch innere Erkrankungen entstehen. Für die Inspektion der Hautfarbe gelten prinzipiell die gleichen Grundsätze wie bei der Inspektion der Gesichtsfarbe.

Dermatologische Erkrankungen sind ein weites Feld in der Traditionellen Chinesischen Medizin. Einige wesentliche werden genauer in Band 2: Syndrome abgehandelt. Hier folgen einige prinzipielle Hinweise.

Begriffsdefinitionen

Tab. VI.28: Hautveränderungen

Macula	Punkt- oder fleckförmige Veränderung im Hautniveau.
Papula	Deutlich über das Hautniveau erhabene meist scharf abgegrenzte Effloreszenz
Bläschen	runde, mit seröser Flüssigkeit gefüllte Effloreszenzen mit weniger als 5 mm Durchmesser
Blase (= Bulla)	runde, mit seröser Flüssigkeit gefüllte Effloreszenz
Zyste	abgekapselte Ansammlung flüssiger oder halbfester Stoffe; Feuchtigkeit durch Milz-Schwäche
Pustel	oberflächliche erhabene, mit Eiter gefüllte Effloreszenz
Knoten	tastbare feste Effloreszenzen, erhaben oder nicht
Schuppen	angehäufte Partikel trockener Hornhaut
Erosion	schrittweises Auflösen von Teilen oder der gesamten Epidermis
Ulcus	Auflösung der Epidermis und Dermis

Primäre Hautveränderungen

- Maculae
  - Rote Maculae: Hitze
  - Blasse Maculae: Kälte bzw. Minderdurchblutung
  - Weiße Maculae: Qi-Stagnation oder Disharmonie Qi – Blut führen zur Minderernährung der Haut
  - Blaurote Maculae: Blut-Stagnation oder toxische Hitze
- Papulae: Für die Farben gilt das Gleiche wie bei den Maculae. Die Erhabenheit entsteht durch Stagnation in der Haut, ausgelöst durch verschiedene Ursachen:
  - Urticaria
    - Urticaria durch Invasion äußerer Pathogene wie Wind-Hitze oder Wind-Kälte, ermöglicht durch Abwehr-Qi-Mangel
    - Urticaria durch Dissoziation Herz-Niere, das heißt durch doppelten Yin-Mangel
    - Urticaria als Manifestation der Ventilation von Allergenen und Toxinen, z.B. Medikamenten- und Nahrungsmittelallergie oder Darmparasiten
    - Urticaria durch Milz-Schwäche mit Feuchtigkeitsanhäufung
  - Maculopapulöse Exantheme bei Kinderkrankheiten wie Masern oder Röteln werden einerseits als Manifestation epidemischer Toxine (Viren) angesehen anderseits als Ventilation fetalen Toxins. Deshalb wird der Exanthemausbruch gefördert.
  - Lichen planus ist eine chronische Verdickung von Hautarealen durch Milzschwäche und dadurch Feuchtigkeitsanhäufung.
- Entzündungen
  - Yang-Typ: Schwellung, Rötung, Hitze, scharf abgegrenzt, druckschmerzhaft
  - Yin-Typ: geringe Schwellung, unscharf abgegrenzt, kaum gerötet und druckschmerzhaft
- Vitiligo, Depigmentierung, entsteht durch Minderernährung der Haut. Ursachen:
  - So gut wie alle äußeren Pathogenen Faktoren können zur Blockade der Oberfläche führen: Wind, Kälte, Hitze, Feuchtigkeit, Trockenheit
  - Jing-, Qi- und Blut-Mangel
  - Leber-Qi-Stagnation, oft durch psychische Einflüsse

- Bläschen zeigen die Anwesenheit von Feuchtigkeit an.
- Pusteln entstehen durch Hitze- oder Feuer-Toxin.
- Knoten:
  - rote Knoten: Blut-Stase
  - Knoten mit neutraler Färbung: Qi-Stagnation initiiert Blut-Stase (z.B. Gelosen) oder Schleim + Feuchtigkeit (z.B. Lipom)
  - sehr harte Knoten: gestocktes Blut, z.B. organisiertes Hämatom
- Rhagaden, Risse treten häufig im Winter auf. An ihrer Entstehung sind einerseits äußere Wind-Kälte, anderseits Minderbefeuchtung der Haut durch Blut-Trockenheit oder Yin-Mangel beteiligt.

Sekundäre Hautveränderungen

Sekundäre Hautveränderungen entstehen entweder durch Fortschreiten der primären Hautveränderungen oder durch Manipulationen des Patienten wie beispielsweise Kratzen.

- Schuppen:
  - Trockene Schuppen entstehen, wenn Blut-Mangel zu Wind-Trockenheit führt
  - Fettige Schuppen sind ein Zeichen für Feuchtigkeit-Hitze in der Haut, z.B. bei Seborrhoe
- Erosion heilt ohne Narbenbildung ab
- Ulcus führt zu Narbenbildung. Ursache ist die Konsumation von Gewebe durch Hitze- oder Feuer-Toxin. Im Band 2: Syndrome wird das Ulcus cruris eingehender behandelt.
- Kruste: getrocknetes Serum, Blut oder Eiter

Ödeme[49]

Tab. VI.29: Ödeme – Basis-Differentialdiagnostik von Ödemen

Basis-Differentialdiagnostik	
Ödem plötzlich	äußeres Pathogen dringt ein, Fülle-Syndrom
Ödem, chronisch	mangelnde Flüssigkeitstransformation, Mangel-Syndrom
Ödem, obere Körperregion	äußere Wind-Kälte oder Lungen-Qi-Mangel
Ödem, Körpermitte	Milz-Qi-Mangel oder Feuchtigkeit (z.B. durch Essen und Trinken)
Ödem, untere Körperregion	Nieren-Yang-Mangel und/oder Feuchtigkeit oder Feuchtigkeit-Hitze

Tab. VI.30: Erweiterte Differentialdiagnostik von Ödemen, Therapie siehe Band 2: Syndrome)

Syndrom	Lok.	DD	Weitere Symptome	Beispiel WM	Strategie
Yang-Ödem, akut, ausgelöst durch Störung der dispergierenden, absenkenden Lungenfunktion und Haut blockierende äußere Pathogene	Oben	Wind-Wasser, äußere Wind-Kälte	Heftige Kälte-Aversion, Nackenschmerzen; *Puls:* oberflächlich, langsam	Erkältung, Höhenödem	Oberfläche befreien von Wind-Kälte
	Oben	Wind-Wasser, äußere Wind-Hitze	Mäßige Kälte-Aversion, Hitzegefühl, Fieber; *Puls:* oberflächlich, schnell	Hochfieberhafte Infektionskrankheit, Gletscherbrand	Oberfläche befreien von Wind-Hitze
	Unten, weil Feuchtigkeit schwer ist	Äußere Feuchtigkeit durch Ambiente, Essen, Trinken	Schweregefühl; *ZB* und *Puls:* schlüpfrig	Beinödeme durch langes Sitzen	Feuchtigkeit entfernen, Milz stärken
	Unten, weil Feuchtigkeit schwer ist	Feuchtigkeit-Hitze	Dysurie mit Brennen und dunklem Harn, trüber Fluor; Durst ohne Trinkwunsch; *Puls:* schlüpfrig, beschleunigt	Beinödeme, Zystitis, Fluor	Feuchtigkeit entfernen, Hitze klären, Milz stärken

[49] Maciocia, Grundlagen, S. 207–208; Maciocia, Praxi,: S. 507–528.

Syndrom	Lok.	DD	Weitere Symptome	Beispiel WM	Strategie
	Überall möglich	Feuer- oder Hitze-Toxin	Furunkel, Karbunkel, Abszesse, eitrige Ulzera; *ZB:* gelb, dick	Ödem bei eitriger Dermatose	Toxine entfernen
Yin-Ödeme; chronisch, verursacht durch Mangel an treibender, transformierender Energie (Qi, Yang)	Oben	Lungen-Qi-Mangel verhindert Dispersion u. Absenkung von Flüssigkeiten	Kraftloses Hüsteln	Chronische Bronchitis	Lungen-Qi stärken
	Mitte	Feuchtigkeits-Anhäufung durch Milz-Schwäche	Appetitlosigkeit, breiige Stühle; *ZK:* blass, geschwollen, feucht, Zahnimpressionen	Dyspepsie und Ödeme auf dem Rumpf	Milz stärken, Feuchtigkeit entfernen
	Unten	Nieren-Yang-Mangel	Milde Kälte-Aversion, *ZK:* blass; *Puls:* tief, kraftlos	Ödeme im Brust-Bauch-Bereich	Nieren-Yang wärmen u. stärken, Feuchtigkeit entfernen
	Thorax	Nieren-Yang- und Herz-Yang-Mangel mit Qi- und Blut-Stagnation	Präkordiale Beklemmung; *Puls:* rau	Kardiale Dekompensation mit pektanginösen Beschwerden und kalten Händen	Milz-Yang wärmen und stärken, Feuchtigkeit entfernen

2 Hören, Riechen, Schmecken

2.1 Hören

Abgesehen von der Anamnese nimmt der Arzt auch andere akustische Signale wahr und ordnet sie ein[50]:

Tab. VI.31: Diagnostische Hinweise durch akustische Signale

Symptom	Ursache	Strategie
Stimme kräftig, laut	Yang im Sinn von Fülle	Sedieren, ausleiten
Stimme leise, schwach	Qi-Mangel	Tonisieren
Sprache schnell	Yang im Sinn von Hitze	Hitze entfernen
Sprache langsam, wortkarg	Yin im Sinn von Kälte	Wärme zuführen
Plötzliche Heiserkeit	Äußere pathogene Faktoren (Erkältung) blockieren Qi-Fluss	Qi regulieren – Qi-Fluss in Schwung bringen
Chronische Heiserkeit	Trockenheit, Yin-Mangel	Yin nähren – tonisieren, kein Moxa!
Atmung pfeifend, rasselnd	Yang im Sinn von Fülle	Sedieren
Dyspnoe, hechelnd	Qi- oder Yin-Mangel	Tonisieren

Husten und Auswurf

Tab. VI.32: Diagnostische Hinweise durch Art des Hustens und des Auswurfs

Husten	Auswurf	Syndrom
Akut	Klar	Wind in der Lunge
Akut	Viel, klar	Wind-Kälte in der Lunge
Husten – plötzlich, gurgelnd, heftig	Viel	Äußere Pathogene bei bestehender innerer Feuchtigkeit

[50] KMPP, S. 259f, CAM, S. 262f, Kaptchuk, S. 169 f.

Husten	Auswurf	Syndrom
Kräftig	Gelb, klebrig	Wind-Hitze in der Lunge
Trockener Husten	Wenig bis fehlend	Trockenheit in der Lunge
Rasselnd	Viel, klar	Kalter Schleim blockiert Lunge
Schwer	Gelb, klebrig	Heißer Schleim in der Lunge
Kraftlos, mit Atemnot	Wässrig	Lungen-Qi-Mangel
Hüsteln, trocken, stoßweise	Wenig, evtl. klebrig, blutig tingiert	Lungen-Yin-Mangel
Anfallsweise, Flankenschmerz	Blutig tingiert, spärlich	Leber-Feuer verletzt Lunge[51]
Inspiratorische Belastungsdyspnoe, Asthmaanfälle, Inkontinenz, Harnflut während Anfall	Viel, klar	Lungen-Qi-Mangel und Nieren-Yang-Mangel[52]
Trockenes Hüsteln	Wenig, trocken, blutig tingiert	Nieren-Yin-Mangel und Lungen-Yin-Mangel[53]
Asthma, Belastungsdyspnoe, Ödeme, weiche Stühle	Viel, dünn, weiß	Lungen-Qi-Mangel und Milz-Qi-Mangel[54]

2.2 Riechen und Schmecken

Geruch

Krankheit kann Körpergeruch und Geruch der Ausscheidungen verändern.[55]

Schuld an Geruchsentwicklung ist eigentlich immer eine Form von Wärme, da selbige für chemische Transfomationsvergänge erforderlich ist. Geruch entwicklelt sich durch äußere Hitze, Transformationshitze aus Kälte und jeder Form von Stagnation.

- Übler, starker Körpergeruch, stinkende Exkrete: Yang im Sinn von Hitze
- Schwache Ausdünstung, schwach riechende Exkrete: Yin im Sinn von Kälte

Yang-Hitze und Feuer verbrauchen „Wasser" – Yin, dicken die Körpersäfte sowie die Ausscheidungen Schweiß, Harn, Stuhl ein und fördern die chemische Transformation. Die Exkrete beginnen zu stinken, es entsteht unangenehmer Körper- und/oder Mundgeruch. Mundgeschmack: Siehe S. 83.

Entsprechende Gerüche treten bei Störungen im zugeordneten Organ auf:

Tab. VI.33: Diagnostische Hinweise durch Gerüche

Geruch	Lokalisation/Art der Störung	Geruch	Lokalisation/Art der Störung
Ranzig, stinkend	Leber	Lederartig	Feuchte Hitze
Verbrannt	Herz	Fischartig	Feuchte Kälte
Süßlich	Milz	Mundgeruch	Magenfeuer
Faulig, verdorben	Lunge	Stinkender Stuhl oder Harn	Hitze, besonders feuchte Hitze
Modrig, übel	Niere	Säuerlich, faulig	Nahrungsstagnation, Essen bleibt im Verdauungstrakt liegen
Verdorben, putrid	Hitze in jedem Organ		

[51] Kaptchuk, S. 263, Maciocia: Grundlagen, S. 241, Ross, S. 187, 248.
[52] Ross, S. 247, Maciocia: Grundlagen, S. 267: Unfähigkeit der Niere, das Qi zu empfangen.
[53] CAM, S. 305, Kaptchuk, S. 262, Maciocia: Grundlagen, S. 267, Ross, S. 247.
[54] CAM, S. 306, Kaptchuk, S. 263, Maciocia: Grundlagen, S. 258, Ross, S. 247.
[55] Huangdi Neijing, Übersetzung von Veith, S. 112 f, Maciocia: Grundlagen, S. 32 f, 164.

Appetit, Durst[56]

Generell kann man sagen, dass ein ausgeprägter Gusto auf einen bestimmten Geschmack auf eine Schwäche im zugeordneten Funktionskreis hinweist.

Tab. VI.34: Diagnostische Hinweise durch Störungen von Appetit und Durst

Leitsymptome	TCM und weitere Symptome	Beispiele WM
Appetitlosigkeit, Abmagerung, breiige Stühle, Mattigkeit	Magen- und Milz- Qi-Mangel *ZK:* blass *ZB:* weiß, dünn	Dyspepsie
Appetitlosigkeit, Völlegefühl in Thorax und Abdomen, Schwindel	Kälte und Feuchtigkeit in Milz und Magen *ZB:* dick, klebrig	Pastöse Patienten, Menière, psychosomatisch
Hunger ohne Esswunsch	Magen-Yin-Mangel ZK: rot ZB: fehlt	Chronische atrophisierende Gastritis, Perniziosa, Diabetes mellitus, Altersschwäche
	Feuchte Hitze (in Milz/Gallenblase) Völle- und Schweregefühl	Hepatitis, Cholezystitis, Pankreatitis
Großer Durst, will viel kalt trinken	Yang-Ming-Syndrom oder Lungen-Hitze, oberer Diabetes (siehe unten)	Flüssigkeitsverlust, Fieber
Durst ohne Trinkwunsch	Yin-Mangel Puls: schnell, dünn ZK: rot, dünn ZB: trocken, gelblich, dünn oder fehlt	Altersschwäche
	Feuchte Hitze Puls: schlüpfrig, beschleunigt ZB: schlüpfrig	Chronische Cholezystitis

Durst bei Diabetes

Tab. VI.35: Diagnostische Hinweise auf verschiedene Arten von Diabetes

Leitsymptome	TCM	Beispiel
Großer Durst, trinkt viel, trockener Mund	„Oberer Diabetes" – Lungen-Feuer	Diabetes mellitus
Großer Appetit, isst viel, trotzdem mager, Obstipation	„Mittlerer Diabetes" – Magen-Feuer	Diabetes mellitus
Gewichtsverlust, häufiger Harndrang, trüber Harn, Rückenschmerzen, Pruritus generalisatus et vulvae, Hautgeschwüre	„Unterer Diabetes" – schwerer Nieren-Yin-Mangel, dadurch Überwiegen des Yang, auch als „Nieren-Feuer"[57] bezeichnet	Diabetes mellitus
Durst, trinkt Unmengen, scheidet Unmengen aus, Polydipsie, Polyurie	Nieren-Jing-Mangel mit Überwiegen des Yang-Aspektes	Diabetes insipidus

3 Palpation [58]

3.1 Palpation allgemein

Palpiert werden die schmerzenden Stellen, Epigastrium, Abdomen und selbstverständlich der Puls. Manche Autoren empfehlen zusätzlich die Palpation der Zustimmungs-, Quell-, Alarm- und unteren He-Punkte.

---

[56] CAM, S. 264.
[57] Kaptchuk, S. 374: „Nieren-Feuer", Ross, S.105: „aufsteigendes Shen-Feuer" durch schwere Schädigung der Jinye (Körpersäfte) durch Hitze und Trockenheit bei Nieren-Yin-Mangel. „Nieren-Feuer" beruht immer auf einem Nieren-Yin-Mangel!
[58] KMPP, S. 256, CAM, S. 271, 267.

Tab. VI.36: Diagnostische und strategische Hinweise durch Palpation

Palpierte Region	Symptom	Ursache	Strategie, Punktwahl
Epigastrium, Abdomen	Druck, Massage unangenehm	Fülle	Sedieren, ableiten
	Druck, Massage angenehm	Mangel	Tonisieren
Zustimmungspunkte und Quellpunkte	Verquellung, Druckschmerz	Fülle, Qi-Stagnation, Erkrankung innerer Organe	Lokale bzw. organspezifische Punkte, QuP sedieren, plus ZP
	Weich, eingefallen	Mangelzustand im zugeordneten Organ, v.a. Zang-Organe	Lokale bzw. organspezifische Punkte, QuP tonisieren, plus ZP
Alarmpunkte und Untere He-Punkte	Verquellung, Druckschmerz	Erkrankung innerer Organe, v.a. von Fu-Organen	Organspezifische Punkte, AP zusammen mit unterem He-P

3.2 Pulsdiagnostik

Vorbemerkung

Vermutlich haben Sie gehört oder gelesen, dass es unmöglich sei, die Pulsdiagnostik zu erlernen ohne mindestens zehnjäriges Training mit einem chinesischen Meister. Vergessen Sie diese negative Besetzung! Das gilt wohl für die sehr differenzierte Pulsdiagnostik. Einfache diagnostische Hinweise kann aber zweifellos jeder Anfänger nach kurzem Training leicht wahrnehmen. Wichtig ist, Puls-Befunde nicht isoliert zu betrachten sondern einfach als Teil eines großen Diagnostikpuzzle.

Die Pulsdiagnostik ist eine subjektive Methode und hat noch keine apparativ reproduzierbaren Ergebnisse gebracht. Auch sind die Aussagen zu verschiedenen Pulsen sowohl in der Literatur als auch von chinesischen Ärzten oft widersprüchlich. Trotzdem sollte man Pulsen üben und die daraus gewonnen Hinweise zu interpretieren versuchen.

Zu allererst muss man sich mit dem normalen Pulsbefund vertraut machen und dann muss man wissen wonach man suchen soll, welche pathologischen Befunde man eigentlich finden kann.

Das Prinzip der Pulsdiagnostik

Die chinesische Pulsdiagnostik dient der Feststellung innerer pathologischer Zustände durch Palpation der Arteria radialis. Das war nicht immer so: siehe Kapitel *Nur für Puls-Freaks: Die Pulstaststellen im Wandel der Zeit.*

Aus dem Puls lassen sich Rückschlüsse sowohl auf den Zustand von Jing, Qi, Shen, Blut, Körperflüssigkeit und Yin-Yang-Balance im Allgemeinen auch für einzelne innere Organe ziehen. Alle parenchymatösen Organe spielen eine Rolle beim Blutkreislauf: Der Puls entsteht durch die Zirkulation von Qi und Blut, die von Herz- und Lungen-Qi bewegt werden und für deren glatten Fluss die Leber sorgt. Die Milz produziert Qi und Blut aus der Nahrung, geprägt von Quellen-Qi aus der angeborenen Essenz – Jing, aufbewahrt in der Niere.

Die Physiologie des Pulses

Für uns im Westen ist es selbstverständlich, dass die Pulswelle vom Herzschlag reguliert wird.

Für die TCM hingegen spielen spielt nicht nur die Pumpe Herz, sondern auch die anderen Organe eine wesentliche Rolle, insbesondere Magen, Lunge und Niere:

Die Lunge ist der „Meister von Qi" und Qi bewegt Blut. Deshalb befinden sich die wesentlichen Pulstaststellen über der Arteria radialis, im Verlauf des Lungen-Meridians.

In den Meridianen und Gefäßen Gefäßen fließen fließen Blut und Qi, für deren Bereitstellung Magen-Qi wesentlich ist. Die Basis des Pulses, die zwei unteren Dritteln der Pulswelle, also 66%, bildet Magen-Qi. Natürlich wird auch das Herz dabei nicht vergessen. Der Zusammenhang zwischen Herz und Magen ist ja offensichtlich, man denke nur an die große große Kollaterale zwischen Herz und Magen – die „leere Meile“ – xu li und an den Spruch des großen großen Sir Churchill: „I always ate my heart´s desire”. Das hat letztlich sein Magen- und auch Herz-Qi trotz extremer Anstrengungen so gut intakt gehalten.

Die an der Oberfläche der Magen-Qi-Basis fühlbare Modulation, macht ungefähr ein Drittel der Pulswelle aus. Sie entsteht durch Yang-Qi und kann in verschiedenen Abschnitten punkto Füllung, Kraft und Amplitude unterschiedlich sein, was auf Störung in einem bestimmten Organ bhinweist.

Ganz in der Tiefe ist Quellen-Qi zu tasten, was mit zirka ca. 1% bezifferbar ist. Dieser Puls muss immer vorhanden sein und ist der letzte Indikator für gerade noch vorhandene Lebenskraft aus angeborener Essenz – Jing.

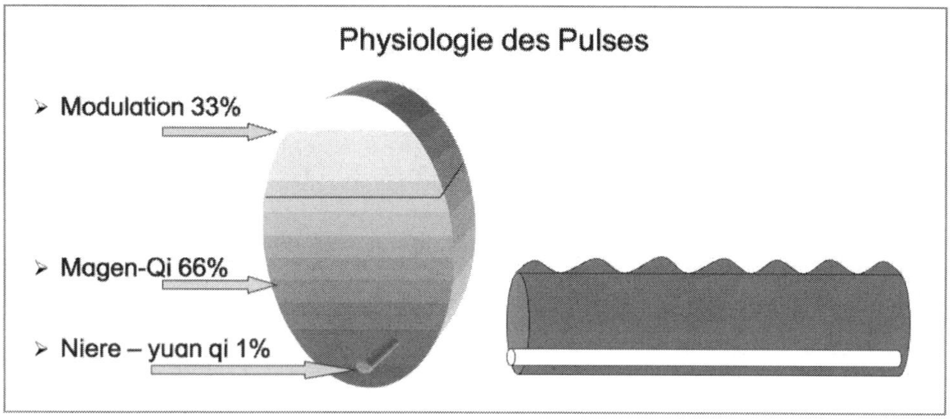

Abb. VI.3: Physiologie des Pulses

Aussagen der Pulsdiagnostik

Für uns im Westen ist es selbstverständlich, dass die Pulswelle vom Herzschlag reguliert wird.

A) Im Sinne der modernen Medizin: Kreislaufsituation, Herzfrequenz, Herzrhythmus; Elastizität der Gefäße
B) Im Sinne der TCM

1. Lokalisation der Erkrankung – z.B. oberflächlich/tief. Aber Achtung! Nicht nur „äußere Krankheiten“, wie frische Infekte, lassen den Puls oberflächlich werden! Auch diverse Mangel-Zustände können die Ursache sein!
2. Differenzierung Hitze/Kälte – schnell/ langsam
3. Differenzierung Fülle/ Mangel – voll, kraftvoll oder leer, kraftlos
4. Feststellung von Yin-Yang-Dysbalancen aus 1–3
5. Feststellung von Krankheitsursachen – z.B. schnell bei Hitze, langsam bei Kälte, schlüpfrig bei Feuchtigkeit etc., rau bei Stagnation
6. Feststellung betroffener Organe nach Pulstaststellen und Pulsqualität – z.B. Herz-Krankheiten führen zu Rhythmusstörungen (Palpitationen), Leber-Syndrome zu gespanntem Puls usw.
7. Prognose, Bestimmung des Krankheitsverlaufes/-stadiums: Die Pulsdiagnostik bietet eine Entscheidungshilfe, welche Behandlungsmethode sinnvoll ist: Akupunktur, Chinesische Arzneitherapie oder eine andere Methode.

Die Technik der Pulsdiagnostik

Von distal (Radiusapophyse, knapp proximal der Handgelenksfurche) nach proximal werden die Fingerbeeren von Zeigefinger, Mittelfinger und Ringfinger aufgelegt. Die Palpation erfolgt in drei Stärken: oberflächlich (leicht), mittel und fest, – oder wie man in China sagt:

- ⊙ oberflächlich mit der Kraft von 3 Bohnen
- ⊙ mittel mit der Kraft von 6 Bohnen
- ⊙ tief mit der Kraft von 9 Bohnen

Man verschafft sich zuerst ein allgemeines Bild über die Pulsqualitäten. Dabei ist es ratsam, sich an eine gewisse Reihenfolge zu halten wie sie unten in Tab. VI.43 und VI.44, S. 105ff *Sieben Hauptkategorien des Pulses* aufscheint. Anschließend untersucht man zwecks Beurteilung der inneren Organe jede Pulstaststelle extra. Für die Feststellung mancher Störungen ist dazu mindestens eine Minute notwendig.

Die Lokalisation der Pulstaststellen

Tab. VI.37: Lokalisation der Pulstaststellen

Lokalisation über A. radialis	pin yin	pīn yīn	汉字	Organpulse rechts	Organpulse links	Palpierender Finger
Distal (Lu 9)	cun	cùn	寸	Lu	He	Zeigefinger
Mitte (Lu 8)	guan	guān	关	Mi	Le	Mittelfinger
Proximal (Lu 7)	chi	chī	尺	Ni	Ni	Ringfinger

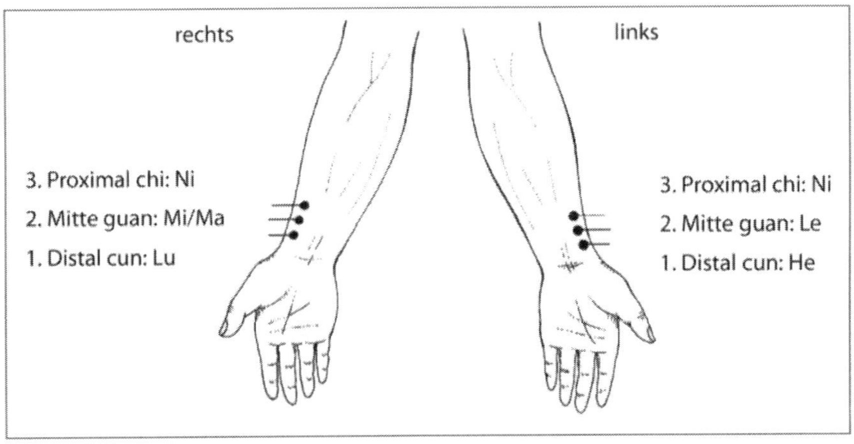

Abb. VI.4: Die drei Pulstaststellen über der Arteria radialis (modifiziert nach: KMPP, S. 264)

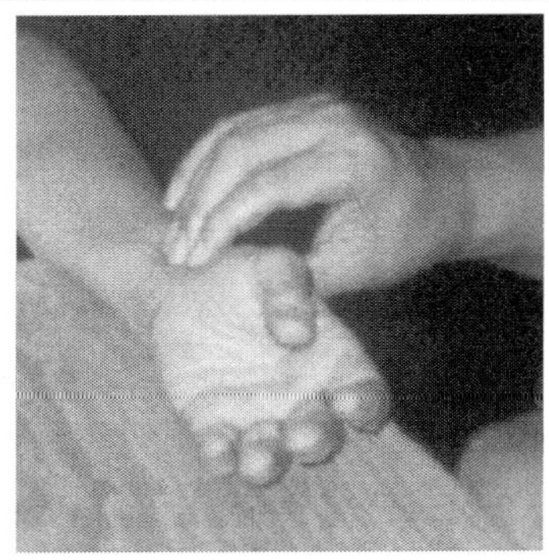

Abb. VI.5: Korrekte Handhaltung beim Pulsfühlen

Was man an den drei Pulstaststellen beurteilen kann:

- einzelne Organe (siehe obige Tabelle)
- die drei Etagen des Dreifachen Erwärmers: Vergleiche Nei Jing, Su Wen Kap. 17: „... the cun positions generally reflect the chest, the guan positions reflect from the epigastrium to the abdomen, the chi positions reflect the abdomen down to the feet".[59]

  Repräsentiert sind:
  - der obere Erwärmer an der Cun-Position. Er repräsentiert Kopf, Hals, Thorax, die dort positionierten Organe und Meridiane
  - der mittlere Erwärmer an der Guan-Position: Siehe unten über die Bedeutung des zentrierten Magen-Qi, S. 105f.
  - der untere Erwärmer an der Chi-Position: Hier zeigen sich Pathologien von Niere, Darm und Meridianen, die an der unteren Extremität verlaufen.
    - Beispiel Kopfschmerzen: Wenn deren Ursachen tatsächlich im Kopf liegen (Tumor, Trauma, Sinusitis) manifestieren sie sich an der Cun-Position. Allerdings kann sich dort auch eine Sinusitis oder Trigeminusneuralgie zeigen. Kopfschmerzen durch andere Ursachen kann man

[59] Maoshing Ni Ph.D: The Yellow Emperor´s Classic of Medicine, S. 69.

auch in anderen Pulspositionen finden, z.B. aufsteigendes Leber-Yang in der zweiten Position links, Nieren-Schwäche in der dritten Position.

  - o Beispiel Obstipation: Den Zustand des Dickdarm-Meridians ertastet man in der Cun-Position, weil der Meridian an der oberen Extremität verläuft; den Zustand des Organes Dickdarm ertastet man hingegen an der Chi-Position, weil das Organ im unteren Erwärmer ist. Ist eine Obstipation durch ein Dickdarm-Meridian-Syndrom verursacht, tastet man die Veränderung an der ersten Position – cun. Liegt die Störung aber im Organ Dickdarm selbst, ist die dritte Pulsposition – chi pathologisch.

⊙ Ferner zeigt sich der Zustand von Jing, Qi und Shen im Puls:

- An der Cun-Position (peripher) tastet man den Zustand des Geistes – shen im Qi des oberen Erwärmers. Der Puls soll hier oberflächlich am deutlichsten zu spüren sein.
- An der Guan-Position (Mitte) zeigt sich das Magen-Qi – wei qi – wèi qì 胃气. Es bildet die Basis der Pulswelle und ist wesentlich an der Bildung von Abwehr-Qi – wei qi – wèi qì 卫气 beteiligt. Ein zentriertes Magen-Qi weist auf Gesundheit hin und zeigt sich, indem der Puls hier in allen drei Tiefen tastbar ist – am deutlichsten aber in mittlerer Tiefe. Eine Dezentrierung des Magen-Qi – das heißt eine Verschiebung der deutlichsten Palpierbarkeit nach oberflächlich oder tief – ist oft das erste Zeichen für eine Erkrankung.
- An der Chi-Position (proximal) tastet man den Zustand von Essenz – Jing und des unteren Erwärmers. Hier soll der Puls in der Tiefe am deutlichsten spürbar sein. Dies sowie die Tastbarkeit des Pulses an jeder Position in der Tiefe bedeutet, dass der Puls eine Wurzel hat.

Tab. VI.38: Normaler Pulstastbefund bei Beurteilung von Jing, Qi und Shen

1 Cun – Lu 9	2 Guan – Lu 8	3 Chi – Lu 7
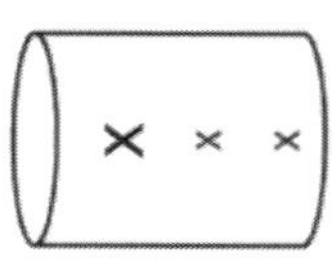	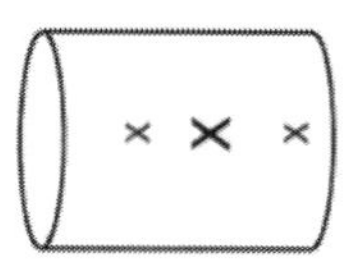	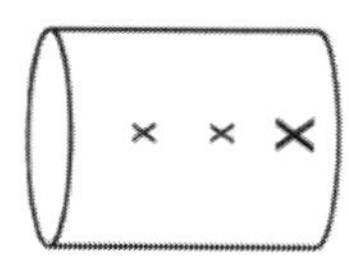

Die fünf Typen des Pulses

Tab. VI.39: Die fünf Typen des Pulses

1	Puls der Gesundheit	ping mai	píng mài	平脉	Kann aufgrund verschiedener Einflüsse etwas variieren
2	Pulse der Krankheiten	bing mai	bìng mài	病脉	7 Übergruppen nach Ramakers
3	Merkwürdige Pulse = wahre Organ-Pulse	zhen zang mai	zhēn zàng mài	真脏脉	Auftreten bei Erschöpfungs-Syndromen
4	Anatomisch abnorme Pulse	fan guan mai	fǎn guān mài	反关脉	Abnormer Verlauf der Arteria radialis
5	Physiologisch regelwidriger Puls	li jing mai	lí jīng mài	离经脉	Unmittelbar vor der Geburt zeigt der Puls der Schwangeren das Gegenteil des Vorzustandes an, z.B. ein bislang schlüpfriger Puls wird gespannt

Ad 1. Der Puls der Gesundheit

Der normale Puls

1. Hat drei Positionen (1 distal = cùn 寸, 2 Mitte = guān 关, 3 = proximal chǐ 1 尺)
2. Hat drei Tiefen: „drei Bohnen, sechs Bohnen, neun Bohnen“ – so wird die Kraft beschrieben mittels derer man den Puls zur Beurteilung der drei Tiefen drücken soll

3. Hat vier Dinge – Reihenfolge wichtig!
   - Hat Energie – you qi – yǒu qì – 有 气
   - Hat Geist, ist lebhaft – you shen – yǒu shén – 有 神
   - Hat Wurzel – you gen – yǒu gen – 有根, d.h. insbesondere an der 3. Position, aber auch ansonsten in der Tiefe tastbar
   - Hat Kraft – you li – yǒu lì – 有力
4 Hat zentriertes Magen-Qi, d.h. Puls an mittlerer Pulstaststelle – guan und in mittlerer Tiefe am stärksten tastbar

Physiologische Einflüsse auf den normalen Puls

⊙ Alter, Geschlecht, Emotionen, augenblicklicher Zustand (z.B. nach körperlicher Anstrengung, Kaffeegenuss, Aufregung), Konstitution etc.

⊙ Jahreszeit:
   - Frühling: Trend zu einem Puls, der an ein gespanntes Seil erinnert
   - Sommer: voll, an Wellen erinnernd, oberflächlicher
   - Spätsommer: langsam, entspannt
   - Herbst: leicht und zerstreut wie eine freie Feder
   - Winter: tief wie ein Stein

Ad 2. Pulse der Krankheit

Beachtet werden

1. Tiefe: oberflächlich oder tief
2. Frequenz: langsam oder schnell
3. Länge: lang oder kurz
4. Kraft: kraftvoll oder kraftlos: Diese Pulsqualität in Kombination mit den anderen ergibt das komplette Pulsbild
5. Strömungen:
   - schlüpfrig (rollend) oder zögernd
   - weich oder gespannt
   - glatt oder rau
6. Rhythmus: rhythmisch oder arrhythmisch

Was man leicht erkennen kann

Zu welcher Hauptkategorie gehört der Puls? Diese Frage ist leicht zu beantworten, vor allem, wenn man die Acht Prinzipien intus hat!

Tab. VI.40: Yang- und Yin-Qualitäten (Acht Prinzipien) der Puls-Hauptkategorien

Yang-Qualitäten	Yin-Qualitäten
1. oberflächlich	2. tief
3. schnell	4. langsam
5. lang	6. kurz

Tab. VI.41: Sekundäre Pulskriterien nach den Acht Prinzipien

Yang-Qualitäten	Yin-Qualitäten
7. voll	8. leer
9. kräftig	10. kraftlos

Tab. VI.42: Weitere Pulskriterien

Yang-Qualitäten	Yin-Qualitäten
11. glatt und rhythmisch	12. abgehackt oder arrhythmisch

Die Pulse der Krankheit nach Li Shi-Zhen

Anfänger tun sich unendlich schwer, mit der Systematik der Pulsbilder klarzukommen. Die meisten Lehrbücher bringen nämlich die berühmten 27 Pulse aus Li Shi-Zhens „Bin Hu Mai Xue“ (Pulslehre des Meisters vom Seeufer) ohne zu berücksichtigen, dass es sich dabei um eine Art Abstract in Gedichtform handelt (siehe auch Kapitel *Kurzer Abriss der Geschichte der chinesischen Pulsdiagnostik*, S. 112).

Neuere Lehrbücher und moderne Lehrer versuchen, System in die Sache zu bringen, indem sie die pathologischen Pulse in Haupt- und Unterkategorien einteilen. Der folgende Abriss über die Pulsdiagnostik orientiert sich primär an Li Shi-Zhen und verwendet die Systematik nach Ramakers und Flaws.

Tab. VI.43: 6 Haupt- und 21 Unterkategorien primärer pathologischer Pulsqualitäten nach Li Shi-Zhen, Ramakers und Flaws

	Hauptkategorien	Anzahl	Unterkategorien	Anzahl	Unterkategorien
1.	Fu – oberflächlich	1	Ein Fülle und sechs Mangel-Muster	7	hong – flutend ge – trommelfellartig xu – leer san – zerstreut kou – zwiebelstängel ruan/ru – aufgeweicht wei – verschwindend
2.	Chen – tief	1	Ein Fülle- und vier Mangel-Muster	5	shi – voll fu – versteckt lao – eingeengt ruo – schwach xi – dünn
3.	Shuo – schnell: mehr als 90 Schläge pro Minute oder mehr als fünf Schläge pro Atemzug	1	Theoretisch schnelle Pulse: diese Pulse wirken schneller als sie tatsächlich sind	4	hua – schüpfrig jin – gespannt cu – hastig dong – beweglich
4..	Chi – langsam: weniger als 60 Schläge pro Minute oder weniger als vier Schläge pro Atemzug	1	Theoretisch langsam: eingebremst, fehlende Schläge	4	huan – moderat se – rau jie – verknotet dai – intermittierend
5.	Chang – lang: länger als die drei Pulstaststellen	1	Lang, fein, gespannt	1	xian – bogensehnenartig gespannt
6.	Duan – kurz: kürzer als die drei Pulstaststellen	1	-	0	duan – kurz
	Gesamt	6	Gesamt	21	

Durch Addition der Haupt- und Unterkategorien kommt man auf die 27 Pulskategorien nach Li Shi-Zhen.

Später, nach Li Shi-Zhen, wurden noch zwei zusätzliche Pulsqualitäten hinzugefügt:

7.	Später hinzugefügt	2		2	da – groß ji – rasend schnell

Tab. VI.44: Wissenswertes über die sieben Haupt- und die zahlreichen Puls-Unterkategorien nach Ramakers[60], Li Shi-Zhen (übersetzt von Hoc Ku Huynh i[61]) und Flaws[62]

	pin yin	pīn yīn	汉字	Dt.	Engl.	Typisch	Pathogenese	Bild	Grafik
1	**Oberflächliche Pulse – fu mai** *Diese Pulse sind nur in der oberflächlichen Hälfte des Pulsrohres bei leichtem Druck tastbar, verschwinden bei stärkerem Druck. Man findet in dieser Kategorie fünf große und zwei kleine, sowie einen Fülle- und sechs Mangel-Pulse*								
1.	fu mai	fú mài	浮脉	oberflächlich (treibend)	floating	siehe oben, allgemeine Beschreibung oberflächlicher Pulse	a) bei akuter Erkrankung Reaktion auf PF (hong mai) b) hyperaktives Yang steigt bei Yin-Mangel auf. Zusätzlich bestehen diskrete Hitze-Zeichen c) Entwurzeltes Yang steigt auf; Ursache: schwerer Blut-, Yin-Mangel	schwimmendes Holz lässt sich untertauchen, taucht bei Nachlassen des Druckes sofort wieder auf	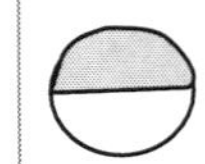
1.1	hong mai	hóng mài	洪脉	wogend, flutend	surging, flooding	ofl, kräftig, bietet dem palpierenden Finger Widerstand	aufsteigendes Yang durch intensive Hitze a) Fülle-Hitze durch Abwehr-Qi (wei qi) im Kampf mit Pathogenen b) schwere Mangel-Hitze Tiefes Pendant: shi mai	dick und voll wie eine Mortadella; kommt wie die Brandung mit großer Kraft, geht geschwächt	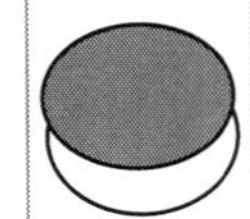
1.2	xu mai	xū mài	虚脉	leer	empty	Der Ausdruck xu mai ist sowohl für kraftlose Pulse allgemein als auch für die unten beschriebene Pulsqualität gebräuchlich: ofl, groß, kraftlos, weich, langsam (nicht unbedingt lt. Flaws[63]).	hyperaktives Yang durch Mangel an Qi, Blut, Yin, Flüssigkeit, Jing. Akuter Zustand bei Blut-, Flüssigkeits-, Yin-Verlust	Wursthaut, leerer Sack	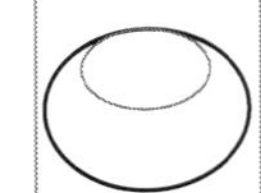
1.3	kou mai	kōu mài	芤脉	Zwiebelstängel, hohl	scallion stalk, hollow	ofl, außen solid, weil Qi noch vorhanden ist, innen leer, weil Blut fehlt	temporär – akuter großer Blutverlust; Gynäkologie – postpartal, Menstruation. Blut, die „Mutter von Qi" fehlt (daher leer), aber Qi ist noch vorhanden und festigt die Gefäßwand	Frühlingszwiebel, das Charakteristikum „zwei mal bar" (zuerst bei leichtem Druck, dann nicht mehr und etwa in der Mitte der Tiefe wieder) wird von Flaws (Puls, S. 47) negiert	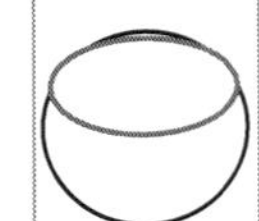
1.4	san mai	sàn mài	散脉	zerstreut, wie Pulver	scattered	ofl, groß, entwurzelt, verschwindet bei Druck komplett, mal fühlbar, mal nicht	Nieren-Schwäche oder schwerer Blut- und Yin-Verlust führt zur Auflösung von Qi, wodurch die äußerlich solide Komponente des oben beschriebenen kou mai verloren geht	hat keine Wurzel	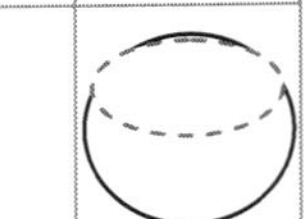
1.5	ge mai	gé mài	革脉	trommelfellartig	drumskin	ofl, außen solid, hart, bogensehnenartig gespannt, innen leer; wie kou mai, aber dickere Wand durch Kälte-Kontraktion	großer akuter Blutverlust plus Kälte-Invasion (Kommt fast ausschließlich in der Gynäkologie vor: nach Curettage, Abort, oft mit schwarzer Zunge); bei Männern selten bei Spermatorrhoe	gespanntes Trommelfell oder prall aufgeblasener Ballon, 2x fühlbar	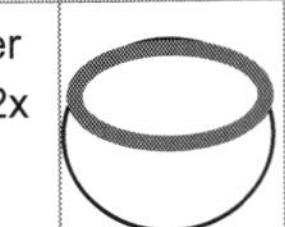

[60] Ramakers, persönliche Mitteilung im Rahmen der Postgraduate Lehrgänge PG1-3 in Wien 1999–2005.
[61] Li Shi Zhen Pulse Diagnosis. Übersetzung Hoc Ku Huyn/Seifert G.M.
[62] Flaws B (1996, Erstauflage Englisch 1995): Das Geheimnis der Chinesischen Pulsdiagnose. Verlag für Ganzheitliche Medizin Dr. Erich Wühr GmbH, D-93444 Kötzting, Bayer. Wald. ISBN: 3-927344-48-6, S. 46 und ganzes Buch.
[63] Flaws B: Das Geheimnis der chinesischen. Pulsdiagnose S. 46 und ganzes Buch.

	pin yin	pīn yīn	汉字	Dt.	Engl.	Typisch	Pathogenese	Bild	Grafik
1.6	ru mai / ruan mai	rú mài / ruǎn mài	濡脉 /软脉	aufge-weicht, weich	soggy, soft	ofl, fein, kraftlos, weich, nachgie-big[64]	Nieren-Schwäche (Yin, jing, Mark), Qi- und Blut-Mangel plus Feuchtigkeit (weicht auf)	Watte, aufgeweichtes Gum-mibärli, Seidengarn im Was-ser (Feuchtigkeit)	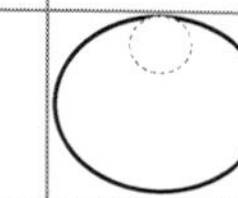
1.7	wei mai	wēi mài	微脉	verschwin schwin-dend	faint, mi-nute	extrem fein, völlig kraftlos, mal fühlbar, mal nicht. Flaws: Keine Angabe zur Tiefe, einfach nur ext-rem schwach	chronischer extremer Qi-/ Blut-Mangel (z.B. Folge von kou mai)	drahtig, aber ofl, sehr dünn	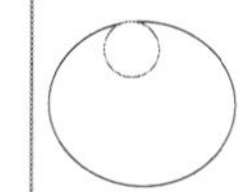
2	**Tiefe Pulse – chen mai** *Diese Pulse sind nur in der Tiefe zu tasten. Man unterscheidet vier kleine und einen großen tiefen Puls*								
2.	chen mai	chén mài	沉脉	Tiefe Pulse	deep	nur bei starkem Fingerdruck fühlbar	Yang abhanden gekommen, z.B. durch Kälte konsumiert; Yang bleibt „innen"	horizontal nur in der unteren Hälfte gefülltes Rohr	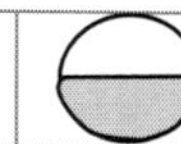
2.1	shi mai	shí mài	实脉	voll	full, replete	lang, groß, hart, voll	Kampf Abwehr-Qi und PF – zheng qi und xie qi; oberflächliches Pendant: hong mai	tief und voll	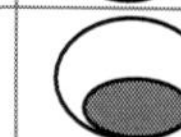
2.2	fu mai	fú mài	伏脉	versteckt	hidden	sehr tief, fein, kraftlos; fühlbar nur bei festem Druck	Yang-Qi blockiert durch Qi-Stau, Blut-Stase – fließt überhaupt nicht! Tiefe innere Kälte	tief am Knochen kraftlos	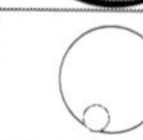
2.3	lao mai	láo mài	牢脉	einge-engt, „im Stall"[65]	firm, con-fined	hart, stark, voll, groß, lang, wiry; kräftiger als fú mài	Yang-qi blockiert durch feuchte Kälte, Zustand be-vor Kälte in Hitze übergeht (Erkältung)	in Mitte der Tiefe mit Kraft	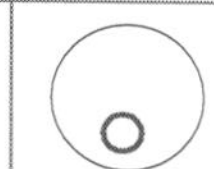
2.4	ruo mai	ruò mài	弱脉	schwach	weak	tief, fein, weich	Qi-Mangel → Yang-Qi kann nicht aufsteigen oberflächliches Pendant: wei mai)	tief und schwach	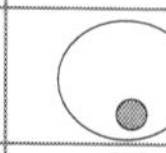
2.5	xi mai	xì mài	细脉	dünn	fine, thin	tief, weich (ganz schwach), kon-stant fühlbar	Mangel an Qi, Blut, Körperflüssigkeit, Yin, plus Feuchtigkeit (hält Puls in der Tiefe)	wie Seidenfaden, dünn und fein, reißt aber nicht ab!	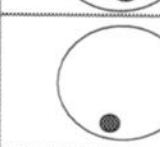

[64] Ru – rú 濡 heißt anfeuchten, eintauchen; ruan – ruǎn 软 heisst weich, geschmeidig, nachgebend

[65] lao – láo 牢 heißt sowohl Gehege, Pferch, Gefängnis als auch fest, haltbar, solide.

[66] Der rasende Puls – ji mai – jí mài 疾脉 eigentlich eine der graduellen Unterkategorien des schnellen Pulses – shuo mai – shuò mài 数脉 scheint bei manchen Autoren alse ine der später hinzugefägten Pulse auf.

Schnelle, langsame, lange und kurze Pulse

	pin yin	pīn yīn	汉字	Dt.	Engl.	Typisch	Pathogenese	Bild	Grafik
3	**Schnelle Pulse – shuo mai**								
3.1	Einfach tatsächlich beschleunigte Pulse: Hier geht es nur um das Tempo								
3.1	shuo mai	shuò mài	数脉	schnelle Pulse	rapid	Glztg. Puls-Kategorie und –Bild – alles über 90 Pulsschläge pro Minute oder 6 Schläge pro Atemzug	Yang überwiegt bei jeder Form der Hitze z.B. Fülle-Hitze bei Fieber, C2H5OH; Transformations-Hitze, Hitze durch Stagnation, Mangel-Hitze durch Yin-Mangel, DD Zunge	Einfach beschleunigtes Metronom	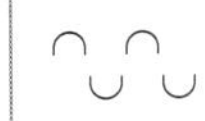
Graduelle Unterschiede d. Beschleunigung	ji mai	jí mài	急脉	drängend, eilend	urgent	7 Schläge pro Atemzug	Fülle-Hitze, Fieber		
	ji mai	jí mài	疾脉	rasend[66]	racing, speed	8 Schläge pro Atemzug	Fülle-Hitze →Schweiß →Yin-Mangel		
	tuo mai	tuō mài	脱脉	verlassen	deserted, collapsed	9 Schläge pro Atemzug	Dissoziation von yin und yang; von yin qi oder jing "verlassen", kollabiert		
3.2	Theoretisch schnelle Pulse: Diese Pulse wirken als ob sie schnell wären oder oder schnell werden könnten, müssen aber nicht wirklich beschleunigt sein								
3.2.1	hua mai	huá mài	滑脉	schlüpfrig	slippery	Theoretisch schnell weil schlüpfrig (man gleitet au, wenn ´s schlüpfrig ist und das beschleunigt die Bewegung): Puls weicht aus bei Palpation	Physiologisch ist eine gewisse Schlüpfrigkeit bei glattem Qi-Fluss; erhöht aner physiologisch in der Schwangerschaft Pathologisch: Schleim-, Feuchtigkeits-, Nahrungs-Stagnation	Wie Perlen auf einer Schüssel:	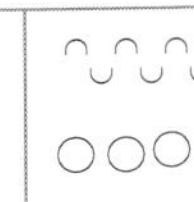
3.2.2	jin mai	jǐn mài	紧脉	gespannt	tight	Gespannt, „eng", schnell, immer kräftig, groß und weit (relativ dickes Pulsrohr im Gegensatz zum xian mai – Bogensehnen-Puls, siehe unten xian mai)	Oft nicht Leber-Qi sondern Kontraktion, Schmerz (Kälte), 6 Hindernisse, Bi-Syndr.	Gespanntes Seil	
3.2.3	cu mai	cù mài	促脉	hastig	skipping	Hastig, schnell, unregelmäßig unterbrochen, kräftig. Der einzige schnelle der drei unterbrochenen Pulse (cu mai, jie mai, dai mai)	Hitze + Qi-, Blut-, Schleim-, Nahrungs-Stagnation	Schnur mit Knoten in kurzen, unregelmäßigen Abständen gleitet durch die Hände	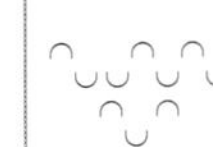
3.2.4	dong mai	dòng mài	动脉	beweglich, wirbelnd, kreiselnd	stirring, moving	Auf der Stelle kreiselnd an 2. guan-Pos.; schnell, kräftig, schlüpfrig und bogensehnenartig gespannt	Qi und Blut "out of phase". Puls glztg. beschleunigt und gehemmt. Äquivalent für "langen Puls", der aber nicht aus kann durch Kampf zw. Yin und Yang (z.B. Schmerz – Spannung + Angst – Qi-Chaos)	Kreisel, tanzende Bohne. Kommt nur an der 2. Pulstaststelle (guan) vor	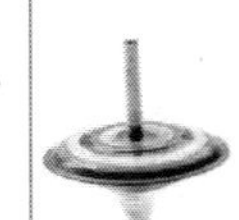

	pin yin	pīn yīn	汉字	Dt.	Engl.	Typisch	Pathogenese	Bild	Grafik
4	**Langsame Pulse – chi mai**								
4.1	Einfach verlangsamte Pulse								
4.1	chi mai	chí mài	迟脉	Langsame Pulse	slow	Weniger als 60 Schläge pro Minute oder 4 Schläge pro Atemzug	Kälte (Fülle und Mangel), Yang-Mangel und Yin-Exzess	Tendenz zur Verlangsamung; langsames, regelmäßiges Metronom	
4.1.1	huan mai	huǎn mài	缓脉	moderat	moderate, relaxed, leisurely	einfach langsam, ab 4 Schläge	Physio: wenn gesund, dann in 3 Ebenen tastbar Patho: Tendenz zu Yang-Qi-Mangel (Herz-/ Milz-Qi- oder Yang-Mangel)		
Graduelle Unterschiede einfach langsamer Pulse	sun mai	sǔn mài	损脉	geschädigt	detriment, damaged	2 Schläge	nicht behandelbar		
	bai mai	bài mài	败脉	verschwun schwunden	vanquished, failed	1 Schlag	nicht behandelbar		
	duo jing	duó jīng	夺精	eingeschränkte Essenz	retrenchment of essence, collapsed jing	½ Schlag	Jing-Kollaps		
4.2	Theoretisch verlangsamte, unterbrochene Pulse								
4.2.1	se mai	sè mài	涩脉	Rauer Puls	choppy	Frequenz und Amplitude wechselnd	Puls der <u>theoretisch</u> bremsenden Reibung durch Qi- und Blut-Stagnation z.B. bei Blut- und Flüssigkeits-Mangel	Sägezahn; Metronom mit unregelmäßigen Synkopen: "Wie an Bambus kratzendes Messer" – Bambus hat unregelmäßig angeordnete Knoten!	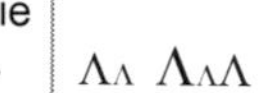
4.2.2	jie mai	jié mài	结脉	Verknotet, unregelmäßig unterbrochen	bound, knotted	Langsam, unregelmäßig ausfallende Schläge	Wenn langsam: Kälte →Stagnation; wenn moderat: Herz-Qi-Mangel mit Blut-Stase	Wie wenn ein Seil mit unregelmäßig angeordneten Knoten durch die Hände gleitet	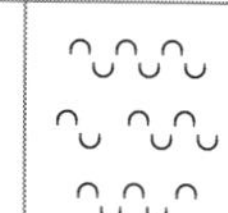
4.2.3	dai mai	dài mài	代脉	Regelmäßig unterbrochen – intermittierend	regularly interrupted, intermittent	Langsam, regelmäßig ausfallende Schläge	Von Yang-Qi verlassen – schleunigst zum Kardiologie!	Langsames Metronom mit regelmäßigen Synkopen	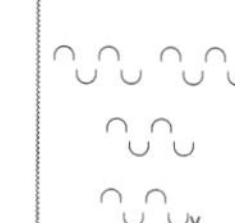

	pin yin	pīn yīn	汉字	Dt.	Engl.	Typisch	Pathogenese	Bild	Grafik
5	**Lange Pulse – chang mai** *Sind über die drei Pulstaststellen hinaus tastbar*								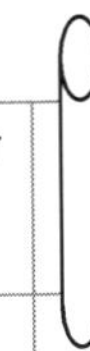
5.	chang mai	cháng mài	长脉	Lange Pulse	long	Länger als die 3 Pulstaststellen (nach proximal und distal); glztg. Puls-Kategorie und Puls-Bild!	Physio: bei Super-Kondition Patho: Qi-Gegenfluß, volles Feuer	Verlängertes pulsierendes Rohr	
5.1	xian mai	xián mài	弦脉	Bogen-sehnen-Puls	bowstring, wiry	Bogensehnenartig gespannt und lang. Meist (nicht immer) kraftvoll, aber dünn (DD. Jin mai!), <u>immer lang (>3 Positionen)</u> und gespannt	Qi-Fluß-Obstruktion ←Emotionen, Feuchtigkeit, Blut-Mangel. Meist Leber-Qi-Stau bei Milz-Schwäche. Oft bei Schmerzen	Bogensehne, Zithersaite	
6	**Kurzer Puls** *Nicht an 1. oder 3. Pulsposition zu tasten*								
6.	duan	duăn	短脉	kurz	short	Kürzer als die 3 Pulstaststellen von prox. oder dist; glztg. Puls-Kategorie und -Bild!	Thorax-Qi-Schwäche (zong qi xu – He, Lu) eventuell durch zhong qi xu = Qi-Mangel des mittleren 3E (Mi, Ma, Verdauung), Jing-Mangel	Einfach kürzer als 3 Pulstast-stellen	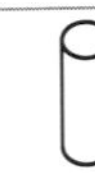
	Nach der Zeit Li Shi-Zhen´s hinzugefügt								
7	**Zwei zusätzliche Pulse**								
7.1	da	dà dà	大脉	groß	large	a) Klassisch: "füllt Fingerspitzen": eines der 4 „großen Dinge" b) groß, leer und kraftlos: keine Kraft mehr, den Puls zusammenzuhalten	a) Physio: Athleten-Puls; Patho: Sekret-Blockade, z.B. Harn; Klassisch – Shang Han Lun: Yang-ming-Syndrom b) Modern: Wen Bing, Folge einer langen Konsumption von Flüssigkeit	a) Pocht so richtig gegen die palpierenden Finger b) Große leere Wursthaut, schlecht aufgeblasener Ballon	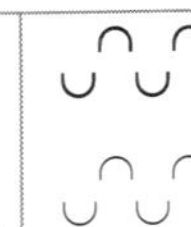
7.2	ji mai	jí mài	疾脉	rasend, speed	racing, speed	8 Schläge pro Atemzug	Fülle-Hitze → Schweiß → Yin-Mangel		

Ad 3 Merkwürdige Pulse = wahre Organ-Pulse

Zhen zang mai – zhen zàng mài 真脏脉

Tab. VI.45: Hinweis auf Organpathologie bei abwesendem Magen-Qi – Pulse der Erschöpfung

Leber-Erschöpfung	Aufgestelltes Messer – yan dao mai – yǎn dāo mài
Herz-Erschöpfung	Springender-Bohnen-Puls – zuan dao mai – zhuǎn dòu mài
Milz-Erschöpfung	Pickender Sperling-Puls que zhuo mai – què zhuó mài
	Leckendes-Dach-Puls – wu lou mai – wū lòu mài
Lungen- Erschöpfung	Verrückter-Sesam-Puls – ma cu mai – má cù mài
Nieren-Erschöpfung	Schnellender-Stein-Puls – tan shi mai – tán shí mài
	Aufdrehendes-Seil-Puls – jie suo mai – jiě suǒ mài
Ming-Men-Erschöpfung	Springende-Shrimps-Puls – xia you mai – xiā yóu mài
	Wedelnder-Fisch-Puls – yu xiang mai – yú xiáng mài
Blasen-Erschöpfung	Siedende-Eingeweide-Puls – fu fei mai – fu fèi mài

Ad 4 Anatomisch abnorme Pulse

Fan guan mai – fǎn guān mài 反关脉Verlaufsvarianten der A. radialis

Ad 5 Physiologisch regelwidriger Puls

Li jing mai – lí jīng mài 离经脉

Tritt unmittelbar vor der Geburt auf, kündigt Geburt an. Z.B. wird ein schlüpfriger Puls plötzlich rau (Cui Jia-Yan: Si Yan Ju Yao – sì yán ju yào, 5. Jh)

Schritt für Schritt zu einem brauchbaren Ergebnis

Tab. VI.46: Die Hierarchie der Puls-Befunde

1–3 Konstitutionsdiagnose	1. Schritt	Gesunder oder krankhafter Puls? Krankhafter *Puls:* 1. Magen-Qi (Guan-Position): ändert sich als erstes (wird dezentriert) – Appetit, Lebensfreude 2. Wurzel (Chi-Position bis zum Knochen drücken) 3. Shen? Kraft allgemein und Cun-Position unter der Haut 4. Kraft? Leistet Widerstand 5. Harmonie? Runde Welle (Sinus), keine fehlenden Schläge
	2. Schritt	Grundlegende Puls<u>qualität</u>? Ofl/tief Schnell/langsam Lang/kurz/breit Zwei Antworten: links und rechts
	3. Schritt	Allgemeines Puls-Bild? Schränkt die Möglichkeiten ein! Links und rechts beachten!
4 Differenzierung der Krankheit	4. Schritt	Spezifisches Puls-Bild an bestimmten Positionen? „Klavierspielen" mit den Fingern
5–7 Synthese zur Auswertung der erhobenen Befunde	5. Schritt	Plausibler Pathomechanismus? Verstehen der bing ji 病 机 „Krankheitsmaschine" durch Synopsis aller Befunde
	6. Schritt	Arbeitshypothese
	7. Schritt	Nachweis? Puls ändert sich unter „diagnostischer Akupunktur" – zumindest temporär – in Richtung Normalität – Nachweis gelungen!.
	***	Hurrah! Diagnose!

1–3: Konstitutionsdiagnose, 4: Differenzierung der Krankheit, 5–7: Synthese zur Auswertung der erhobenen Befunde

Nur für Puls-Freaks: Die Pulstaststellen im Wandel der Zeit

Kurzer Abriss der Geschichte der chinesischen Pulsdiagnostik

Im Nei Jing, dem Klassiker der Inneren Medizin (entstanden zwischen 5.–1. Jh. v. Chr), sind neun Körper- und vier Magenpulse (siehe Tab. VI.47 und S. 113) sowie die Radialispulse beschrieben.

Zhang Zhong-Jing (150–219 n. Chr.), der geniale Schöpfer des Shang Han Lun, reduzierte die Körperpulse auf drei:

- Obere Körperpartie: Ma 9
- Mittlere Körperpartie: cun kou (unklar, ob Lu 9 oder der Radialispuls generell)
- Untere Körperpartie: Ma 42

Der Klassiker der Schwierigkeiten, das Nan Jing (entstanden zwischen dem 3. vor- und 3. nachchristlichen Jahrhundert), erwähnt nur die Radialispulse, allerdings etwas anders besetzt als heute gängig: Oberflächlich werden die Fu-, in der Tiefe die Zang-Organe befundet.

Wang Shu-He (201–280 n. Chr.) versucht in seinem Puls-Klassiker – Mai Jing – eine Synthese der unterschiedlichen Methoden.

Heute wird Pulsdiagnostik für gewöhnlich in Anlehnung an Li Shi-Zhens Werk „Bin Hu Mai Xue“, die Pulslehre vom Meister des Seeufers aus dem 16. Jh., gelehrt. Allerdings bringt das die Studierenden oft in Verlegenheit, weil in vielen Büchern nur die berühmten „27 Pulse“ ohne zusätzliche Interpretation zu finden sind. Bei diesen 27 Pulsen handelt es sich nur um den zweiten Teil einer umfassenderen Beschreibung pathologischer Pulse. Li Shi-Zhen war nämlich von seinem Vater, Li Yan-Wen, in Pulsdiagnostik unterrichtet worden, anhand eines klassischen Vier-Wort-Gedichts, des Si Yan Ju Yao – Vier-Worte Essentials – aus dem 5. Jh. von Cui Jia-Yan. Darauf aufbauend schuf Li Shi-Zhen seine berühmte Pulslehre mit den 27 Pulsen, welche allerdings ohne die Basis des Vier-Worte Essentials nicht verständlich ist.

Immer gültig bleibt die Gliederung nach den 3 Etagen des Dreifachen Erwärmers. Für die Praxis gut brauchbar ist der Vergleich Radialispuls/Carotispuls:

- Ist der Carotispuls stärker als der Radialispuls, dann handelt es sich um ein Problem der Hohlorgane (fu).
- Ist hingegen der Radialispuls stärker als der Carotispuls, dann besteht ein Problem der parenchymatösen Organe (zang).

Nei Jing 3 x 3 Pulse entsprechend Himmel, Mensch, Erde und vier Magen-Pulse

In den „Einfachen Fragen“ des Klassikers der Inneren Medizin des Gelben Kaisers (Huand Di Nei Jing Su Wen, 475–221 v. Chr.) wird der Körper als Abbild von Himmel, Mensch und Erde in drei Etagen interpretiert. Jede Etage wird ihrerseits wieder in die drei Regionen Himmel, Mensch und Erde unterteilt, deren jede eine eigene Pulstaststelle besitzt, wo Qi verschiedener Parameter beurteilt wird:

Tab. VI.47: 3 x 3 Etagen

	3 Etagen	3 Unterlagen		
Obere Etage	Himmel	Himmel	Gb 3	Qi der Schläfe
		Mensch	3E 21	Qi des Ohres
		Erde	Ma 3	Qi von Mund und Zähnen
Mittlere Etage zwischen Himmel und Erde steht der Mensch	Mensch	Himmel	Lu 9	Lungen-Qi
		Mensch	He 7	Herz-Qi
		Erde	Di 4 (Di 3)	Thorax-Qi
Untere Etage	Erde	Himmel	Le 10 (Le 3)	Leber-Qi
		Mensch	Mi 11	Qi der Mitte (zhong qi)
		Erde	Ni 3	Nieren-Qi

Die vier Magen-Pulse nach dem Nei Jing

Magen-Qi ist als Motor für die Bildung von Essenz – Jing, Qi und Blut – extrem wichtig, es bildet auch die Basis der Pulswelle. Entsprechend dieser Bedeutung schreibt ihm das Nei Jing vier Pulstaststellen zu:

- Ma 9: entspricht dem linken Radialispuls
- Ma 30: repräsentiert das pränatale Meer der Nahrung
- Ma 36: repräsentiert das postnatale Meer der Nahrung
- Ma 42: entspricht dem rechten Radialispuls

4 Befragung – Spezielle TCM-Anamnese und Schlussfolgerungen

Die Entwicklung einer stimmigen Behandlungsstrategie erfordert vor jeder Behandlung die Aktualisierung der Anamnese: Nur so kann der Arzt seine Strategie optimal auf den aktuellen Zustand des Patienten abstimmen. Für Therapiestrategien und konkrete Hinweise siehe Band 2: Syndrome.

Tab. VI.48: Unspezifische und spezifische TCM-Anamnese

Unspezifische Anamnese	Spezielle TCM-Anamnese
Aktuelle Erkrankung – akut? chronisch? Was sieht der Patient als Ursache an? Z.B. äußere Faktoren wie Wetterwechsel etc. Bisherige Behandlung? Was hat geholfen, was nicht? Sonstige Vorerkrankungen? Lebensführung? Überarbeitet? Sport? Verweichlicht?	Menschentyp Temperaturempfindung, Fieber, Frösteln, Schüttelfrost Schwitzen Appetit, Durst, Geschmack Stuhl, Harn Schmerzen Schlaf, Träume Menses, Fluor

4.1 Menschentypen

Im Sinne der Fünf-Elemente-Theorie gibt es verschiedene Menschentypen, wobei reine Typen sehr selten sind. Die Regel sind Mischtypen, bei denen im Lauf des Lebens einmal die eine, dann die andere Komponente im Vordergrund steht. Als Richtlinie kann gelten, dass jeder Typ auf bestimmte Krankheiten anfällig ist und eine bestimmte Art der Behandlung braucht.

De facto prägen die „fünf Seelen" der Yin-Organe die Persönlichkeit. Jede Seele hat ihren eigenen Aufgabenkreis, ihre Stärken, ihre Schwächen und ist überdies auf bestimmte Emotionen besonders anfällig.

Tab. VI.49: Organe, Seelen, Emotionen, Menschentypen

Organ	Seele	Emotionen	Funktion der Seele	Stärke	Schwäche	Idealberuf	Prominentes Beispiel	Tier	Zahn	Braucht
Leber	Hun 魂 – Wander-Seele, Geistseele	Zorn	Instinkt, Aggression, Territorialverteidigung	Aktiv, mutig, spontan	Wechselhaft,launenhaft, aufbrausend	Chefsekretärin, resolute Wirtin, Türsteher	F.J. Strauss	Tiger, Stier	Eckzahn	Aktivität, Aufgabe!
Herz	Shen 神 – spirituelle Oberseele	Freude	Umgang mit Dingen d. täglichen Lebens, Herzlichkeit	Kontaktfreudig, offenherzig	Verausgabt sich für Anerkennung restlos	Animateur, Schauspieler	F. Liszt	Lerche	Weisheitszähne	Kontakt, Gespräch, Anerkennung, Gefühl!
Milz	Yi 意 – Idee	Grübeln, overrhinking	Verdauen von Erfahrenem, Gelerntem	Verarbeitet Eindrücke, integriert neue Informationen	Klebt an Gedanken, nachträgerisch	Philosoph, Koch	Thomas von Aquin	Wiederkäuer	Molare/ Prämolare	Ablenkung, Bewegung, Motivation!

Organ	Seele	Emotionen	Funktion der Seele	Stärke	Schwäche	Idealberuf	Prominentes Beispiel	Tier	Zahn	Braucht
Lunge	Po 魄 – Körperseele	Trauer, Melancholie	Vegetativum, Haut	Kreativ, phantasievoll, trotzdem trocken	Neigt zur Melancholie, vegetative Dystonie	Kabarettist, wird allerdings oft depressiv	Karl Valentin	Windhund, Leguan	Prämolare/Molare	Phantasie, Einbringen eigener Ideen
Niere	Zhi 志 – Willensseele	Angst und Schreck	Willenskraft, Beharrlichkeit	Standhaft und zielbewusst, vorsichtig	Starrsinnig, stur und ängstlich	Notar, Sektionschef	Schneider Ziegenböck	Hase	Schneidezähne	Stütze

4.2 Temperaturempfinden, Fieber, Frösteln, Schüttelfrost[67]

Vorbemerkung

Hier geht es nach den acht Prinzipien um Hitze = Yang oder Kälte = Yin. Leitkriterien sind Temperatur, Temperaturtoleranz, Geschwindigkeit, Farbe (siehe auch das Kapitel *Acht Prinzipien,* S. 71 ff).

Generell lässt sich sagen: Plötzlich auftretende heftige Wind-Kälte-Aversion mit Frösteln und Schüttelfrost lässt auf äußere Syndrome schließen. Die TCM erklärt dieses Phänomen damit, dass das Abwehr-Qi (Wei Qi) seiner Aufgabe, die Temperatur zu regulieren, nicht nachkommen kann, weil es sozusagen „anderwärtig beschäftigt" ist: Es versucht nämlich, die Pathogenen Faktoren Wind-Kälte oder auch Wind-Hitze vom Eindringen in den Körper abzuhalten. Gegen Kältegefühl, Kälteaversion und Schüttelfrost hilft auch kein Zudecken! Mit steigendem Fieber bessern sich die Symptome zwar, die Kälte-Aversion kann aber noch eine Zeit lang weiter anhalten, eben solange wie das Abwehr-Qi blockiert bleibt.

Im Gegensatz dazu beruht beständige gemäßigte Kälte-Aversion darauf, dass ein zu schwaches Yang-Qi nicht imstande ist, die oberflächlichen Körperschichten zu wärmen. So ein Zustand kann konstitutionell bedingt sein, oder auch durch einen erhöhten Verbrauch von Yang-Qi ausgelöst werden, z.B. wenn wir ausgepumpt aus dem Nachtdienst heimkommen. Hier hilft Zudecken und Ausruhen sehr wohl.

Wenn in der TCM die Rede von „Fieber" ist, dann kann es sich wohl tatsächlich um erhöhte Körpertemperatur handeln, es kann aber auch rein um das subjektive Empfinden des Patienten gehen.

Konkrete diagnostische Hinweise durch Temperaturempfinden, Fieber

Tab. VI.50: Temperaturempfinden, Fieber, Frösteln, Schüttelfrost

Leitsymptom	Weitere Symptome	Weitere Differenzierung	TCM	Beispiele WM
Fieber	Gleichzeitig Kälteaversion, Frösteln oder Schüttelfrost, *Puls:* oberflächlich; *ZB:* nicht verändert	Wesentlich ist das gleichzeitige Auftreten	Blockade des Abwehr-Qi (Wei Qi) durch äußere Pathogene. Nähere Differenzierung siehe unten	Beginn einer Erkältung oder einer schweren hochfieberhaften Erkrankung wie Influenza
		Puls zusätzlich gespannt; heftige Kälteaversion, mäßiges Fieber steigt allmählich (~ 38°C)	Äußeres Wind-Kälte-Syndrom (Shang Han). Blockade des Abwehr-Qi (Wei Qi) durch Pathogene	Beginn eines banalen Infektes

[67] Kaptchuk, S. 170 f, KMPP, S. 259, CAM, S. 263, Maciocia: Grundlagen, S. 165.

Leitsymptom	Weitere Symptome	Weitere Differenzierung	TCM	Beispiele WM
		Puls zusätzlich schnell; kurz dauernde Kälteaversion, Fieber steigt rasant schnell hoch an (> 39°C)	Äußeres Wind-Hitze-Syndrom (Wen Bing). Blockade des Abwehr-Qi (Wei Qi) durch Pathogene	Beginn einer echten Influenza, Meningitis
	Keine Kälteaversion	Hohes Fieber mit Durst, allmähliche Entwicklung aus Kälte-Symptomatik; *ZB* wird gelblich	Innere Fülle-Hitze, Transformations-Hitze aus Wind-Kälte (Shang Han)	Blühender Infekt
		Hohes Fieber, starker Durst, rasante Entwicklung nach flüchtiger Kälte-Symptomatik	Innere Fülle-Hitze aus Äußerer Wind-Hitze (Wen Bing)	Echte Influenza, Meningitis
		Niedriges Nachmittagsfieber oder nur subjektiv fiebriges Gefühl	Innere Mangel-Hitze	Klimakterisches Syndrom
Undulierendes Fieber, d.h. wechselnd hoch oder immer wiederkehrend	Sehr hoch, regelmäßig wiederkehrend	Spitze jeden Nachmittag zwischen 15 und 17 h, Obstipation, Bauchspannung	Yang-Ming-Organsyndrom	Längeres Fieber bei Infekt
	Niedrig, regelmäßig wiederkehrend	Nachmittags oder abends, Hitzewallungen, Nachtschweiß; evtl. Dysphorie	Yin-Mangel-Feuer	Klimakterisches Syndrom, TBC
	Unregelmäßig wiederkehrend	Abwechselnd aber nicht gleichzeitig mit Frösteln	Shao-Yang-Syndrom	Nicht auskurierter Infekt
Ständiges Fieber	Nicht hoch	Subjektiv fühlt sich die Haut erst nach längerem Palpieren warm an; Schweregefühl; *ZB:* fettig	Feuchtigkeit-Hitze blockiert Yang-Qi im Inneren, daher fühlt sich die Haut zunächst nicht warm an	Chronische Cholezystitis
Kälteaversion, Frösteln	Akut, gleichzeitig Fieber, evtl. Schüttelfrost, *ZB:* nicht verändert, *Puls:* oberflächlich; Zudecken hilft nicht!	Puls zusätzlich gespannt; ZB nicht verändert; heftige Kälteaversion, mäßiges Fieber steigt allmählich	Äußeres Wind-Kälte-Syndrom (Shang Han). Blockade des Abwehr-Qi (Wei Qi) durch Pathogene	Beginn eines banalen Infektes
		Puls zusätzlich schnell; kurz dauernde Kälteaversion, Fieber steigt rasant schnell hoch an	Äußeres Wind-Hitze-Syndrom (Wen Bing). Blockade des Abwehr-Qi (Wei Qi) durch Pathogene	Beginn einer echten Influenza
	Kein Fieber, Zudecken hilft!	Beständige mäßige Kälteaversion, Frösteln, länger bestehend, *ZB:* weiß, feucht, *ZK:* blass, Puls kraftlos, nicht oberflächlich	Yang-Mangel	Erschöpfungszustand, konstitutionell
	Abwechselnd mit Fieber	Die beiden Symptome treten nicht gleichzeitig auf!	Shao-Yang-Syndrom, Pathogen steckt zwischen Außen und Innen	Nicht auskurierter Infekt

4.3 Schwitzen[68]

Die Lunge und das Abwehr-Qi kontrollieren die Haut und die Poren. Schwitzen kann nur bei geöffneten Poren erfolgen. Das Schwitzen selbst ist eine Funktion des Herzens.

[68] CAM, S. 263 f, Kaptchuk S. 171 f, Maciocia: Grundlagen, S. 165 f

Tab. VI.51: Diagnostische Hinweise durch Schwitzen

Schwitzen und weitere Symptome	TCM	WM Beispiele
Schwitzt überall, untertags, bei geringer körperlicher Anstrengung, evtl. zusätzlich Belastungsdyspnoe (Stiegensteigen)	Lungen- oder Abwehr-Qi-Mangel	Untrainiert, schwitzt leicht bei körperlicher Anstrengung
Nachtschweiß, Nachmittagsfieber, schwitzt evtl. nur an den 5 heißen Herzen[69], fahrige Unruhe, rote Wangen	Relativer Yang-Überschuss durch Yin-Mangel	TBC, Klimakterium
Kein Schwitzen, trotz Fieber	Äußerer Einfluss: Kälte zieht die Poren zusammen	Fieber, Abwehr-Qi (Wei Qi) noch blockiert durch Pathogene Faktoren Wind-Kälte
Starkes Schwitzen bei Fieber, „Vier Große" = hohes Fieber, Puls, Durst und Schwitzen sind „groß"	Yang-Ming-Meridian-Syndrom nach den 6 Meridianen (Shang Han), entsprechend Qi-Stadium nach den 4 Schichten (Wen Bing). Schweiß wird durch innere Hitze vom Fülle-Typ (Yang) herausgetrieben	Hohes Fieber bei blühendem banalen Infekt oder schwerer fieberhafter Erkrankung
Wie oben plus Obstipation	Yang-Ming-Organ-Syndrom nach den 6 Meridianen (Shang Han) , entsprechend Qi-Stadium nach den 4 Schichten (Wen Bing)	Hohes Fieber bei blühendem Infekt oder schwerer fieberhafter Erkrankung
Starkes Schwitzen, dicker, kalter Schweiß auf der Stirne, Schwäche, kalte Glieder, Teilnahmslosigkeit	Zusammenbruch des Yang – Yang-Kollaps	Kreislaufkollaps
Schwitzt nur auf dem Kopf, brennender Schmerz im Epigastrium	Magen-Feuchtigkeit-Hitze	Hyperazide Gastritis
Schwitzt nur auf Armen und Beinen, antriebslos, blass	Magen-/Milz-Qi- oder -Yang-Mangel	Dyspepsie, Anämie
Schwitzt nur an den Händen, Antriebslosigkeit, blass, leise	Herz- oder Lungen-Qi-Mangel – Nervosität	Energiemangel, Ermüdung, Nervosität
Künstliches Schwitzen bei Fieber	Äußerer Einfluss Hitze öffnet die Poren	Induziertes Schwitzen durch Akupunktur oder Arzneidrogen

4.4 Aufstoßen, Erbrechen – rebellierendes Magen-Qi

Rebellierendes Magen-Qi ist kein Syndrom, sondern ein Symptom, nämlich die organspezifische Reaktion des Magens auf alle Störungen.

Tab. VI.52: Rebellierendes Magen-Qi

Leitsymptom	Weitere Symptome	Zunge, Puls	TCM	Beispiel
Erbrechen klarer Flüssigkeit sofort nach kaltem Trinken	Plötzlicher Schmerz im Epigastrium, Verschlechterung auf Essen und Druck; kein Durst, will, wenn überhaupt, dann warme Getränke	*ZK:* blass *ZB:* weiß *Puls:* langsam, gespannt	Fülle-Kälte im Magen	Kälte-Gastritis
Erbrechen klarer Flüssigkeit in nüchternem Zustand	Nüchternschmerz, Besserung durch Essen, Druck nicht unangenehm; kein Durst	*ZK: blass* *ZB: weiß* *Puls: tief, verlangsamt, kraftlos*	Magen-Mangel-Kälte	Dyspepsie, Magenschwäche
Brennender Schmerz, Druck unangenehm	Saurer Reflux, bitteres Erbrechen bald nach Essen, ständig Hunger, Gingivitis, Zahnfleischbluten, Obstipation; Durst, will kalt trinken; Magen-Feuer: Ulzera der Gingiva	*ZK: rot* *ZB: gelb, dick, trocken* *Puls: schnell, voll*	Magen-Hitze/Magen-Feuer, Fülle-Syndrom	Gastritis, Ulcus

[69] Wärmegefühl in Handflächen, Fusssohlen, Thorax

Leitsymptom	Weitere Symptome	Zunge, Puls	TCM	Beispiel
Brennender Schmerz, Druck unangenehm	Wie oben, aber mit benebeltem Gefühl, epigastrischem Druck, Stuhl mit Schleimauflagerungen	*ZK:* rot *ZB:* gelb, dick, klebrig, oft gelbe Dornen *Puls:* schnell, voll, schlüpfrig	Magen-Schleim-Feuer	Gastritis, Ulcus
Leicht brennender Magenschmerz, Druck nicht unangenehm	Völlegefühl nach Essen, Hunger ohne Esswunsch, trockener Mund/Hals, Durst ohne Trinkwunsch, und wenn, dann langsam mit kleinen Schlucken; nachmittags Hitzegefühl,	*ZK:* rot *ZB:* fehlt im Zentrum *Puls:* fadendünn, in schweren Fällen oberflächlich	Magen-Yin-Mangel	Atrophisierende Gastritis, Ulcus
Erbrechen von Flüssigkeit nach dem Essen	Lethargie, Schweregefühl	*ZK:* groß, Zahnimpressionen *ZB:* fettig *Puls:* schlüpfrig	Trübe Feuchtigkeit im Magen	Gastritis, Ulcus
Saures, stinkendes Aufstoßen und Erbrechen	Ekel vor Essen, Spannungs- und Völlegefühl im Epigastrium, leichter durch Erbrechen, Halitosis	*ZK:* normal oder blass oder rot *ZB:* dick, wie Tofu *Puls:* voll, schlüpfrig	Nahrungsretention	Dyspepsie, hypazide Gastritis, Ulcus
Sodbrennen, saures Regurgitieren	Auftreten v.a. bei Ärger, Zorn	*Puls:* gespannt	Leber attackiert Magen, kann kombiniert sein mit Feuchtigkeit-Kälte, unterdrückter Hitze, Milz-Qi-Mangel u. Yang-Ming-Fülle	Gastritis mit psychovegetativer Komponente, Ulcus

4.5 Stuhl

TCM-Ärzte untersuchen die Exkrete der Patienten nicht, sie erfragen ihre Beschaffenheit.

Obstipation und Diarrhoe sind die organspezifischen Reaktionen des Dickdarmes auf Störfaktoren. Die Dickdarmfunktion hängt stark von der Milzfunktion ab.

Obstipation

Tab. VI.53: Obstipation, diagnostische Hinweise

Stuhl, Defäkation, westliche Diagnose	Typisch	TCM-Diagnose
Obstipation	Oft mit Trockenheit[70], oft mit Hitze – trocknet aus – aber auch Kälte möglich – hemmt Qi-Fluss	Dickdarmstörung aus verschiedenen Ursachen
Obstipation mit trockenem Stuhl, Defäkation erleichtert bei Diätfehler[71], Fieber	Hitzeaversion, Durst, dunkler Harn, *Puls:* schnell *ZK:* rot, *ZB:* gelb ´, Gesicht: rot	Säftemangel durch Fülle-Hitze – Magen-Feuer
Obstipation mit trockenem Stuhl, Defäkation schwächt bei Diabetes, Klimakterium, Laxantienabusus	Unruhe, 5 heiße Herzen[72], Nachtschweiß Puls: schnell (Hitze), kraftlos (Mangel) ZK: rot (Hitze), dünn (Mangel), ZB: dünn oder fehlt, Gesicht: blass, rote Wangen	Säftemangel im Dickdarm durch Yin-Mangel
Obstipation mit trockenem Stuhl, Defäkation schwächt, Senium oder postpartal – Wochenbettdepression	Blass, müde, ängstlich, Einschlafstörung, schläft durch Puls: kraftlos, rau ZK: blass Gesicht: blass, glanzlos (DD: Qi-/Yang-Mangel)	Säftemangel im Dickdarm durch Blutmangel

[70] Ausnahmen: Bei Qi-Mangel, Yang-Mangel und Leber attackiert Milz kann Obstipation ohne trockenen Stuhl auftreten. Die gleichen Ursachen können auch zu Diarrhoe führen.
[71] Zu viel Gewürz, scharf gebratenes Fleisch
[72] Hitzegefühl in Plantae, Palmae, Thorax

Stuhl, Defäkation, westliche Diagnose	Typisch	TCM-Diagnose
Atonische Obstipation, Stuhl nicht hart, kollapsig nach Defäkation	Blass, müde, Wärme erleichtert, Druck (Massage) angenehm *Puls:* kraftlos *ZK:* blass, schlaff, Zahnimpressionen *Gesicht:* blass, leuchtend (DD: Blut-Mangel)	Qi-Mangel, Milz-Yang-Mangel, Nieren-Yang-Mangel
Obstipation mit Stuhldrang ohne Stuhlabgang	Schwellungen in Flanke und Brust, Appetitlosigkeit, Aufstoßen *Puls:* gespannt *ZB:* dünn, schmierig	Qi-Stagnation
Akute Kälte-Obstipation mit Koliken	Blass, Kälteaversion, Wärme erleichtert, Druck unangenehm *Puls:* langsam (Kälte), gespannt *ZK:* blass	Kälte attackiert Dickdarm
Keinerlei Stuhl- oder Windabgang	Heftige Bauchschmerzen, eventuell Kot-Erbrechen. Zusätzlich Kälte- oder Hitze-Symptome *Puls:* tief (Innen), gespannt (Schmerz) *ZB:* schmierig (Schleim)	Dünndarm-Qi- und –Schleim-Stagnation[73] – Ileus, Invagination
Obstipation abwechselnd mit Diarrhoe, Stuhl nicht hart, Dyspepsie	Spannungsgefühl im Bauch, Reizbarkeit abwechselnd mit Depression, Appetitlosigkeit, Meteorismus *Puls:* gespannt *ZK:* blass, rote Ränder	Leber attackiert Milz[74] durch Leber-Qi-Stagnation

Diarrhoe

Häufigere, ungeformte Stühle entstehen durch Störungen der Transformationsfunktion der Milz sowie der Transportfunktion von Milz und Dickdarm. Prinzipiell unterscheiden wir Fülle- und Mangel-Typen der Diarrhoe.

Tab. VI.54: Diarrhoe, verschiedene Typen

Typ	TCM	Typisch	Weitere Symptome	WM Beispiele
Fülle-Typ	Feuchtigkeit-Kälte	Akut, Defäkation erleichtert, Bauchschmerzen, Druck, Massage unangenehm	Wässerige Diarrhoe, Bauchschmerzen, Wärme erleichtert; Borborygmus; *ZB:* weiß, fettig	Diarrhoe nach viel Eis und kalten Getränken
	Feuchtigkeit-Hitze		Stinkende,braune Diarrhoe, Bauchschmerzen, Brennen im Anus	Akuter Brechdurchfall, Darmgrippe, Ruhr
	Nahrungsstagnation		Bauchschmerzen, stinkende Diarrhoe, fauliges Aufstoßen	Dyspepsie durch Überfressen
Mangel-Typ	Milz-Qi-Mangel	Chronisch, Defäkation schwächt eher, Druck, Massage angenehm	Ungeformter bis flüssiger Stuhl, Völle- und Druckgefühl schon nach wenig Essen; Gesicht und ZK: blass, Puls: kraftlos	Dyspepsie
	Milz-Yang-Mangel/ Milz- und Nieren-Yang-Mangel		Wie Milz-Qi-Mangel aber zusätzlich unverdaute Nahrungsreste im Stuhl	Dyspepsie

[73] Maciocia: Grundlagen, S. 287: gebundenes Dünndarm-Qi, Kaptchuk, S. 302: blockiertes Dünndarm-Qi, Ross, S. 173: Qi-Blockade des Xiao Chang, Kleber: Qi-Stagnation des Dünndarmes mit Obstruktion

[74] Maciocia: Grundlagen, S. 259, CAM, S. 306: Imbalance between the liver and spleen, Kaptchuk, S. 263: Leber greift Milz an, Ross, S. 246: Gan greift auf Pi über.

Typ	TCM	Typisch	Weitere Symptome	WM Beispiele
Gemischter Typ	Nieren-Yang-Mangel + äußere Feuchtigkeit-Kälte	Diarrhoe im kalten Morgengrauen	Morgens bei Einwirkung von Feuchtigkeit und Kälte plötzlicher Stuhldrang, Kälte-Aversion, kalte Glieder	„Hahnenschrei-Diarrhoe", weil die Diarrhoe bei den Bauern auf dem Weg zum Feld durch den Morgentau auftritt
	Leber attackiert Milz	Intermittierende, stimmungsabhängige Diarrhoe, plötzlicher Drang zur schmerzhaften Defäkation, große Erleichterung nachher	Reizbarkeit abwechselnd mit Depression, Diarrhoe abwechselnd mit Obstipation, Spannungsgefühl im Bauch, Appetitlosigkeit, Meteorismus	Reizdarm

Meteorismus, Flatulenz

Tab. VI.55: Meteorismus, Flatulenz, diagnostische Hinweise

Syndrom	Ursache	Symptome	Beispiele
Speisen-retention im Magen	Zu viel hastiges Essen	Übelkeit, saures Aufstoßen, Singultus, *Druck unangenehm*, Erbrechen, Stuhlgang erleichtert, *schlechter Mundgeruch*, stinkender Stuhl, Schlafstörung *Puls:* schlüpfrig, voll (Fülle) *ZB:* dick (Fülle), weiß (Kälte) oder gelb (Hitze)	Überfress-Gastritis, Eiskastenfresser
Milz-Qi-Mangel	Chronische Krankheit, Fehlernährung – Rohkost, intellektuelle Überlastung	Blähungen, Übelkeit nach dem Essen, trotz Druck im Magen *Druck angenehm* (Mangel!), Appetitlosigkeit, *Muskelschwäche, weiche Stühle* *ZK:* geschwollen, Zahnimpressionen *ZB:* fehlt manchmal in der Mitte	Neurasthenie, Dyspepsie, chronische Diarrhoe, chron. Gastritis, Ulcus, bindegewebige Schwäche, Myasthenie[75]
Leber-Qi-Stagnation	Emotionen, Frust	Spannungsgefühl in Epigastrium und Thorax, Blähungen, *alles wechselnd* z.B. Obstipation/Diarrhoe, Menses, Stimmung. *Puls:* vibrierend	Ulcus ventriculi, duodeni, Colica mucosa, prämenstruelles Syndrom
Leber attackiert Milz	Leber-Qi-Stagnation	Reizbarkeit abwechselnd mit Depression, *Diarrhoe abwechselnd mit Obstipation*, Spannungsgefühl im Bauch, Appetitlosigkeit, Meteorismus *ZK:* blass, rote Ränder *Puls:* vibrierend	Dyspepsie mit Launenhaftigkeit

4.6 Harn, Miktion[76]

Die Fragen nach Beschaffenheit und Menge des Harns sowie der Miktion dienen der Beurteilung des Zustandes der Körpersäfte und der Funktion der mit dem Flüssigkeitshaushalt befassten Organe.

Am Flüssigkeitshaushalt sind nach Meinung der TCM beteiligt:

- Magen: Aufnahme von Wasser
- Milz: Flüssigkeitstransport und Transformation, leitet Wasser zur Lunge, hält Flüssigkeit am richtigen Ort
- Lunge: Lungen-Qi reguliert Flüssigkeitszirkulation und Verteilung im Körper, senkt Wasser zur Niere ab
- Niere: Zieht Flüssigkeit nach unten, trennt in einen reinen und einen unreinen Anteil. Der reine Anteil wird wieder nach oben – zur Lunge geschickt, der unreine nach unten zur Blase
- Dreifacher Erwärmer: Die Qi-Zirkulation in den drei Etagen des Dreifachen Erwärmers ist wesentlich für Wasserhaushalt und Ausscheidung, der Untere Erwärmer regiert die Blasenfunktion

[75] Myasthenie ist ***keine*** Akupunkturindikation!
[76] Kaptchuk, S. 174, CAM, S. 264, 406 f, 410 f, Ross, 189 f, Maciocia: Grundlagen, S. 168 f; Zhang Enqin: Diagnostics S. 48 ff.

Der normale Harn

Der normale Harn ist hellgelb und klar. Menge, Häufigkeit und Art der Miktion sind regelrecht. Die Entleerung kann willkürlich gesteuert werden, kein unwillkürlicher Harnverlust.

Hinweise auf pathologische Zustände ergeben sich aus Farbe, Menge, Klarheit oder Trübheit, Menge des Harnes, Häufigkeit und allfälligen Störungen von Harndrang und Miktion.

Dysurie

Maciocias Unterscheidung von sechs Arten der Dysurie[77], dient in abgewandelter und ergänzter Form als Basis der folgenden Tabelle.

Tab. VI.56: Dysurie

Dysurie-Typ	Leitsymptome	TCM	WM Beispiele
Hitze-Dysurie	Brennen bei der Miktion	Hitze	Zystitis, Urethritis
Stein-Dysurie	Schmerzhafte Dysurie, Abgang von Sand oder Steinchen	Feuchtigkeit-Hitze kondensiert zu Schleim	Urolithiasis
Qi-Dysurie, Zwei Typen			
a) Fülle-Typ	Spannungsgefühl, Miktion erschwert, oft mit Hitze-Entwicklung	Leber-Qi-Stagnation	Unterleibsschmerzen besonders bei emotioneller Belastung
b) Mangel-Typ	Häufiger Harndrang, oft frustran, abwärts ziehendes Gefühl, ev. Inkontinenz	Milz- und Nieren-Yang-Mangel	Bindegewebsschwäche, Ptoseneigung
Blut-Dysurie			
a) Fülle-Typ	Hämaturie mit heftigem Brennen bei der Miktion	Hitze verletzt die Gefäße	Akute hämorrhagische Zystitis
b) Mangel-Typ	Hämaturie mit Brennen bei der Miktion, Lumbalgie und schwache Knie	Nieren-Yin-Mangel-Feuer	Flitterwochenzystitis
Trübe Dysurie	Harn trüb	Feuchtigkeit	
...Kälte-Typ	Harn trüb und hell	Feuchtigkeit-Kälte	Zystitis nach Kälteexposition
...Hitze-Typ	Harn trüb und dunkel	Feuchtigkeit-Hitze	Zystitis, meist bakteriell, mit Brennen
Erschöpfungsdysurie	Häufiger Harndrang, Inkontinenz, schlechter bei Ermüdung, allgemeine Erschöpfung	Jing-Mangel	Kann als Folge jeder chronischen Dysurie auftreten, z.B. bei chronischer Prostatitis oder als Folge von Jing-Verbrauch, z.B. postpartal

4.7 Schlaf[78]

Schlafen und Wachen – Bewusstseinszustände sind eine Funktion des Herzens und haben auch ausgeprägten Yin/Yang-Bezug: Im Wachzustand, untertags, kommt Yang – Aktivität – zum Vorschein, im Schlaf, in der Nacht, dominiert Yin – Ruhe. Dementsprechend wird Schlaflosigkeit angesehen als

a) „Friedloses Shen". Shen ist eine von der TCM angenommene Substanz, die im Herzen aufbewahrt, von Blut und Yin genährt wird und der materiellen Basis des Geistes entspricht. Sind Blut und/oder Yin zu schwach, um Shen – den Geist zu nähren, dann kommt es zu einem relativen Überschuss an Yang-Aktivität, zur „Unfähigkeit des Yang ins Yin einzutreten".

b) Yang-Überschuss in einem oder mehreren Organen

---

[77] Maciocia G. (1997): Die Praxis der Chinesischen Medizin. Verlag für Traditionelle Chinesische Medizin Dr. Erich Wühr, Kötzting, Bayer. Wald. (Englische Erstausgabe 1989). ISBN: 3-927344-17-6, S. 470 ff

[78] CAM, S. 266 f, Kaptchuk, S. 175 persönliche Mitteilung Zhao Jun, Kleber S.104

Schlafstörungen

Tab. VI.57: Diagnostische Hinweise durch Schlafstörungen

Leitsymptom Schlafstörung	Weitere Symptome	Ursache
Einschlafstörung, schläft aber durch!	Patient blass, glanzlos, struppig, müde, ängstlich, ohne Selbstwertgefühl, schlechtes Gedächtnis, Schwindel, Mouches volantes, Anämie	Herz-Blut-Mangel
Durchschlafstörung, wacht oft durch Wasser-, Schreck-Träume auf	Lumbalgie und schwache Knie, Hitze-Symptome	Nieren-Yin-Mangel
Durchschlafstörung, häufiges Aufwachen durch Flug-, Feuer-Träume	Kräftige Unruhe, Hitze, Gesicht ganz rot, bitterer Mundgeschmack morgens, nur nach schlechtem Schlaf	Herz-Feuer, Füllesyndrom
Durchschlafstörung, Träume vom Zorn	Kräftig, reizbar, Wutausbrüche, rote Augen, Schläfenkopfschmerz, Tinnitus	Aufsteigendes Leber-Feuer, Füllesyndrom
Ein- und Durchschlafstörung	Unruhig, irritierbar, heiß, beschleunigt, fadendünn, nur rote Wangen, Nachtschweiß, 5 heiße Herzen[79]	Herz-Yin-Mangel
Schlafsucht, Schläfrigkeit	Lethargie, Antriebslosigkeit	Yang-/Qi-Mangel Feuchtigkeit
Ständig im Halbschlaf	Sehr müde, freudlos; Lumbalgie und schwache Knie	Herz-Yang- und Nieren-Yang-Mangel

Träume[80]

Tab. VI.58: Diagnostische Hinweise durch Träume

Betroffenes Organ	Träume bei Fülle-Syndromen	Träume bei Mangelsyndromen
Herz	Lachen	Berge, Feuer, Rauch. Im Sommer Vulkanausbrüche
Leber	Zorn	Pilze, im Frühling unter einem Baum liegen und nicht aufstehen können
Lunge	Sorge, Angst, Weinen, Fliegen	Merkwürdige Gold-, Eisen-Gegenstände. Im Herbst Schlachten, Krieg
Milz	Singen, man ist sehr schwer	Bergschluchten, Sümpfe. Im Spätsommer: Hausbau
Niere	Loslösung des Rückgrates vom Körper (gibt es kaum)	Schiffbruch. Im Winter Eintauchen in Wasser und Erschrecken

4.8 Schwindel[81]

Tab. VI.59: Diagnostische Hinweise durch Schwindel

Typisch	TCM	Westliche Medizin
Plötzlicher Beginn, ausgelöst durch Ärger, begleitet von Tinnitus, Augenrötung, bitterem Geschmack, traumgestörtem Schlaf Puls: schnell, gespannt ZK: rot, ZB: gelb	Leber- und/oder Nieren-Yin-Mangel: Leberwind steigt im Gefolge von aufsteigendem Leber-Yang auf und stört das Gehirn. Grundübel: Mangel an haltendem und kühlendem Yin-Gegenpol	Akuter Drehschwindel, Menière bei Hypertonie, Labyrinthitis
Schleichender Beginn, oft im Gefolge von Überanstrengung oder längerer Krankheit. Schwäche, Kollapsneigung, brüchige Nägel, Einschlafstörung Puls: Palpitationen, kraftlos, fadendünn Gesicht, Lippen, ZK: blass	Leber-Qi- und Blut- Mangel, dadurch erhält das Hirn zu wenig Blut und Qi – Energie	Schwankschwindel bei Hypotonie, Anämie, Rekonvaleszenz

[79] Hitzegefühl in Plantae, Palmae, Thorax.
[80] Maciocia: Grundlagen, S. 79, 85, 93, 98, 106.
[81] CAM, S. 424 f

Typisch	TCM	Westliche Medizin
Schwindel bei kraftlosen, blassen, oft auch pastösen Patienten – „Schleimschwindel". Schweregefühl im Kopf, Völle- bzw. Erstickungsgefühl im Thorax, viel zäher weißer Auswurf, Übelkeit, appetitlos, schläfrig Puls: weich, schlüpfrig ZB: weiß, klebrig	Schleimretention durch Milz-Yang-Mangel und äußere Feuchtigkeit verursacht durch Fehlernährung, Überlastung von Milz und Magen. Dadurch steigt zu wenig klares Yang auf, um das Gehirn zu versorgen	Schwindel bei Fehlernährung, Verdauungsstörung, Neurasthenie

4.9 Tinnitus und Schwerhörigkeit

Voraussetzung für klagloses Funktionieren des Hörorgans ist laut Huang Di Nei Jing (Ling Shu), dass Nieren-Qi frei fließend die Ohren erreichen kann. Auf diesem Statement fußt Yan De-Xin´s Theorie, dass die Letztursache für Hörstörungen und Tinnitus stets eine Blockade des freien Qi- und Blut-Flusses im Versorgungsnetzwerk des Ohres ist. Die logische Schlussfolgerung: Die beste Rezeptur ist nutzlos, wenn sie das Ohr nicht einmal erreicht.

Grob differenziert lassen sich Tinnitus und Schwerhörigkeit in zwei Über- und fünf Untergruppen einteilen:

Tab. VI.60: Ursachen von Tinnitus und Schwerhörigkeit

Übergruppe	Untergruppe	Pathogenese	WM	Hörsensation	Begleitsymptome
1. Fülle-Syndrome, plötzlich einsetzend	1.1 Äußere Ursache	D. äußeren Pathogenen Wind-Kälte od Wind-Hitze verursachen eine passagere Blockadc	Akuter Infekt, Otitis externa oder Otitis media	Hören wie durch Watte, Ohrenschmerzen (Otitis)	Verstopfte Nase, Frösteln, Fieber
	1.2 Innere Ursachen, Fülle-Syndrome, plötzlich einsetzend	1.2.1 Leber- oder Gallenblasen-Feuer	Alkoholabusus oder Emotionen, insbesondere Zorn und Ärger	Lauter Tinnitus, oft kontinuierlich	Punktueller seitlicher Kopfschmerz, Reizbarkeit, Wutanfälle
		1.2.2 Schleim-Feuer	Fettige, überwürzte Nahrung	Intermittierender Tinnitus wie Grillenzirpen mit intermittierender Schwerhörigkeit	Schwindel, Völle- oder sogar Erstickungsgefühl im Thorax
2. Mangel-Syndrome	2. Innere Ursachen, Mangel-Syndrome, schleichend einsetzend	2.1.1 Nieren-Yin-Mangel	Senium, Wechsel, Raubbau (in der TCM immer betont besonders sexueller R.)	Wie Wasserrauschen	Lumbalgie und schwache Knie
		2.1.2 Klares Qi kann nicht aufsteigen	Schwächung der Milz durch Stress, Besorgnis	Intermittierender Tinnitus, besser durch Ruhe, schlechter durch Stress	Laxheit, Appetitlosigkeit, ungeformte Stühle

4.10 Fertilität

Im Klassiker der Inneren Medizin des Gelben Kaisers – Huang Di Nei Jing– werden Reifungs- und Alterungsprozess bei der Frau in Sieben-, beim Mann in Acht-Jahres-Zyklen beschrieben.

Die Periode der Fruchtbarkeit beginnt für die Frau mit dem 14., für den Mann mit dem 16. Lebensjahr. Wie wir aus dem Kapitel Extra-Fu-Organe wissen, ist ausschlaggebend dafür die „Ankunft des Himmelswassers" tian gui – tiān guǐ 天癸, welches bei der Frau das Eintreten von Menstruation und Empfängnisbereitschaft, beim Mann die Fähigkeit zu befruchten aktiviert.

Laut TCM sind Herz und Uterus über das Uterus-Gefäß – Bao Mai – bāo mài 胞 脉 verbunden. Auf diesem Weg wird der Uterus in der ersten Zyklushälfte mit Herzblut aufgefüllt.

Zur Niere besteht eine Verbindung über das uterine Netzwerk – Bao Luo – bāo luò 胞 络. Auf diesem Weg gelangt Nieren-Jing zum Uterus um im Falle einer Konzeption die korrekte mütterliche Erbsubstanz bereitzustellen. Die Kombination aus Blut und Jing im Uterus wird „rotes Jing“ genannt. Sperma ist „weißes Jing“. Mischen sich rotes und weißes Jing, dann kann es zur Empfängnis kommen.

Die Milz der Mutter leistet die Hauptarbeit des Substanzaufbaus während der Schwangerschaft, denn sie produziert postnatales Jing für das Wachsen und Gedeihen des Embryos.

Die Leber spielt eine wichtige Rolle, indem sie Jing aktiviert und für den glatten Fluss von Qi und Blut sorgt.

Menstruations- und Fertilitätsstörungen können von verschiedenen Gesichtspunkten aus betrachtet werden, für den TCM-Internisten sind wesentlich:

- Nieren-Jing-Störungen (Erbanlagen) z.B. primäre Amenorrhoe, Missbildungen
- Milzstörung: Die Milz ist die Hauptproduzentin von postpartalem Jing, liefert den Grundstoff für das Blut, hält Blut in den Gefäßen und im Uterus und baut Placenta und Embryo auf.
- Mentale Probleme: Vom Herzen aus soll ja der Uterus mit Blut gefüllt werden.
- Emotionen können über die Leber Dysmenorrhoe verursachen oder die Empfängnis blockieren.
- Pathogene Faktoren wie Hitze, Kälte, Feuchtigkeit verursachen Dysmenorrhoen und Fluor; Hitze und Kälte beeinflussen die Samenqualität und -motilität. Feuchtigkeit kann die Vereinigung von Samen und Ei blockieren.
- Sekundäre Pathogene – Schleim (Transformationsschwäche der Milz) und gestocktes Blut (z.B. Endometriose) – sind die Vorstufen von Tumoren, wobei die Tumor-Inzidenz von der Milz, die Malignität von der Leber abhängt.

Für den Akupunkteur stehen im Vordergrund die Qi- und Blut-Zirkulation bzw. deren Blockade, denn da kann er eingreifen. Die Chinesische Arzneitherapie hingegen deckt alle Möglichkeiten ab. Als Faustregel mag gelten:

- Füllesyndrome: Beschwerden vor der Blutung
- Mangelsyndrome: Beschwerden nach oder gegen Ende der Blutung

Eine wichtige Rolle spielen die primären Wundermeridiane: Chong Mai (Eröffnung Mi 4) ernährt den Uterus und wird vom Ren Mai (Eröffnung Lu 7) aktiviert; Du Mai initiiert die aktiven Vorgänge der Ovulation und der Menstruation. Dai Mai sorgt für die Koordination zwischen oberer und unterer Körperpartie.

Bergab geht es laut Nei Jing bei der Frau ab 35, beim Mann ab 40. Mit 49 Jahren ist die Fertilität der Frau endgültig erschöpft, Chong Mai verfällt und „die Tore der Menstruation” schließen sich. Relativ besser dran sind hier die Männer, denen immerhin die Möglichkeit der Fruchtbarkeit bis ins hohe Alter zugestanden wird, wenn sie sich an das Dao (Tao) – den richtigen Weg – halten. Auch wenn es das Nei Jing nicht extra erwähnt, der „richtige Weg” der Harmonie mit der Natur und der Vernunft erhält auch die Frau länger frisch und jugendlich.

Fertilitätsstörungen bei Frau und Mann

Fertilitätsstörungen bei Frau und Mann lassen sich in zwei große Gruppen einteilen:

- Mangel-Syndrome: Jing-Defekte oder Erschöpfung von Jing – Essenz mit Yin- oder Yang-Mangel, Qi- und Blut-Mangel
- Fülle- und Stagnations-Syndrome: Blockade von Empfängnis und Befruchtung z.B. durch mechanische Hindernisse (Tuben-/Samenstrangverschluss), Pathogene Faktoren, Leber-Qi-Stagnation

Tab. VI.61: Fertilitätsstörungen bei Frau und Mann

Voraussetzungen für normale Fertilität	TCM-Fertilitätsstörungen	Auswirkungen	WM-Beispiele
Angeborene Essenz – Jing in Ordnung und im Überfluss vorhanden plus ausgewogene Yin-Yang-Balance	Essenz – Jing a) schadhaft (angeboren oder erworben) b) aufgebraucht	a) Nachwuchs mit Missbildungen, Erbkrankheiten b) Frau: Unfruchtbarkeit; Mann: Impotentia generandi	a) Gendefekt, angeboren z.B. Klinefelter Syndrom, M. Down; erworben durch Umwelteinflüsse, z.B. Entlaubungsgift, radioaktive Strahlung b) Senium, Burnout, Anorrhexia nervosa, Hungersnot

Voraussetzungen für normale Fertilität	TCM-Fertilitätsstörungen	Auswirkungen	WM-Beispiele
zusätzlich genügend Blut und Yin, besonders wichtig bei der Frau	Blut- und/oder Yin-Mangel	Frau und Mann: Yin-Mangel: Libido gesteigert Frau: Empfängnis nicht möglich Mann: Ejaculatio praecox	Anovulatorische Zyklen, Oligo- oder Amenorrhoe
zusätzlich genügend Qi und Yang, besonders wichtig beim Mann	Qi- oder Yang-Mangel, dabei darf nicht auf die Basis von Yang, nämlich Yin, vergessen werden!	Mangelnde Libido, Erektionsschwäche, Koitus unbefriedigend; evtl. Spermatorrhoe	Impotentia coeundi
Freier Fluss von Qi und Blut, d.h. keine Behinderung	Freier Fluss von Qi und Blut behindert	Koitus nicht vergnüglich (Qi-Stagnation, Blutstase), Ei- und Samenzelle können einander nicht erreichen (Feuchtigkeit-Hitze, Schleim)	Psychische oder mechanische Hindernisse
	Qi-Stagnation, Ursache v.a. emotionell: Frust, krampfhafter Wunsch nach Schwangerschaft	Depression, Reizbarkeit, Verkrampfung	Depression
	Blut-Stase	Schmerzen beim Koitus	Dyspareunie
	Feuchtigkeit-Hitze	Ausfluss, Fluor, die klebrige Masse verhindert die Vereinigung von Ei- und Samenzelle	Geschlechtskrankheiten
	Schleim	Mechanisches Hindernis: Verklebungen, Blockaden (Tube, Samenstrang)	Prostatahypertrophie, Samenstrangverklebung, Tubenverklebung, Folge von Geschlechtskrankheiten, septischem Abortus Iatrogen: Unterbindung

4.11 Depressive Zustände

Alle Emotionen beeinflussen den Qi-Fluss in einer bestimmten Weise und können – im Gegensatz zu den äußeren Pathogenen Faktoren innere Organe direkt schädigen (siehe Kapitel *Die Sieben Emotionen als potentielle Innere Pathogene Faktoren,* S. 47). Primär gelangen Emotionen zu Shen – Geist. Die Antworten darauf aber erfolgen von den „Seelen" der verschiedenen Organe. Die Leber ist für den glatten Fluss von Qi und Blut zuständig und daher auf Emotionen besonders anfällig.

Depression lässt den Qi-Fluss stocken und behinderter Qi-Fluss kann Depressionen auslösen. Faszinierend ist, wie sich in der Sprache der TCM diese Wechselwirkung niederschlägt: Was wir für gewöhnlich mit „Leber-Qi-Stagnation" übersetzen, heißt gan qi yu zhi – gān qì yù zhì 肝气郁滞 oder gan qi yu jie – gān qì yù jié – 肝气郁结wörtlich übersetzt: Leber-Qi-Depression Unterdrückung oder Bindung.

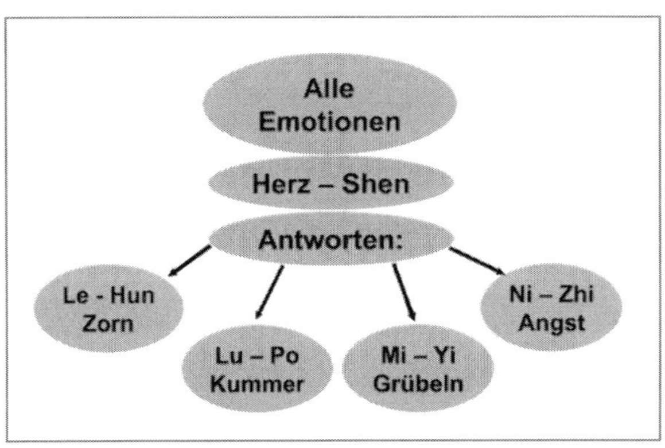

Abb. VI.6: Emotionen und Organreaktionen

Neben der Leber ist auch das Herz mit dem Geist – Shen höchst anfällig auf Emotionen, was sich in Störungen des Geisteszustandes äußern kann. Aber auch alle anderen Organe können involviert sein. Störung eines Yin-Organs zieht praktisch immer die Störung eines oder mehrerer anderer Yin-Organe nach sich. Die folgende Liste zeigt einige Zusammenhänge im Rahmen depressiver Zustände auf.

Depression kann in Form ganz unterschiedlicher TCM-Syndrome imponieren:

Tab. VI.62: Gemütszustand und TCM-Diagnose

Gemütszustand	TCM
Launenhaft, Symptome wechselnd, Oppressionsgefühl im Thorax	Leber-Qi-Stagnation, -Einzwängung
Müde, planlos, ohne Initiative	Leber-Qi-Mangel
Müde, planlos, mutlos, Sehstörung	Leber-Blut-Mangel
Freudlos, lustlos	Herz-Qi-Mangel
Selbstwertgefühl beeinträchtigt, weinerlich, glanzlos	Herz-Blut-Mangel, Shen ratlos
Gehemmte Depression	Kalter Schleim blockiert Herz; Shen gefesselt
Agitierte Depression	Heißer Schleim beunruhigt das Herz; einerseits gefesselt (Schleim) anderseits agitiert (Hitze/Feuer)
Appetitlosigkeit, Stuhlanomalien	Milz-Qi-Mangel
Seufzen, Schluchzen, Atmung leise	Lungen-Qi-Mangel
Mutlos, planlos	Gallenblasen-Qi-Mangel

Nicht nur Emotionen, sondern auch andere Störungen können depressive Zustände, ja sogar echte Depressionen auslösen.

Tab. VI.63: Auslösefaktoren für depressive Zustände und Psychosen

Pathogenese	Folge	Weitere Folge	Symptome
Freude, Überaktivität	Erschöpft Herz	Psychische Erschöpfung	Depression
Angst	Geht an die Niere – Quelle der Aktivität, Sitz des Willens	Inaktivität; Willensschwäche	Kann sich als Nieren-Yin-Mangel oder Nieren-Yang-Mangel äußern
	Schwächt Herz, Sitz des Lebensgeistes Shen	Verminderte Lebenslust	Depression, Yin-Mangel: mit Unruhe, Yang-Mangel mit kalten Händen
Zorn, Groll	Leber-Qi-Stagnation	a) Störung des Herzens	Unruhe, Denkstörung
		b) Störung von Milz/Magen	Ulkus, Gastritis
Frust	Leber-Qi-Stagnation	Explosion	Cholerische Reaktion
		Unterdrückung: Depression mit wechselhaften Symptomen	Oppressionsgefühl im Thorax
Sorge, Grübeln, zu viel Denken, Studieren	Schädigen die Milz	Appetitlosigkeit, Verdauungsstörungen, bleich, kalt, gedunsen	Depressive Stubenhocker
Kummer, Depression, Traurigkeit	Verbrauchen Lungen-Qi	Lungen-Qi-Mangel → Depressive Verstimmung	Seufzen, Schluchzen, leise Atmung
	Hemmen Lebensgeist Shen – stören Herz	Depression	Lebensfreude reduziert
	Milz und Magenstörung	Appetitstörungen	Appetitlosigkeit oder Kummerfresser
	Hemmen glatten Leber-Qi-Fluss	Emotionsstörung	Depressiv und launisch
Sexuelle Überaktivität	Erschöpft Niere, die Quelle von Yin und Yang, schwächt Essenz – Jing	Physische Erschöpfung, Yang und Yin reduziert	Nieren-Yang-Mangel vorherrschend: Müdigkeit und Depression, kalt und müde, will nicht und kann nicht
			Nieren-Yin-Mangel vorherrschend: agitiert depressiv, hyperaktiv mit Durchhalteschwierigkeiten, Mangel-Hitze, will, aber kann nicht

Pathogenese	Folge	Weitere Folge	Symptome
Schleim[82]	Blockiert Verbindung Herz/Hirn	Wahrnehmungsstörung, Bewusstseinsstörung	Psychosen, je nach Begleitfaktor
		Schleim-Hitze: Agitiertheit, Verwirrtheit	Agitierte Depression, aggressive Schizophrenie
		Wenn Kälte dazukommt: Öffner verstopft	Gehemmte Depression, kathathymer Stupor

4.12 Schmerzen[83]

Schmerzen entstehen durch Qi- und/oder Blut-Stagnation.

Ursachen für Schmerzen

- Äußere Pathogene Faktoren (siehe S. 44ff); sie sind in der Regel mit Hilfe von Akupunktur entfernbar.
- Emotionen beeinträchtigen den glatten Qi- und damit auch Blut-Fluss
- Sekundäre Pathogene, Schleim oder gestocktes Blut, blockieren den Qi- und Blut-Fluss total. Sie sind massive Hindernisse. Die Wirkung der Akupunktur kann durch sie blockiert werden, ja Akupunktur kann sogar zu einer Verstärkung der Schmerzen führen, wenn das bewegte Yang-Qi – bildlich gesprochen – an einem soliden Hindernis anprallt. Äußere Pathogene Faktoren behindern den glatten Fluss von Qi und/oder Blut.
- Yin/Yang-Disharmonien: Zu wenig Yin lässt Yang aufsteigen oder sogar Feuer aufflammen, was zu Schmerzen vorwiegend im oberen Körperbereich, häufig im Kopf, führt
- Qi- oder Blut-Mangel.
- Wesentliche Kriterien zur Entwicklung einer Strategie der Schmerzbekämpfung sind für die Akupunktur vor allem Lokalisation und Charakter der Schmerzen.

Schmerzkriterien und Strategien zur Schmerzbekämpfung

Tab. VI.64: Schmerz, diagnostische Hinweise, Therapiestrategien

Primäres Kriterium	Sekundäre Kriterien	TCM	Strategie
Schmerzen und Palpation	Palpation, Massage unangenehm	Fülle-Syndrom	Überflüssiges entfernen, z.B. Pathogene Faktoren
	Palpation, Massage angenehm	Mangel-Syndrom	Mangel beheben
Schmerzen und Temperaturempfindung	Wärme angenehm	Kälte im Spiel	Wärmen
	Kühle angenehm	Hitze im Spiel	Kühlen, Hitze ableiten
Schmerzen im Thorax- und Bauch-Bereich	Wandernd	Qi-Stagnation	Qi bewegen
	Lokalstabil	Blut-Stagnation	Blut bewegen
Schmerzen mit Spannungsgefühl in Kopf/Augen	Starke Schmerzen	Aufsteigendes Leber-Yang	Leber- und Nieren-Yin stärken, Yang beruhigen
	Rasende Schmerzen	Auflodernde Leber--Feuer	Feuer ableiten
Stechende Schmerzen	Immer, lokalstabil	Blut-Stagnation	Blut bewegen, Ursache beseitigen

[82] Siehe Schleim im Kapitel *Sekundäre Pathogene*, S. 50.
[83] Zhang Enqin: Diagnostics of Traditional Chinese Medicine, S. 28 ff.

Primäres Kriterium	Sekundäre Kriterien	TCM	Strategie
Wandernde Schmerzen	Glieder, Gelenke	Bi-Syndrom mit Wind-Dominanz	Wind entfernen
	Stamm	Qi-Stagnation	Qi bewegen
Lokalstabile Schmerzen	Glieder, Gelenke	Bi-Syndrom mit Kälte-Dominanz oder Blut-Stase	Wärmen und Kälte entfernen
	Stamm und Kopf	Blut-Stase	Blut bewegen
Schmerzen mit Kältegefühl	Nicht besser durch Zudecken	Äußerer Pathogener Faktor Kälte blockiert Abwehr-Qi (Wei Qi)	Oberfläche öffnen und von Kälte befreien
	Besser durch Zudecken	Yang-Mangel	Yang wärmen
Brennende Schmerzen	Leicht	Yin-Mangel-Hitze	Yin stärken
	Heftig	Yang-Fülle-Hitze	Hitze entfernen
	Sehr stark, Ulzera	Feuer	Feuer entfernen
Kolik	Anfallsweise heftige, schneidende Schmerzen	Meridian-/Organ-Qi-Blockade führt zu Blut-Stagnation, oft durch Pathogene Faktoren	Pathogen entfernen, Qi und Blut bewegen
Dumpfe Schmerzen, oft chronisch, Massage angenehm	Diskrete Hitze-Symptome	Yin-Mangel	Yin stärken
	Blass, trocken, Schwindel	Blut-Mangel	Blut nähren
	Blass, Kältegefühl, Zudecken hilft	Yang-Mangel	Yang wärmen
Schmerzen mit Schweregefühl	Alles ist mühsam	Yang-Qi-Blockade durch Feuchtigkeit	Feuchtigkeit entfernen
Schmerzen mit Leere-Gefühl	Müde und lustlos	Qi-Mangel	Qi stärken
	Blass, trocken, Schwindel	Blut-Mangel	Blut nähren
	Leckt, verliert etwas	Jing-Mangel	Jing stärken, Verlust eindämmen

Organ-Hinweise durch Lokalisation des Schmerzes

Die Lokalisation des Schmerzes kann aufgrund segmentaler Bezüge Organstörungen anzeigen.

Tab. VI.65: diagnostische Hinweise durch Lokalisation

Lokalisation	Betroffene Organe
Brust	Lunge oder Herz
Flanke	Leber oder Gallenblase
Epigastrium	Magen, Milz
Bauch oberhalb des Nabels	Milz, Darm
Bauch unterhalb des Nabels	Darm, Urogenitale
Leiste, Unterbauch, Genitalien	Störung des Leber-Meridianes
Tiefer Rücken	Niere
Gliedmassen, Bewegungsapparat	Blut und/oder Qi-Zirkulationsstörung

Akupunktur und Arzneitherapie zur Schmerzbekämpfung

Man muss sich bewusst machen, dass Akupunktur primär nur Yang-Qi bewegt und Blut nur sekundär, weil Qi eben Blut bewegt.

Akupunktur ist unschlagbar effektiv, wenn es nur darum geht, Qi zu bewegen oder frisch eingedrungene Pathogene Faktoren zu vertreiben. Besonders verblüffend sind die Erfolge bei akuten heftigen Schmerzen in Zusammenhang mit äußeren Pathogenen Faktoren, z.B. bei einem akuten Zervikalsyndrom nach Zugluft-einwirkung. Hier genügen in der Regel zwei Nadeln, schnell eingestochen und wieder entfernt: eine Nadel in werden offen gelassen. Die TCM betrachtet so ein Geschehen nämlich als akute Blockade eines muskulotendinären Meridians durch das äußere Pathogen Wind, welches durch Akupunktur entfernt wird. Diese Technik funktioniert nur bei ganz akuten „Äußeren Syndromen", erkennbar durch die Anamnese, verifizierbar durch einen oberflächlichen Puls.

Fehlende Wäme – Yang – lässt sich mittels Moxibustion zuführen.

Bei länger bestehenden Schmerzzuständen kann Akupunktur manchmal ganz schön frustrierend sein, nämlich dann, wenn sich die Schmerzen nicht bessern, sondern verstärken. Hier muss man an die sekundären Pathogene Schleim und gestocktes Blut denken: Trifft das durch Akupunktur bewegte Yang-Qi auf ein solides Hindernis, dann verstärkt sich logischerweise der Schmerz und man muss das Hindernis vor der Akupunktur chemisch, mittels chinesischer Arzneitherapie, auflösen, siehe Kapitel *Sekundäre Pathogene*, S. 48. Nicht zu vergessen ist, dass hinter einer solchen Symptomatik ein Tumor stecken kann!

Was die Akupunktur nicht kann, das ist Substanzen wie Qi, Blut, Yin oder Körperflüssigkeit zuführen. Sie kann nur die mit der Bildung dieser Substanzen befassten Organe stimulieren.

Erstaunlicherweise kann man trotzdem auch mit reiner Akupunktur beispielsweise bei einem Yin-Mangel mit Wallungen, Nachtschweiß und Kreuzschmerzen schöne Erfolge erzielen. Das beruht darauf, dass man einen Ausgleich schafft, indem man Yang reduziert, so dass es aufhört Yin weiterhin zu konsumieren. Im Fall typischer Wechselbeschwerden bringt man somit Yang sozusagen auch unter die Normlinie, wo Yin bereits ist (siehe Abb. VI.7).

Mit Chinesischer Arzneitherapie hingegen gelingt es besser und dauerhafter, eine Art Normalzustand herzustellen, weil man echt Substanzen bzw. deren Grundstoffe zuführt.

Der Schmerzort leitet bei der Akupunktur zum Behandlungsort, in TCM-Diktion zum „betroffenen Meridian", modern ausgedrückt zum entscheidenden Segment.

Pathogenese und Schmerzcharakter leiten Akupunkteure vor allem zur richtigen Behandlungstechnik, z.B. einfach Qi im Meridian bewegen, was durch die Auslösung des De-Qi-Gefühls bestätigt wird. Der Patient fühlt dabei die Ankunft (dé 得) des Qi (qì 气). Die punktgenaue Nadelung und Nadelmanipulation setzen Qi in Bewegung, locken es sozusagen an.

Es handelt sich dabei um eine charakteristische Nadelsensation, welche sich vom einfachen Einstichschmerz deutlich unterscheidet: Es wird beschrieben als Schweregefühl, dumpfe Empfindung, Wärmegefühl, Prickeln, elektrisierend oder wie ein Muskelkater, kann lokal begrenzt sein oder setzt sich im Idealfall entlang des Meridians fort, daher die englische Bezeichnung prolongated channel sensation – PCS. In chinesischen Ambulanzen kann man das Suchen nach dem De-Qi-Gefühl akustisch miterleben: „Tong, tong, tong – suan!!" Mit „tong" (tòng 痛) signalisiert der Patient den gewöhnlichen Stichschmerz, „suan" (suān 酸) hingegen ist das erlösende Wort für die Auslösung des De-Qi-Gefühls. Oft genügt das, aber es kann sein, dass differenziertere Manipulationen gefragt sind.

Auch hier sind die Acht Prinzipien hilfreich:

- Außen/Innen bezieht sich auf den Schmerzort und hilft bei der Entscheidung, ob es sich um Schmerzen in den oberflächlichen Körperschichten durch äußere pathogene Faktoren oder um innere Organdisharmonien handelt.
- Hitze/Kälte entscheidet, ob Moxa verwendet werden soll oder nicht.
- Fülle/Mangel bestimmt, ob vorwiegend sediert (bei Fülle) oder tonisiert (bei Mangel) werden soll.

Die Chinesische Arzneitherapie ist viel differenzierter als die Akupunktur: Man kann selektiv wärmen, kühlen, Qi oder Blut bewegen, Qi stärken, Blut oder Yin nähren, Flüssigkeiten generieren, Schleim und gestocktes Blut auflösen etc. Allerdings setzt ihr qualifizierter Einsatz eine weit genauere Syndromdiagnostik voraus als die Akupunktur. Diese ist Gegenstand von Band 2: Syndrome.

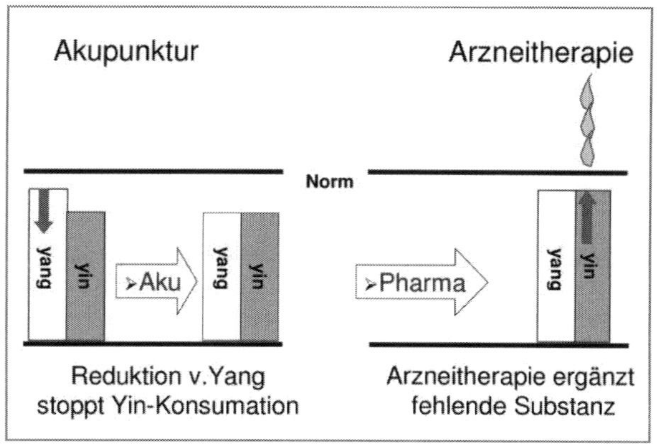

Abb. VI.7: Die Wirkung von Akupunktur und Chinesischer Arzneitherapie zur Wiederherstellung der Yin-Yang-Balance

Kopfschmerzen[84]

Kopfschmerzen sind meist ein Sekundärsymptom und können Hinweise auf verschiedenartigste Erkrankungen geben. Wie alle anderen Schmerzzustände ist die Letztursache stets eine Qi- und Blut-Stagnation, ausgelöst durch verschiedene Ursachen.

Pathogenese

- Fülle-Syndrome:
  - Äußere Pathogene Faktoren: Alle Yang-Meridiane beginnen oder enden auf dem Kopf. Pathogene Faktoren – insbesondere Wind, Kälte, Hitze, Feuchtigkeit – dringen von außen in die Yang-Meridiane des Kopfes ein und führen zu einer Qi- und Blut-Zirkulationsstörung, welche sich in Form von Kopfschmerzen äußert. Achtung! Hier liegt praktisch immer die Vorschädigung eines inneren Organes vor
    - Wind-Kopfschmerz kommt plötzlich, anfallsweise, vorzugsweise bei Föhn, Wind, Wetterwechsel. Vorgeschädigtes Organ: Leber
    - Kälte-Kopfschmerz ist heftig, tief und bohrend. Vorgeschädigtes Organ: Niere
    - Hitze-Kopfschmerz ist – wie könnte es anders sein – begleitet von Hitze-Symptomen. Hier geht es weniger um ein vorgeschädigtes Organ, sondern mehr darum, dass Hitze zur „rücksichtslosen Blut-Bewegung“ führt
    - Feuchtigkeit macht einen dumpfen Kopf. Vorgeschädigtes Organ: Milz
  - Aufsteigendes Leber-Feuer wird meist ausgelöst durch heftige Emotionen, oft getriggert durch Alkohol oder Diätfehler. Typisch sind rasende Kopfschmerzen und Wutanfälle
  - Kopfschmerzen bei Erkältung resultieren aus der Blockade von Qi durch die eingedrungenen Pathogenen Faktoren. Sie sind anfangs meist im Bereich des Hinterkopfes angesiedelt (Tai-Yang) und wandern später zur Stirn (Yang-Ming, siehe unten)
- Mangel-Syndrome: Qi aktiviert, Blut nährt das Gehirn – das „Meer des Markes”.
  - Bei Ermüdung auftretende Kopfschmerzen sind typisch für Qi- oder Qi- und Blut-Mangel
  - Kopfschmerzen bei Hunger weisen auf Milz-Qi-Mangel hin
  - Tiefe bohrende Schmerzen im ganzen Kopf treten bei Nieren-Mangel-Syndromen auf
- Fülle-Mangel-Komplex – Misch-Syndrome

[84] Universität für Traditionelle Chinesische Medizin, Peking Sept. 94, Maciocia: Grundlagen, S. 166, CAM, S. 265 ff, S. 429 ff, Ross, S. 281.

- Aufsteigendes Leber-Yang macht ähnliche Symptome wie Leber-Feuer, aber nicht so heftig. Typisch sind plötzlich anfallsweise auftretende, meist einseitige Kopfschmerzattacken, oft mit Augenbeteiligung

Ein wichtiges Kriterium für die Akupunktur ist die Lokalisation des Kopfschmerzes:

Tab. VI.66: Einteilung des Kopfschmerzes nach Lokalisation

Lokalisation	Betroffene Meridiane
Stirn	Yangming (Di/Ma)
Nacken	Taiyang (Dü/Bl)
Schläfe	Shaoyang (3 E/Gb)
Scheitelhöhe	Jueyin (Pe/Le – ein innerer Ast des Leber-Meridians endet bei Du 20)

Es versteht sich von selbst, dass die differenzierte Therapiestrategie nicht nur von der Lokalisation, sondern auch von der Pathogenese abhängt.

Trigeminusneuralgie

Primärerkrankung (Hirntumor, Sinusitis, Zähne) ausschließen!

TCM: Als Ursache wird eine Qi-Zirkulationsstörung angesehen, verursacht durch Eindringen der pathogenen Faktoren Wind und Kälte oder aufsteigendes Leber-Feuer, dessen Ursache eine Verdauungsstörung (Fülletyp) oder eine Yin-Schwäche als mangelnde Kompensation (Yin = Wasser, Yang = Feuer) sein kann.

Lumbalgie

Die Lumbalregion ist der Niere zugeordnet. Lumbalgien können durch äußere Pathogene Faktoren, Trauma oder Schwäche der Niere entstehen. Die Therapie ist äußerst erfolgversprechend – wenn man entsprechend differenziert.

Tab. VI.67: TCM-Differentialdiagnose der Lumbalgie

Typisch	Pathogenese	TCM
Kreuzschmerz immer bei windigem und feuchtkaltem Wetter	Äußere Pathogene Faktoren Wind, Kälte und Feuchtigkeit behindern die Qi-und Blut-Zirkulation	Fülle-Syndrom Feuchtigkeit-Kälte. Druck eher unangenehm. Kälte- und Schweregefühl lumbal, meist Beuge-Streckhemmung (Bl-Meridian – Kälte), Besserung durch Bewegung (Qi-Stagnation, Fülle-Typ), schlechter beim Stehen, Liegen. *ZB:* weiß (Kälte), schlüpfrig (Feuchtigkeit)
Akute Lumbago nach Trauma	Qi- und Blut-Stagnation führen zu lokalstabilem heftigen Schmerz, Trauma (schweres Heben) in der Anamnese	Stagnations-Syndrom (Fülle am falschen Platz). Druck (Massage) wird nicht vertragen. Puls: gespannt (Schmerz) ZK: normal (Qi-Stagnation) oder purpur (Blut-Stagnation)
Schleichender Beginn, leichter Schmerz	Körperlicher Raubbau, Senium, lange Krankheit	Nieren-Mangel-Syndrome. Massage (Druck) angenehm
Kann morgens nicht aus dem Bett, nach dem Aufstehen besser, bei Ermüdung wieder schlechter	Körperlicher Raubbau, Schädigung innerer Organe z.B. durch exzessives Sexualleben, falsche Praktiken	Nieren-Yang-Mangel: Patient blass, Unterbauchkrämpfe, kalte Glieder. Sexualschwäche: reduzierte Libido (kann nicht und will nicht) rinnt aus (nächtliche Spermatorrhoe). Puls: tief (Innen), langsam (Yang-Mangel-Kälte) ZK: blass
Bei Ermüdung sowie abends und nachts schlechter, diskrete Hitzesymptome	Substanzverlust (Yin-Mangel) durch exzessiven Raubbau, lange Krankheit, Alter führt zu Unfähigkeit das Yang (Hitze) zu neutralisieren	Nieren-Yin-Mangel. Unruhe, Reizbarkeit, Schlaflosigkeit, effektarmer Übereifer, Sexualschwäche: Will, aber kann nicht so recht (Ejaculatio praecox). Trockenheit in Hals und Mund, 5 heiße Herzen Puls: schnell, schwach, evtl. oberflächlich ZK: rot, dünn ZB: spärlich oder fehlt

4.13 Rheumatische Erkrankungen – Bi-Syndrome

Rheumatische Gelenksbeschwerden sieht die TCM als Zirkulationsstörung von Qi und Blut aufgrund von Meridianblockaden durch Pathogene Faktoren bei vorgeschädigten inneren Organen.

Wind, Kälte, Feuchtigkeit dringen von außen in den Körper ein und können sich in schweren Fällen in Hitze umwandeln. Wie der Körper reagiert und ob er das Eindringen Pathogener Faktoren verhindern kann oder nicht, hängt einerseits von der Relation zwischen Pathogenen Faktoren und Abwehr-Qi ab, anderseits davon, welche Organe vorgeschädigt sind. Weil das Abwehr-Qi an der Körperoberfläche (Yang) lokalisiert ist, werden meist Punkte auf Yang-Meridianen verwendet.

Einteilungskriterien und therapeutische Konsequenzen

1. Lokalisation der Beschwerden: wesentlich für die Akupunktur
2. Beteiligt sind immer die drei Pathogenen Faktoren Wind, Feuchtigkeit und Kälte vor dem Hintergrund einer konstitutionellen Disposition. Ausschlaggebend für die sich entwickelnde Symptomatik ist eine zugrunde liegende Disposition, d.h. Schwäche eines Organes bzw der zugeordneten Gewebeschicht. Bekanntlich können mehrere Pathogene Faktoren zusammenwirkend zur Entwicklung von Feuer führen. So entstehen auch Hitze-Bi, z.B. ein akuter Schub der PCP oder eine rheumatische Endo-/Myokarditis.
3. Je nach betroffener Gewebeschicht spricht man von Haut-Bi (Psoriasis), Sehnen-Bi (Steifigkeit), Muskel-Bi (Muskel-/Weichteil-Rheuma), Knochen-Bi (Gelenksdeformationen) und Gefäß-Bi (rheumatische Endokarditis, Myokarditis)
4. Sind innere Organe befallen, dann spricht man von wu zang bi – Organrheuma

4.14 Lähmungen, Muskelatrophien – Wei-Syndrome

Hierbei handelt es sich um Atrophien z.B. nach entzündlichen Erkrankungen des ZNS. Die Wei-Syndrome werden im Band 2: Syndrome kurz skizziert.

Pathogenese

Charakteristisch für Wei-Syndrome sind trophische Störungen – Muskelatrophien und schlaffe Lähmungen.

Ursachen/Diagnosen nach westlicher Betrachtungsweise:

- fieberhafte Erkrankungen des Zentralnervensystems wie Poliomyelitis, hämorrhagische Enzephalitis, Schwarzwasserfieber
- entzündliche Erkrankungen des peripheren Nervensystems wie Polyneuritiden
- Multiple Sklerose
- degenerative Nerven-und Muskelerkrankungen wie Myasthenia gravis, progressive Muskelatrophie, Amyotrophe Lateralsklerose etc.

Rheumatische Beschwerden (Bi-Syndrome) und alle anderen längerdauernden schmerzhaften Bewegungseinschränkungen der Gelenke, die ebenfalls zur Atrophie führen, gelten ***nicht*** als Wei-Syndrome, können sie aber à la longue verursachen.

VII Wissenswertes über Akupunktur und Moxibustion

Anmerkung: Es wird dringend empfohlen, sich vor Lektüre dieses Kapitels mit der Wissenschaftstheorie der Traditionellen Chinesischen Medizin vertraut zu machen (siehe S. 13ff)!

Bekanntlich versteht man unter Akupunktur das Einstechen von Nadeln zu therapeutischen Zwecken. Moxibustion ist das Abbrennen von Moxakraut – fermentierter Artemisia argyi, einer Beifußart. Sie kann entweder allein oder in Kombination mit Akupunktur praktiziert werden und dient der gezielten Zufuhr von Wärme, um entweder von außen eingedrungener Kälte zu entfernen oder bei Mangel an innerer Wärme zu erwärmen.

Chinesische Medizin wird bei uns für gewöhnlich mit Akupunktur assoziiert, diese ist aber nur ein Teilbereich der TCM und wird in chinesischen Krankenhäusern bei maximal einem Drittel der Patienten angewendet!

Häufigste Indikationen:

- Schmerztherapie im Bereich des Bewegungsapparates
- akute Lähmungen, z.B. idiopathische Fazialisparese
- Schlaganfallfolgen
- Potenzstörungen

Zur Entstehungszeit der TCM sind Blut- und Lymphgefäße, Nerven, Grundsystem (die Substanz zwischen den Zellen) noch unbekannt. An ihrer statt bedient man sich des universell vernetzenden Systems der jing luo – jīng luò 经络, für gewöhnlich übersetzt als Meridiane und Kollateralen. Leider fallen im medizinischen Alltagsjargon die Kollateralen durch den Rost, so dass der falsche Eindruck entsteht, es handle sich dabei um ein zweidimensionales System längs verlaufender Linien, wie eben die Meridiane auf einem Globus. „Meridian" ist nur eine der vielen Möglichkeiten das Schriftzeichen für Jing – jīng 经 zu übersetzen! Es kann auch heiße Kette – Längs- oder Kettfaden (Anm.: ein Begriff aus der Weberei, symbolisch für den Längsverlauf der Meridiane), Kanäle, klassisches Werk oder Menstruation und vieles andere mehr. Der aktuelle Sinn ergibt sich aus dem Kontext.

Der Akupunkturpunkt heißt xue – xué 穴. Dass es sich dabei nicht nur um einen Punkt, sondern um den Zugang zum System der Meridiane und Kollateralen handelt, erhellt aus den mannigfaltigen Übersetzungsmöglichkeiten: Höhle, Loch Nest, Grab und Akupunkturpunkt, wobei die Betonung auf Akupunktur liegt. Der Akupunkturpunkt ist eben der Zugang zum System der Meridiane und Kollateralen.

In den Meridianen fließen Qi und Blut. Qi – qì 气 ist ein nicht befriedigend übersetzbarer Ausdruck, welcher sowohl aktive Energie als auch die zugrunde liegende materielle Substanz umfasst (siehe Kapitel *Qi*, S. 16ff). Qi bewegt Blut in den Meridianen. Die Meridiane sind vergleichbar mit einem Netz aus Flüssen und Kanälen oder mit dem modernen Verkehrsnetz, mit Kommunikations- und Transportwegen samt allen Leitungen und Rohren: Auch die Meridiane bringen Nährstoffe und Energie und führen „Abfall" ab. Eine ihrer wichtigsten Funktionen ist der Transport von Informationen: Sie vernetzen die Körperoberfläche mit den inneren Organen. Das macht sich die TCM für Diagnose und Therapie zunutze: Aus der Palpation von Punkten oder Regionen lässt sich auf Organstörungen schließen, welche umgekehrt von „außen" behandelt werden können, z.B. durch Akupunktur.

1 Qi-Kreislauf

In den Meridianen fließen Qi und Blut in einem ewigen Kreislauf. Im Zwei-Stunden-Takt ist stets ein Meridian besonders aktiv, wobei die Reihenfolge immer die gleiche bleibt: Der Kreislauf beginnt im Morgengrauen vom Thorax zur Hand mit dem Lungen-Meridian, es folgt der von der Hand zum Kopf verlaufende Dickdarm-Meridian, dann der vom Kopf zum Fuß laufende Magen-Meridian und mit dem vom Fuß zum Thorax verlaufenden Milz-Meridian schließt sich der erste Kreis und der zweite Umlauf beginnt mit dem Herz-Meridian.

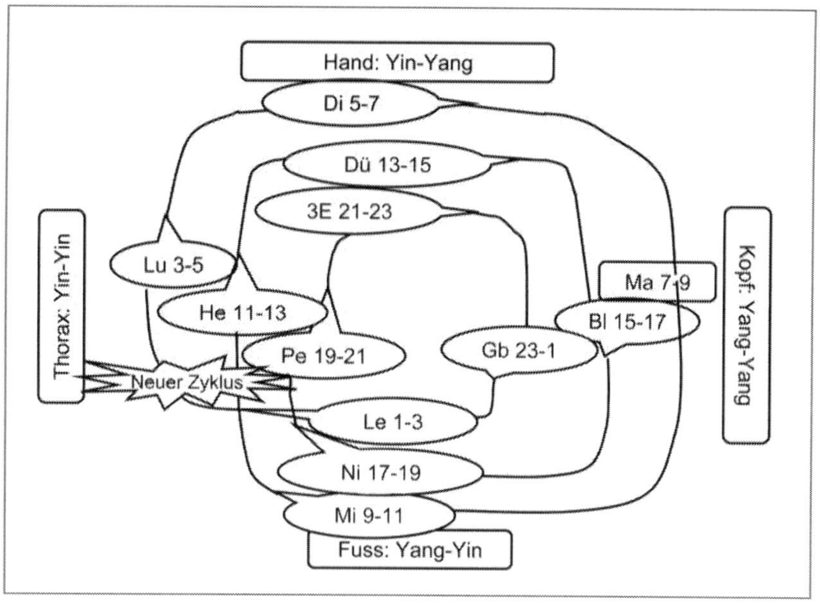

Abb. VII.1: Der normale Fluss der Vitalenergie – Qi

Tab. VII.1: Der Qi-Kreislauf in den 12 Meridianen

Thorax→Hand	Hand→Kopf	Kopf→Fuss	Fuss→Thorax
He 11-13h	Dü 13-15h	Bl 15-17h	Ni 17-19h
Pe 19-21h	3E 21-23h	Gb 23-1h	Le 1-3h
Lu 3-5h	Di 5-7h	Ma 7-9h	Mi 9-11h

2 Meridiane

2.1 Meridian-Kategorien

Meridiane sind nicht einfach Linien oder Röhren, sondern laut TCM exakt definierte energetische Strukturen in verschiedenen Tiefen. Ihre Energie beziehen sie aus dem „Zinnoberfeld", einer Region zwischen den beiden Nieren und dem Punkt Ren 6 (1 ½ Cun unterhalb des Nabels, median).

Die 12 Regulären oder Hauptmeridiane – zheng jing

Zhèng jīng 正经

Da sich die Verläufe der Hautzonen, der Tendinomuskulären und der Divergenten Meridiane weitgehend mit denen der Regulären Meridiane decken, werden letztere zuerst abgehandelt.

Die Regulären oder Hauptmeridiane verlaufen relativ tief. Sie führen Blut und Ying-Qi und sind nach den inneren Organen, welche sie „versorgen", benannt. Die Regulären Meridiane haben einen äußeren Verlauf, dessen Kenntnis für die Akupunktur ganz wesentlich ist. Darüber hinaus haben sie aber auch einen inneren Verlauf, über den sie mit ihrem zugeordneten Organ und dessen Partner nach der Yin-Yang-Regel kommunizieren. Ihr Haupteinsatzgebiet sind Erkrankungen der inneren Organe – zang fu (zàng fǔ 脏腑).

Lungen-Meridian

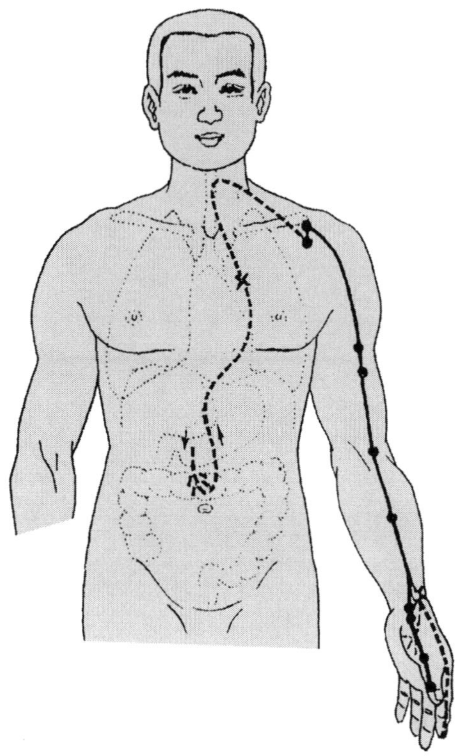

Dickdarm-Meridian

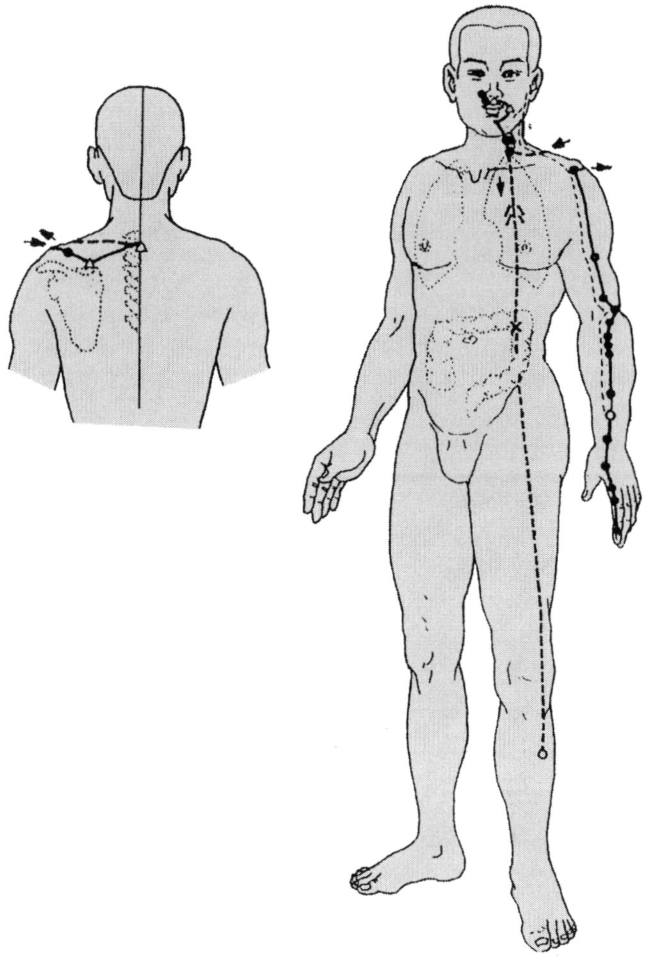

Magen-Meridian

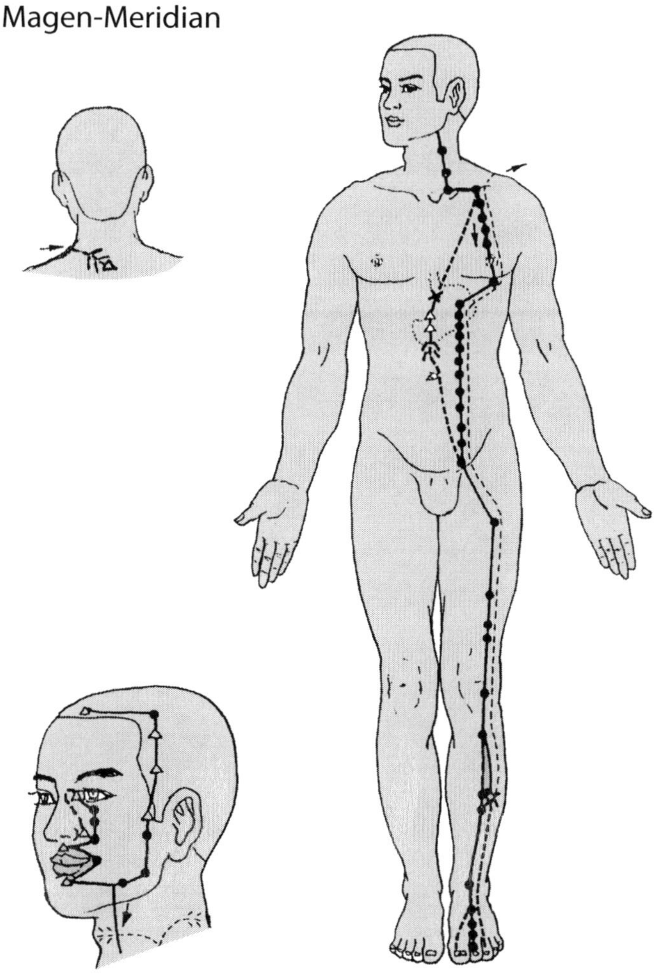

Milz-Meridian

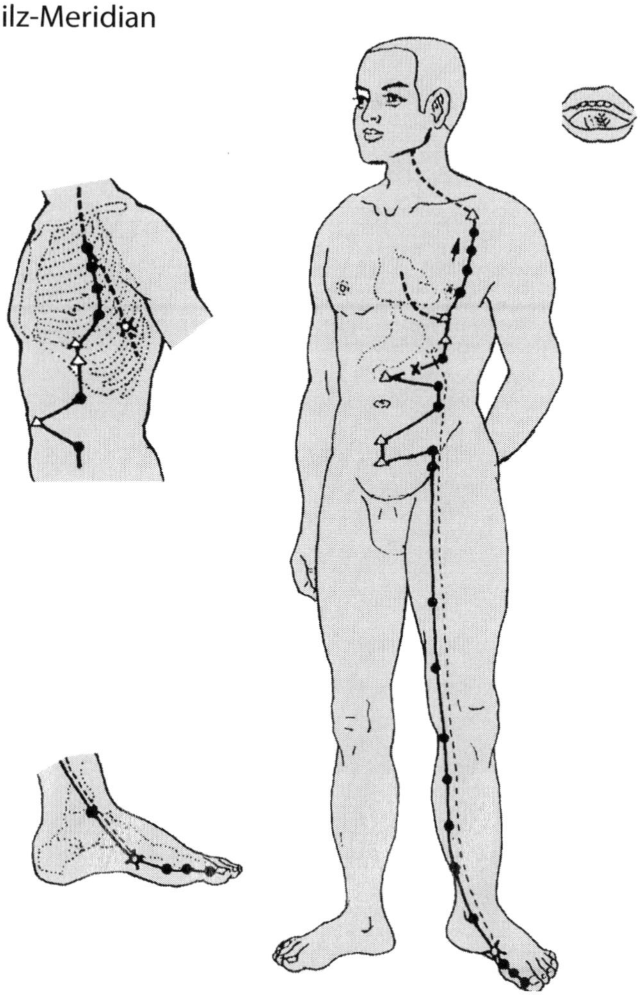

Herz-Meridian

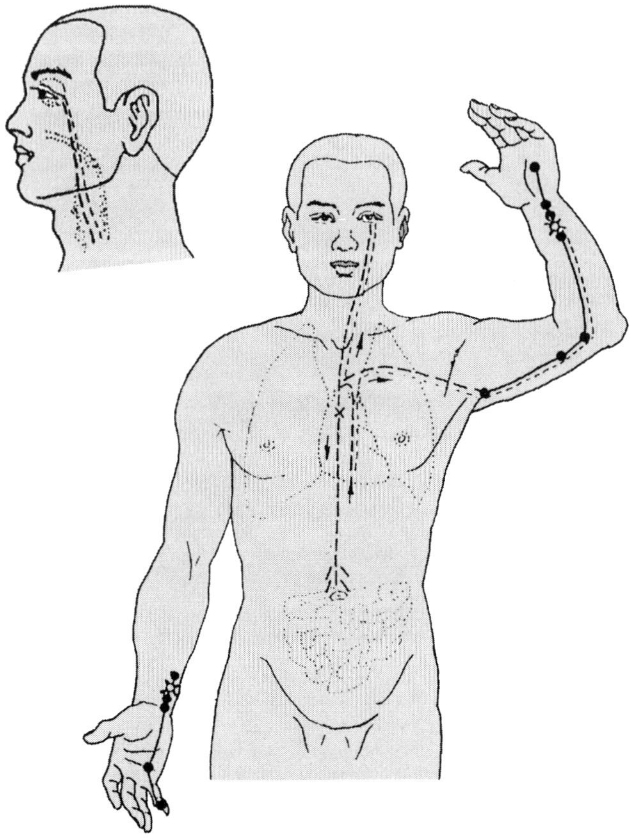

Dünndarm-Meridian

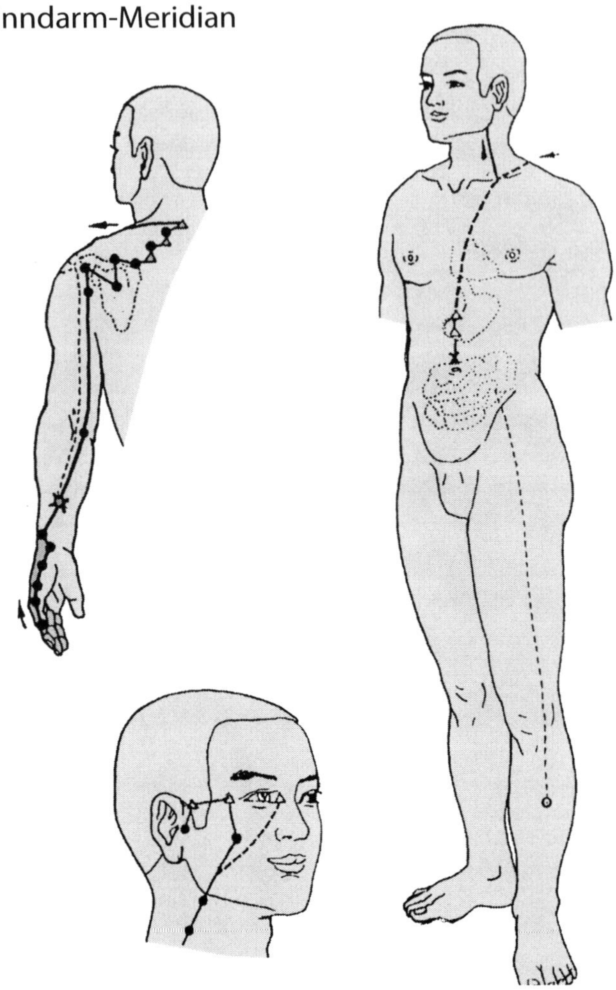

Blasen-Meridian

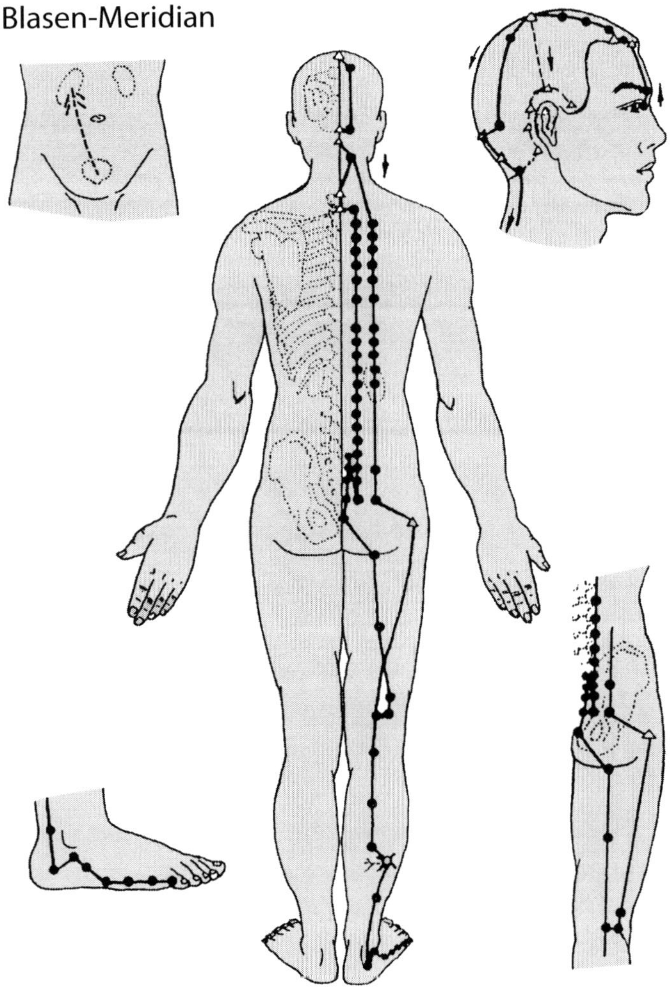

Nieren-Meridian

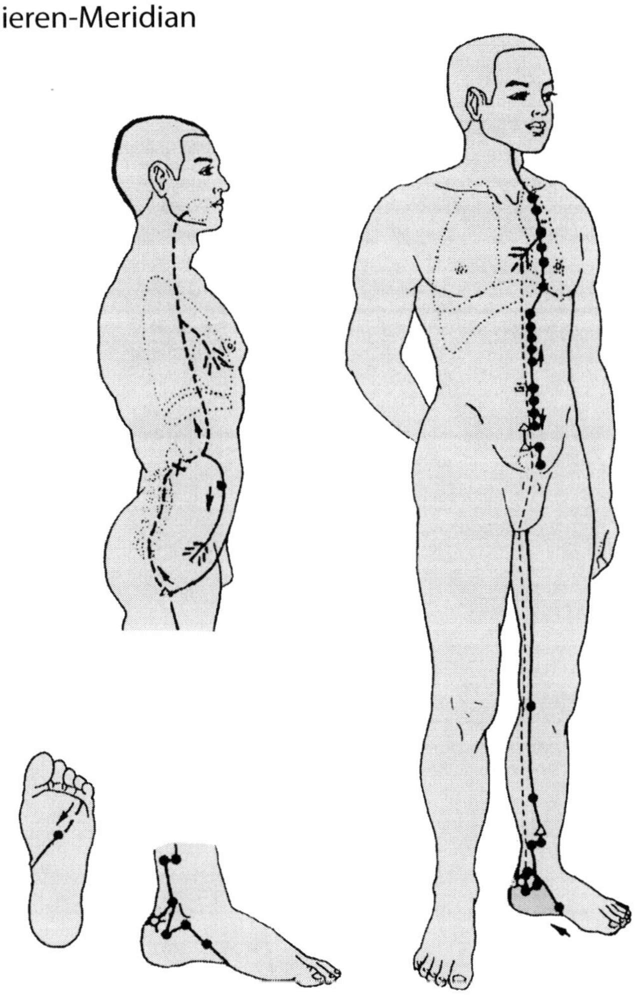

Perikard-Meridian

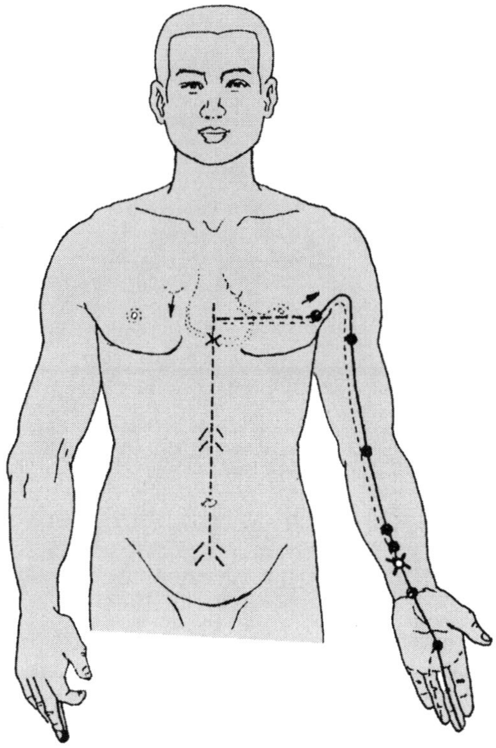

Dreifacher-Erwärmer-Meridian

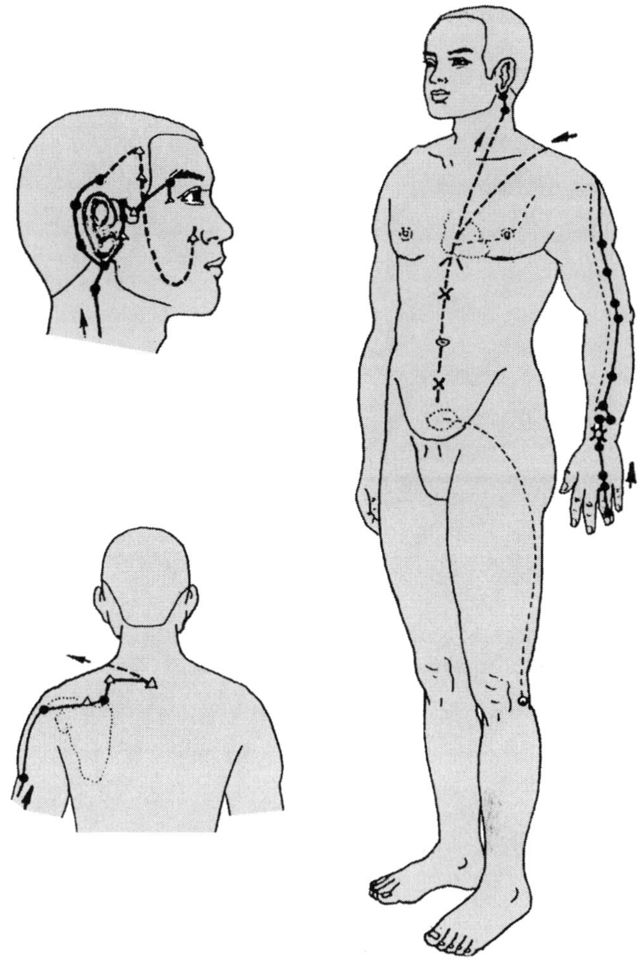

Gallenblasen-Meridian

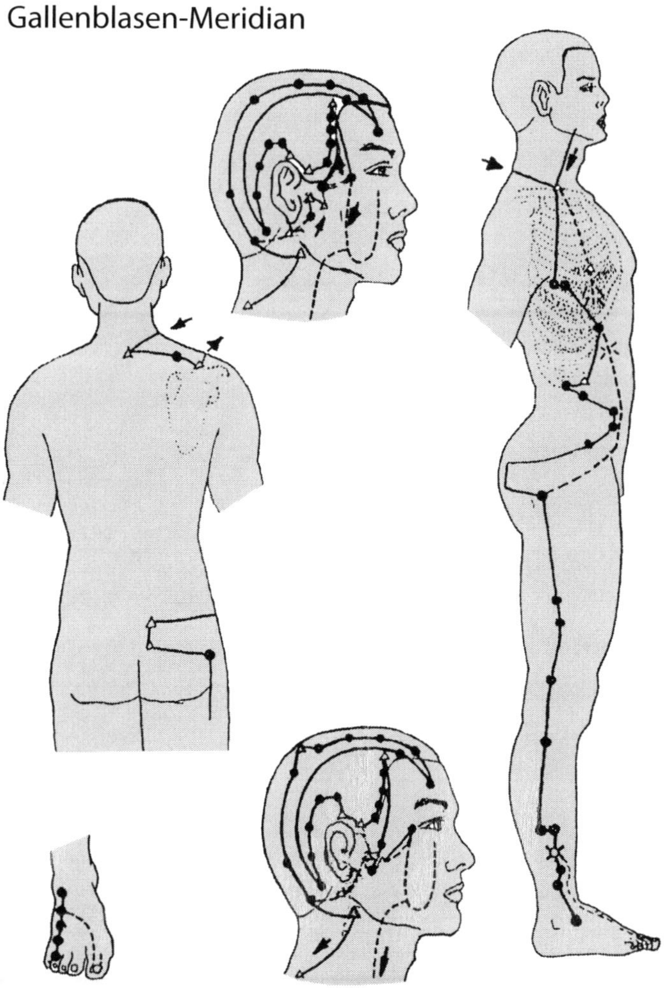

Leber-Meridian

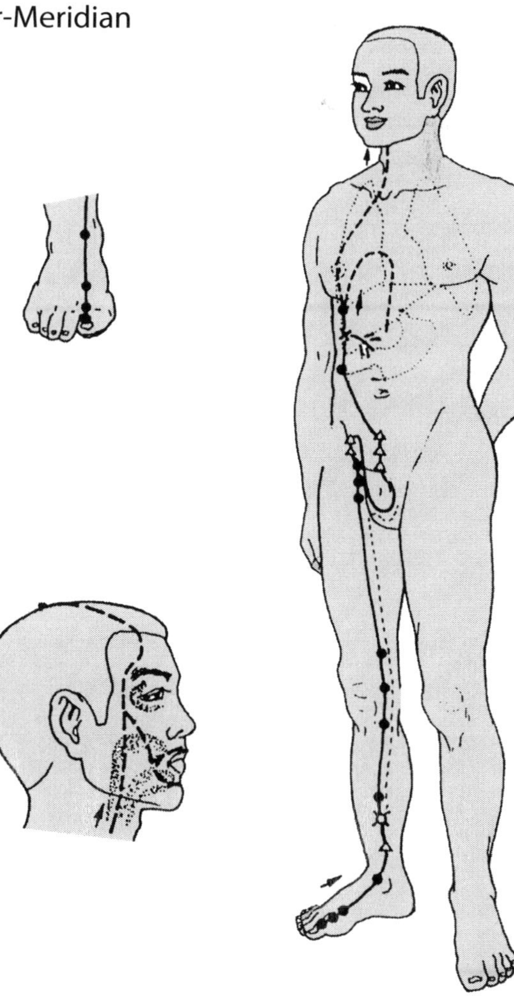

Nur wenn man auch den inneren Verlauf der Meridiane kennt, kann man die Organwirkung verstehen (siehe Abbildungen auf S. 134–136)! Die Organzuordnung definiert übrigens auch die Kategorisierung in Yin- oder Yang-Meridiane:

- Yin-Meridiane sind den parenchymatösen oder Yin-Organen zugeordnet und verlaufen an der Yin-Innenseite der Extremitäten.
- Yang-Meridiane sind den Hohl- oder Yang-Organen zugeordnet und verlaufen an der Yang-Außenseite der Extremitäten.

Tab. VII.2: Yin- und Yang-Meridiane als Partner

Yin-Partner	Herz	Niere	Perikard	Leber	Lunge	Milz
Yang-Partner	Dünndarm	Blase	Dreifacher Erwärmer	Gallenblase	Dickdarm	Magen

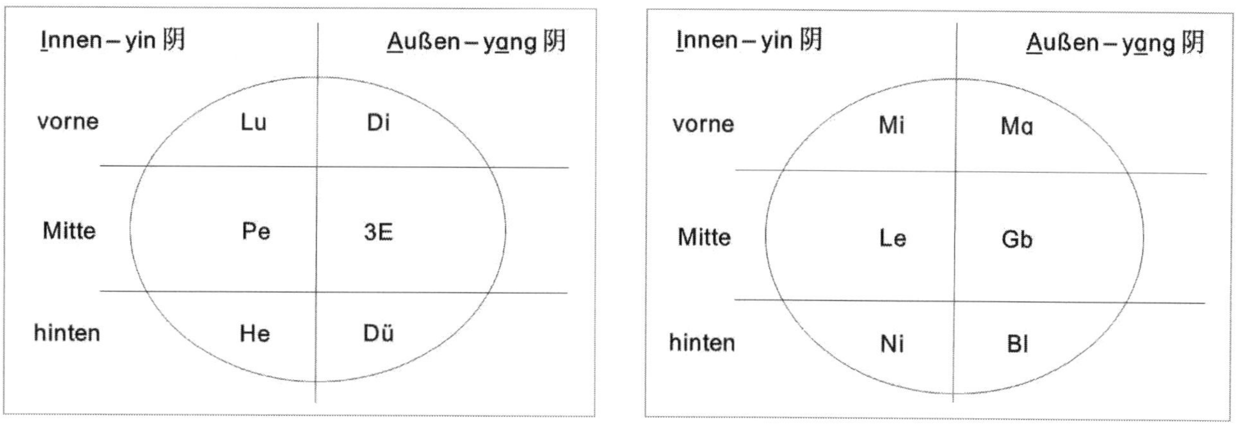

Abb. VII.3: Meridian-Partnerschaften nach der Yang-Yin-Außen-Innen-Regel (a) auf dem Arm (b) auf dem Bein

Die Sechs Meridiane

Außer der Partnerschaft nach der Yang-Yin-Außen-Innen-Regel gibt es eine weitere Partnerschaft zwischen den Meridianen nach der Oben-Unten-Regel: Jeweils zwei Meridiane, die an der oberen und unteren Extremität an anatomisch korrespondierender Stelle verlaufen, werden als Sechs Meridiane bezeichnet und tragen einen gemeinsamen Namen.

In China ist die Nomenklatur der Sechs Meridiane gebräuchlicher als die Bezeichnung nach der Organzuordnung.

Tab. VII.3: Yang-Meridiane an Arm und Bein, von vorne nach hinten gereiht

Hand = shǒu 手			
Shou yang ming	shǒu yáng míng	手阳明	Di
Shou shao yang	shǒu shào yáng	手少阳	3E
Shou tai yang	shǒu tài yáng	手太阳	Dü
Fuß = zú 足			
Zu yang ming	zú yáng míng	足阳明	Ma
Zu shao yang	zú shào yáng	足少阳	Gb
Zu tai yang	zú tài yáng	足太阳	Bl

Tab. VII.4: Yin-Meridiane an Arm und Bein, von vorne nach hinten gereiht

Hand = shǒu 手			
Shou tai yin	shǒu tài yīn	手太阴	Lu
Shou jue yin	shǒu jué yīn	手厥阴	Pe
Shou shao yin	shǒu shào yīn	手少阴	He

Fuß = zú 足			
Zu tai yin	zú tài yīn	足太阴	Mi
Zu jue yin	zú jué yīn	足厥阴	Le
Zu shao yin	zú shào yīn	足少阴	Ni

Anwendung der Sechs Meridiane

1. Im täglichen Sprachgebrauch öfter als die Benennung nach den Organen für die 12 Regulären Meridianen gebraucht
2. Beschreibung der Lokalisation von Schmerzen, z.B. Kopfschmerzen:
- ⊙ Nacken, Hinterkopf: Tai-Yang-Kopfschmerz
- ⊙ Gesichtsregion: Yang-Ming-Kopfschmerz
- ⊙ Schläfen-/Augenregion: Shao-Yang-Kopfschmerz
- ⊙ Scheitelhöhe: Jue-Yin-Kopfschmerz
3. Sehr hilfreich bei der Auswahl von Fernpunkten, welche insbesondere bei akuten Schmerzen sehr wirkungsvoll sind: Bei Schmerzen im Bereich des Hand-Yang-Ming (Di) an der oberen Extremität ist ein Fernpunkt auf dem Fuß-Yang-Ming äußerst wirksam (Ma 38)
4. Laut Shang Han Lun dringt äußere Kälte von außen nach innen in den Körper ein, transformiert sich auf diesem Weg von Kälte zu Hitze (Fieber), konsummiert Yin und befällt schließlich auch innere Organe, siehe Band 2: Syndrome.

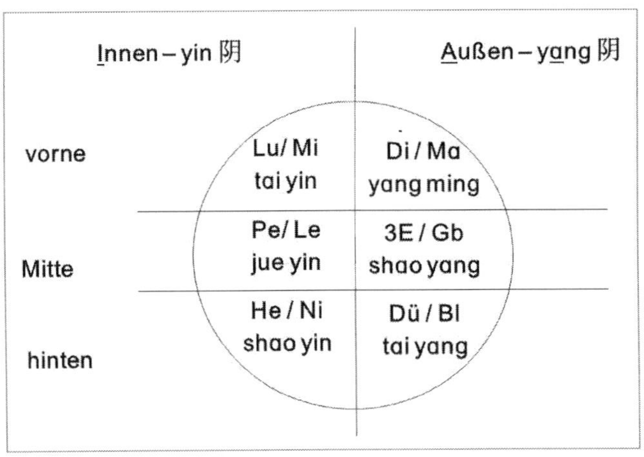

Abb. VII.4: Sechs Meridiane – Meridian-Partnerschaften nach der Oben-Unten-Regel

Die 12 Divergenten Meridiane – Jing Bie

Jīng biè 经别

Die Divergenten Meridiane begleiten die Regulären Meridiane, kommunizieren mit dem jeweiligen Partner nach der Yin-Yang-Regel und mit den zugeordneten Organen aller beiden. Darüber hinaus haben sie eine direkte oder – über den Yin-Yang-Partner – eine indirekte Verbindung zum Herzen und zum Hirn. Sie führen Abwehr-Qi (Wei Qi) und bringen damit Informationen von der Außenwelt zu den inneren Organen. Im Herzen werden diese Eindrücke perzipiert und im Hirn aperzipiert. Ihr Haupteinsatzgebiet sind psychosomatische Störungen.

Wir haben uns immer gewundert, dass Bischko trotz oberflächlicher Nadelung hervorragende Erfolge erzielte, wo doch aus China die Devise „tiefer Stich, kräftige Manipulation" kam. Der Grund: Unsere Patienten sind meistens psychosomatisch stigmatisiert und Bischko hat offenbar vorwiegend über die Divergenten Meridiane gearbeitet. Diese verlaufen nämlich oberflächlicher als die Regulären Meridiane und außerdem von den Akren in Richtung Stamm/Kopf. Letzteres ist einer der Gründe weshalb z.B. von Punkten des

Magen-Meridians auf dem Bein das De-Qi-Gefühl bei relativ oberflächlicher Nadelung aufwärts, bei tiefer Nadelung abwärts laufend auftritt.

Alle Divergenten Yang-Meridiane enden am Punkt Du 20, was diesen Punkt zur Beruhigung und zur Behandlung psychosomatischer Störungen prädestiniert. Darüber hinaus endet dort auch der Innere Ast des Regulären Meridians der Leber, die ja für die Emotionen zuständig ist.

Wesentliche Punkte der Divergenten Meridiane sind Du 20 sowie – kontralateral eingesetzt – die Jing-Brunnen- und die He-Punkte (siehe unten, Abb. VII.10) der Yin-Yang-Partner. Die Idee dahinter: Man leitet so „gutes Qi" von der gesunden zur kranken Seite.

Die 12 Muskulotendinären Meridiane (MTM) – Jing Jin

Jīng jīn 经筋 heißt wörtlich übersetzt Meridian-Sehnen. Die Muskulotendinären Meridiane verlaufen knapp unter der Haut. Sie führen Abwehr-Qi – Wei Qi (wèi qì 卫气). Es handelt sich dabei um Muskelketten, die im Großen und Ganzen die Verläufe der Regulären Meridiane nachvollziehen. Ihr Einsatzgebiet sind Störungen im Bewegungsapparat, z.B. ganz akute Schmerzen nach Exposition gegenüber Wind, Kälte, Feuchtigkeit wie ein akutes Zervikalsyndrom nach Zugluft. Man nadelt dann einfach einen Schmerz-Punkt auf dem MTM, einen so genannten A-Shi-Punkt (a shi xue – ā shì xué), wörtlich übersetzt Au-Weh-Punkt. Zusätzlich nadelt man den Jing-Brunnen-Punkt, den periphersten Punkt auf dem betroffenen Meridian. Man sticht dabei nur kurz in die Punkte ein und entfernt die Nadel sofort wieder. Der Effekt ist verblüffend: Die Schmerzen lassen blitzartig nach. Allerdings funktioniert diese Technik nur, so lange sich die Pathogenen Faktoren noch in der sehr sehr oberflächlichen Schicht der MTM befinden, was durch einen oberflächlichen Puls zu dokumentieren ist.

Die Kollateralen –Luo Mai

Lùo Mài 络脉

Es gibt unzählige Kollateralen verschiedener Kategorien:

- 12 große Kollateralen der Extremitäten: Sie zweigen vom jeweiligen Luo-Durchgangspunkt ab und verfügen in der modernen Literatur über zwei Zweige:
  - Der longitudinale Zweig begleitet den Regulären Meridian entlang der Extremität
  - Der transversale Zweig stellt die Verbindung zum Yin-Yang-Partner her
- Vier große Kollateralen auf dem Rumpf: Die Kollateralen von Ren, Du, und Milz sind in der klassischen Literatur vertreten; in der modernen Literatur kommt dazu die große Kollaterale des Magens, die „leere Meile" – xu li – xū lǐ 虚里, eine wichtige Verbindung zwischen Magen und Herz.
- Sun Luo – sūn luò 孙络 ist das „Enkel-Netzwerk", womit kleinste Verzweigungen sowohl an der Oberfläche als auch in den inneren Organen gemeint sind. Unterkategorien sind:
  - Fu Luo – fú luò 浮络, die oberflächlichen Kollateralen, die gelegentlich als Besenreiser sichtbar werden
  - Xue Luo – xuè luò 血路, die Kapillaren.

Wesentliche Akupunkturpunkte sind die Luo-Durchgangspunkte (siehe dort), wobei insbesondere jene der Yin-Meridiane eine wesentliche Rolle spielen: Sie beeinflussen das dem gleichen Funktionskreis angehörende Sinnesorgan, z.B. He 5 die Zunge und damit die Sprache.

Die acht Außerordentlichen Meridiane/Wundermeridiane – Qi Jing Ba Mai

Qí jīng bā mài 奇经八脉 heißt wörtlich übersetzt

- Qí: außerordentlich, merkwürdig, kann aber auch jī ausgesprochen werden und heißt dann unpaarig oder etwas mehr
- Jīng: Meridiane
- Bā: acht
- Mài: Gefäße

Es geht also um acht Meridiane und Gefäße, die teilweise unpaarig angeordnet sind, einen Bezug zu Seitendifferenzen haben und außerdem noch als außerordentlich in puncto Funktion und Wirkung einzustufen sind. Im Gegensatz zu manchen Übersetzungen sind sie nicht „extra“, d.h. außer der Norm. Im Gegenteil! Sie sind Reservoire, woraus die Energie geschöpft wird daher sind auch einige von ihnen „Meere“.

Im Gegensatz zu den Regulären Meridianen gehören sie nicht zu bestimmten Organen und haben keine Außen-Innen-Beziehung. Mit Ausnahme der beiden in der Mittellinie des Körpers verlaufenden – Du Mai hinten und Ren Mai vorne – besitzen sie keine eigenen Punkte. Sie wirken vielmehr verbindend, indem sie Punkte mehrerer Meridiane benützen. Eröffnet werden sie durch Nadeln der Kardinalpunkte, deren Wirkung man mit Schleusen vergleichen kann: Sticht man die Kardinalpunkte zu Beginn einer Akupunkturbehandlung an, dann eröffnet man damit Kanäle, die zwar ständig vorhanden sind, aber erst nach Eröffnung der Wundermeridiane durchströmt werden. Diese neue Wege eröffnende und mehrere Meridiane verbindende Funktion macht man sich zunutzen

a) um bestimmte Regionen zu erreichen,
b) um mit wenigen Nadeln die Wirkung mehrerer Meridiane gleichzeitig zu aktivieren. Letzteres ist oftmals bei Multimorbidität sinnvoll, nämlich dann, wenn bei einem ohnedies bereits geschwächten Patienten viele Nadeln notwendig wären, man aber nur wenige setzen möchte.

Die Funktionen der Wundermeridiane

- ⊙ Verbindung zwischen den Regulären Meridianen
- ⊙ Kontrolle, Aufbewahrung, Regulation und Verteilung von Qi und Blut aller Meridiane
- ⊙ Kontrolle von Jing – Essenz

Indikationen für die Akupunktur mit Kardinalpunkten und Wundermeridianen

1. Multimorbidität bei Mangel-Zuständen. Die eigentliche Indikation für den Einsatz von Wundermeridianen sind Erkrankungen durch Mangel an oder Schädigung von Jing – Essenz, z.B. postapoplektische Zustandsbilder, angeborene Störungen, Multimorbidität. Dabei findet man ein Sammelsurium verschiedenster Symptome und es drängen sich einem 20 und mehr Punkte förmlich auf. Man will aber die Anzahl der Nadeln begrenzen, um einen ohnedies bereits reduzierten Patienten nicht noch mehr zu schwächen.
2. Ramakers empfiehlt ihre Anwendung insbesondere bei Störungen der „Diagonale“, also z.B. Beschwerden in linkem Bein und rechter Schulter.
3. Die konkrete Indikation von Wundermeridianen lässt sich aus folgenden Komponenten ableiten:

- ⊙ Indikation des eröffnenden Kardinalpunktes
- ⊙ Indikation der benützten Meridiane bzw. deren Funktionskreise
- ⊙ Indikation der regulären Partner-Meridiane; z.B. Dü 3 impliziert den Funktionskreis des Herzens inklusive Großhirn; über Bl 62 beeinflusst man auch die Niere, die ja bekanntlich für die Produktion der Substanzen des ZNS verantwortlich ist. Mit Du Mai (eröffnet von Dü 3) und Yang Qiao Mai (Bl 62) hat man also ein kongeniales Paar für Erkrankungen des ZNS, z.B. für postapoplektische Zustandsbilder.

Man unterscheidet primäre und sekundäre Wundermeridiane, wovon es je vier gibt. Ramakers pflegte die primären Wundermeridiane mit „Narben des Embryo“ zu vergleichen: Chong, Ren und Du Mai entsprechen demnach der „Narbe“ der ersten Zellteilung in Längsrichtung, Dai Mai der ersten Zellteilung in Querrichtung. Die sekundären Wundermeridiane begleiten und ergänzen die primären.

Drei der vier primären Wundermeridiane entspringen aus einer Art energetischem Wirbel zwischen den beiden Nieren und dem Punkt Ren 6, knapp unterhalb des Nabels; es gibt auch die Leseart, ihr Ursprung sei im Uterus zu finden, wobei über ihren Ursprung bei Männern einfach geschwiegen wird. Chong, Ren und Du Mai verlaufen jedenfalls innerlich zunächst abwärts und treten am Perineum an die Oberfläche. Außen verlaufen sie aufwärts, Ren und Du Mai ventro- bzw. dorsomedian mit 24 bzw. 28 eigenen Punkten; Chong Mai benutzt außen Punkte des Nieren-Meridians. Die extrem breite Wirkung dieser drei Wundermeridiane lässt sich aber nur erklären, wenn man weiß, dass die vier primären Wundermeridiane auch in-

innere Verläufe haben: So vollzieht Du Mai, das Meer der Yang-Meridiane, innerlich den Verlauf von Ren Mai, dem Meer der Yin-Meridiane, nach und vice versa. Auch die besonders breite Wirkung sowie die Beinamen von Chong Mai (Meer der 12 Meridiane, breite Troststrasse etc.) beruhen auf dessen innerem Verlauf, nämlich aufwärts im Wirbelkanal. „Breit" ist Chong Mai also gesehen aus der sagittalen Ebene, vergleichbar mit der Mittelnaht eines Overalls.

Tab. VII.5: Primäre und sekundäre Wundermeridiane

Primäre WM	Chong Mai (Mi 4)	Ren Mai (Lu 7)	Du Mai (Dü 3)	Dai Mai (Gb 41)
Sekundäre WM	Yin Wei Mai (Pe 6)	Yin Qiao Mai (Ni 6)	Yang Qiao Mai (Bl 62)	Yang Wei Mai (3E 5)

Es gibt acht Kardinalpunkte (KP) für die acht Wundermeridiane (WM), vier auf Yin- und vier auf Yang-Meridianen.

Partner sind immer ein primärer und ein sekundärer Wundermeridian, welche durch jeweils zwei Yin- oder zwei Yang-Kardinalpunkte eröffnet werden. Einer dieser Punkte liegt stets auf dem Arm, der andere auf dem Bein.

Man kann sie wohl einzeln einsetzen, eine weitaus stärkere Wirkung entfalten sie jedoch paarweise. Übrigens erreicht man die stärkste Wirkung, wenn man Kardinalpunkte entsprechend den Regeln der Chronopunktur einsetzt, siehe Kubiena G./Ramakers F (2002): Chronopunktur.

Alle Kardinalpunkte sind besonders wirksam, daher fungieren sie zusätzlich als Meisterpunkte. Vier von den acht KP sind zusätzlich Luo-Punkte, also erfüllen sie mit dieser Funktion bereits die Aufgabe, Meridiane zu verbinden (Mi 4, Pe 6, Lu 7, 3E 5).

Mnemotechnik

- Zusammengehörende Paare bestehen entweder aus zwei Yang- oder zwei Yin-Kardinalpunkten, von welchen jeweils einer auf dem Vorderarm und einer im distalen Bereich des Unterschenkels liegt. Die KP der Yang-Wundermeridiane liegen auf korrespondierenden Meridianen, die der Yin-Wundermeridiane leider nicht.
- Verlauf: Mit einer Ausnahme (Dai Mai) verlaufen die Wundermeridiane von kaudal nach kranial.
- Neben den vier primären Meridianen gibt es vier sekundäre Begleitmeridiane, die sinnvollerweise mit den primären Meridianen gemeinsam verwendet werden:

Tab. VII.6: Wundermeridiane und Kardinalpunkte, Partnerschaften

Primäre WM	Name pin yin	Name Deutsch	KP	Begleitender sek. WM, pin yin	Deutsch	KP
Longitudinal	Chong Mai	Durchdringungsgefäß	Mi 4	Yin Wei Mai	Bewahrer des Yin	Pe 6
	Ren Mai	Konzeptionsgefäß	Lu 7	Yin Qiao Mai	Beschleuniger des Yin	Ni 6
	Du Mai	Lenkergefäß	Dü 3	Yang Qiao Mai	Beschleuniger des Yang	Bl 62
Transversal	Dai Mai	Gürtelgefäß	Gb 41	Yang Wei Mai	Bewahrer des Yang	3E 5

3 Akupunkturpunkte

1. Es gibt 361 klassische Meridianpunkte
2. In den 50er- bis 70er-Jahren des 20. Jh. fand man zahlreiche Punkte außerhalb der Meridiane (PaM), Neue Punkte (NP); moderne Diktion: Extrapunkte (EP)
3. Somatotopien: Punkte in Teilregionen des Körpers, wo der ganze Körper repräsentiert ist

Alarmpunkte – mu xue

Mù xué 募穴, Englisch: Front-Mu-Points, Collection Points, Alarm Points

Die Alarmpunkte liegen – mit einer Ausnahme (Gb 25 für Niere) frontal auf dem Rumpf und zeigen – wie die Zustimmungspunkte – Störungen der inneren Organe an. Therapeutisch werden sie vorzugsweise zur Behandlung von Hohl-/Yang-Organ-Störungen verwendet, meist zusammen mit dem entsprechenden unteren He-Punkt.

Alarmpunkte findet man:

- auf dem entsprechenden Meridian (Gb 24, Le 14, Lu 1)
- auf dem Ren mai (Ren 14 für Herz, Ren 4 für Dünndarm, Ren 3 für Blase, Ren 17 für Perikard, Ren 5 für 3E, Ren 12 für Magen)
- auf einem anderen Meridian (Gb 25 für Niere, Ma 25 für Dickdarm, Le 13 für Milz).

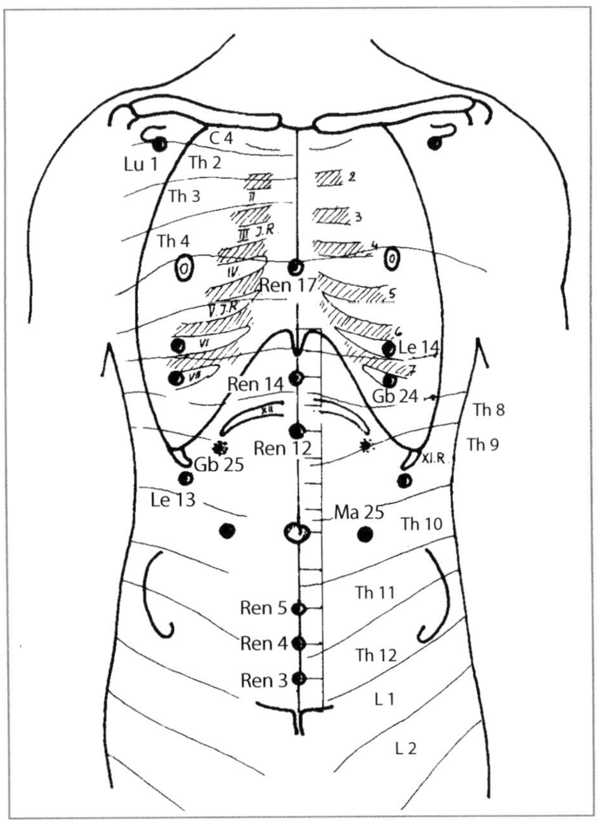

Abb. VII.5: Alarmpunkte

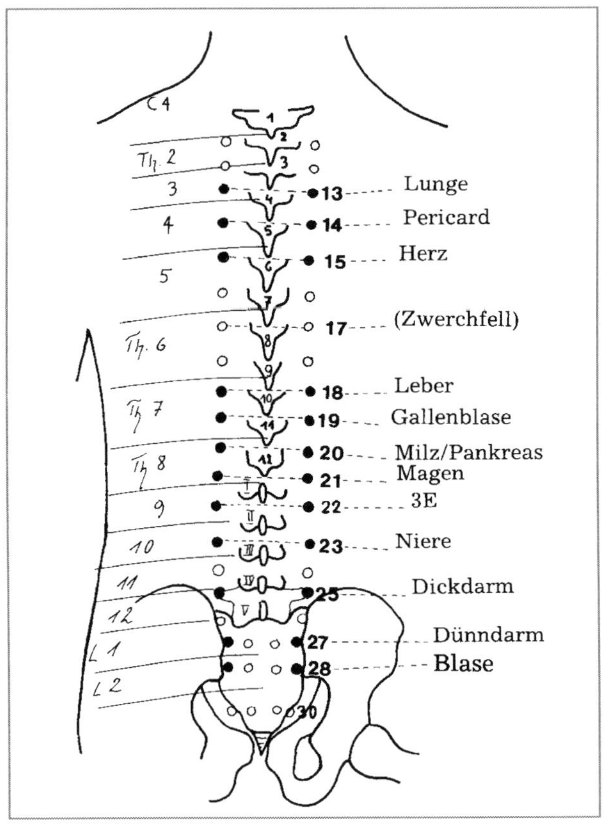

Abb. VII.6: Zustimmungspunkte auf dem Bl-Meridian

Zustimmungspunkte – shu xue

Shū xué 腧穴; Englisch: Back-Shu-Points oder Associated Points

Die Zustimmungspunkte liegen auf dem inneren Ast des Blasen-Meridians auf dem Rücken ~ im gleichen Segment wie das zugeordnete Organ. Sie zeigen durch Konvexität, Konkavität oder Druckschmerzhaftigkeit Fülle- oder Mangel-Zustände – jedenfalls Störungen im zugeordneten Organ an und werden entsprechend behandelt. Ursprünglich wurden sie nur zur Diagnostik verwendet bzw. mit Moxa behandelt, aber nicht genadelt. Aktuelle Einsatzgebiete:

- Störungen der Yin-Organe mit den entsprechenden Yuan-Quellpunkten
- Störungen der zugeordneten Sinnesorgane

Paravertebrale Punkte nach Hua Tuo – Hua Tuo jia ji xue

Huá Tuó jiá jĭ xué华 陀 夹 脊 穴; Englisch: Hua Tuo's paravertebral points

17 Punkte (von Th1 bis L5), ½ Cun lateral der dorsalen Medianen, also zwischen Du Mai und innerem Ast des Blasen-Meridianes.

Indikation: akute Schmerzzustände lokal und innere Erkrankungen. Segmentale Zuordnung ausschlaggebend, Segmente für verschiedene Regionen überlappen sich.

Tab. VII.7: Grobe Zuordnung der paravertebralen Punkte

Th1-Th3	Störungen der oberen Extremität
Th1-Th8	Thorax
Th6-L5	Abdomen
L1-L5	Untere Extremität

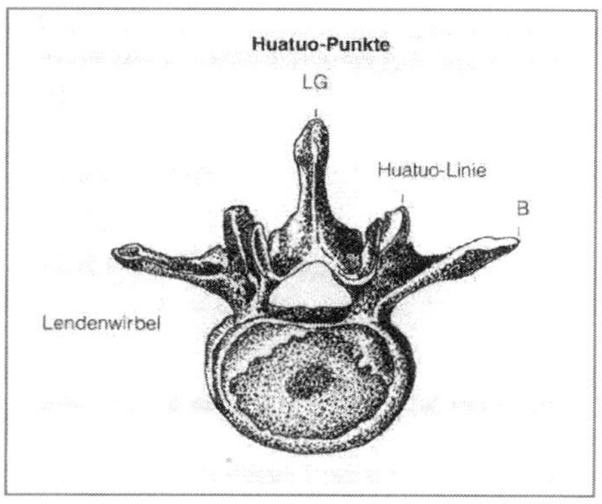

Abb. VII.7: Querschnitt Lendenwirbel, KMPP, S. 79.

3.2 Spezifische Punkte an den Extremitäten

Fünf Shu-Transport-Punkte – wu shu xue/„Antike Punkte"

Wŭ shū xué 五 输 穴; Englisch: transporting points

Jeder Meridian besitzt an der Extremität fünf Punkte, welche den fünf Elementen zugeordnet sind. Die Namen dieser Punkte symbolisieren die Vorstellung einer von distal nach proximal wachsenden Energie – wie bei einem Wasserlauf, der sich zum Fluss entwickelt. Bei Ellbogen/Knie kommt es zur Vereinigung („he") bzw. zum Eintritt in die tiefen Schichten des Körpers. Die Fünf Shu-Transport-Punkte (STP) sind den Fünf Elementen zugeordnet, wobei die Sequenz an den Akren auf allen Yin-Meridianen mit Holz beginnt und auf allen Yang-Meridianen mit Metall. Jeder Shu-Transport-Punkt hat spezifische Indikationen, die nach einem einfachen Chronopunktur-Schema genutzt werden können.

Tab. VII.8: Fünf Shu-Transport-Punkte, Zuordnung zu den Fünf Elementen und spezifische Indikation

Shu-Transport-Punkt	Qi im Meridianverlauf	Element auf Yin-Meridian	Element auf Yang- Meridian	Spezifische Indikation aller STP dieser Kategorie
1. Jing-Brunnen-P.	Meridian-Qi sprudelt hervor	Holz	Metall	Epigastrisches Völlegefühl, Reizbarkeit, Unruhe, Schlaflosigkeit
2. Ying-Quellen-P.	Meridian-Qi beginnt zu strömen	Feuer	Wasser	Fieberhafte Erkrankungen, Hitze-Symptome
3. Shu-Strömungs-P.	Meridian-Qi „steht in Blüte", auf Yin-Meridianen glztg. Yuan-Qu-P	Erde	Holz	Gelenkbeschwerden, v.a. durch Feuchtigkeit
4. Jing-Fluss-P.	Meridian-Qi ergießt sich kräftig	Metall	Feuer	Husten durch Kälte/Hitze, Atemwegserkrankungen, Asthma

Shu-Transport-Punkt	Qi im Meridianverlauf	Element auf Yin-Meridian	Element auf Yang-Meridian	Spezifische Indikation aller STP dieser Kategorie
5. He-Meer-P.	Eigentlich Vereinigungs-P.: Meridian-Qi am stärksten entwickelt und vereint sich in einem Meer von Qi	Wasser	Erde	Inverses Qi, v.a. Fu-Organe

Der erste, zweite und dritte Meridianpunkt (von distal nach proximal) sind gleichzeitig der erste bis dritte Shu-Transport-Punkt. Der fünfte Punkt liegt immer bei Knie oder Ellbogen. Der vierte Shu-Transport-Punkt ist nicht unbedingt der vierte Punkt auf dem Meridian, sondern liegt irgendwo zwischen dem dritten und fünften Punkt.

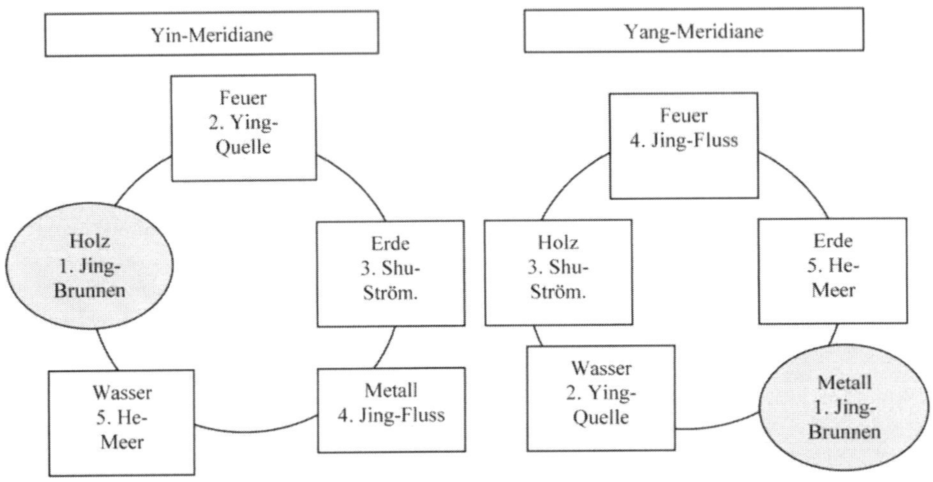

Abb. VII.8: Fünf Shu-Transport-Punkte, Sequenz und Element-Zuordnung auf Yin- und Yang-Meridianen

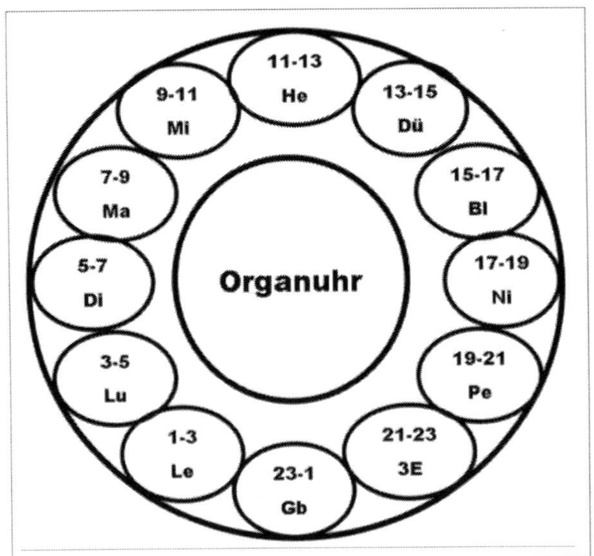

Abb. VII.9: Organuhr

Anwendung der Shu-Transport-Punkte

Nach der Symptomatik: Die Shu-Transport-Punkte sind wesentlich in der Chronopunktur – Akupunktur nach der Zeit. Die einfachste Methode richtet sich nach der Organuhr und kann leicht umgesetzt werden: Man nadelt den passenden Shu-Transport-Punkt auf dem nach der Organuhr gerade offenen Meridian. Wesentlich verfeinerte, aber auch komplizierter zu errechnende Chronopunktur-Methoden siehe auch: Kubiena G./Ramakers F. (2002) Bestzeitakupunktur Chronopunktur.

Beispiel: Ein Patient kommt um 8 Uhr mit Gelenkschmerzen; von 7-9 Uhr ist der Magen aktuell, also wählt man den Shu-Strömungspunkt des Magen-Meridians (Ma 43). Kommt der Patient hingegen um 16 Uhr, ist Blase aktuell und man wählt den Shu-Strömungs-Punkt des Blasen-Meridians (Bl 65).

Untere He-Punkte – xia he xue

Xià hé xué 下合穴

Die drei Yang-Meridiane der oberen Extremität besitzen zusätzlich zu ihrem „normalen" He-Meer-Punkt beim Ellbogen noch einen weiteren unterhalb des Knies. Dieser ist nicht eingebunden in das energetische Konzept der fünf Shu-Transport-Punkte, hat aber starke Wirkung auf das zugeordnete Fu-/Hohlorgan und wird hauptsächlich in der Behandlung von Fu-Organen, vorzugsweise zusammen mit dem Alarmpunkt eingesetzt.

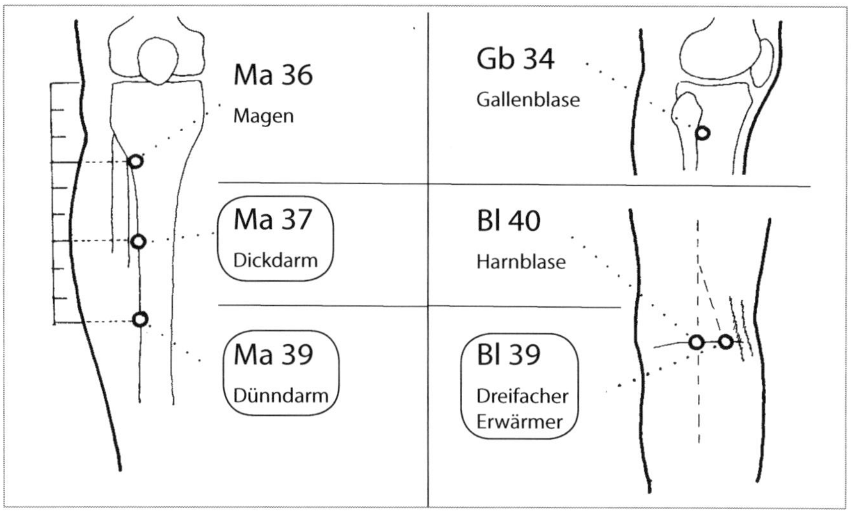

Abb. VII.10: Die He-Punkte um das Knie. Die unteren He-Punkte der drei Yang-Meridiane der Hand sind eingekreist. Bei manchen Autoren heißen allerdings auch die „normalen" He-Punkte beim Knie (Ma 36, Gb 34, Bl 40) „Untere He-Punkte".

Die unteren He-Punkte der drei Yang-Meridiane der Hand

Tab. VII.9: Die He-Punkte um das Knie und die „unteren He-Punkte" der drei Yang-Meridiane der Hand

„Normale" He-Punkte um das Knie	Für Organ
Ma 36	Magen
Gb 34	Gallenblase
Bl 40	Blase

Zusätzliche „untere He-Punkte" um das Knie	Für Organ
Ma 37	Dickdarm
Ma 39	Dünndarm
Bl 39	3E, v.a. als Öffner d. Wasserwege

Yuan-Quellpunkte und Luo-Durchgangspunkte

Yuan-Quellpunkte – yuan xue

Yuán xué 原 穴 wörtlich: „Quellpunkte". Englisch: Source Points

- Jeder der 12 Regulären Meridiane hat einen Yuan-Quellpunkt. Der Name leitet sich vom Bezug zum Yuan-Quellen-Qi (aus der angeborenen Essenz – Jing) ab:
- Auf Yin-Meridianen ist der Yuan-Quellpunkte identisch mit dem Shu-Strömungs-Punkt und daher stets der dritte Punkt proximal der Akren (Z.B. He 7).
- Auf Yang-Meridianen gibt es diese Koinzidenz nicht; hier ist der Yuan-Quellpunkt jeweils der nächste Punkt proximal des Shu-Strömungs-Punktes, also an vierter Stelle proximal der Akren zu finden, mit einer Ausnahme: Gb 40.
- Schwellung, Einsinken oder Druckdolenz zeigen Störungen im zugeordneten Organ an.
- Anwendung: vorzugsweise zusammen mit dem Zustimmungspunkt für Yin-Organ-Störungen.

Luo-Durchgangspunkte – luo xue

Luò xué 络 穴; wörtliche Übersetzung: Vernetzungs-Punkte; Englisch: Connecting Points;
Fünf Arten:

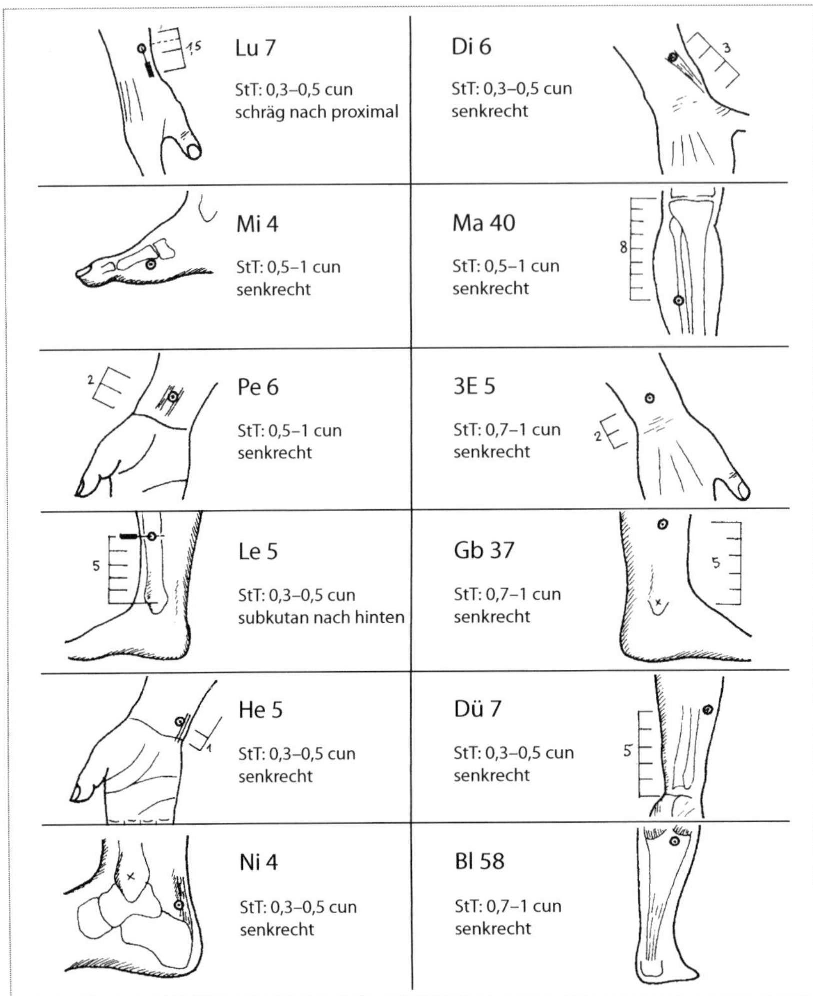

Abb. VII.11: Luo-Durchgangspunkte der 12 Regulären Meridiane

(1) Die Luo-Durchgangspunkte der 12 Regulären Meridiane

- ⊙ Jeder Reguläre Meridian hat einen Luo-Durchgangspunkt, welcher stets proximaler gelegen ist als der Yuan-Quellpunkt.
- ⊙ Behandeln drei Arten von Problemen:
  - a) Probleme im gekoppelten Meridian/Organ
  - b) Probleme in Regionen, welche das Luo Mai erreicht
  - c) Probleme psycho-emotionaler Natur – Luo-Mai-Probleme nach Deadman[85]
- ⊙ Die Luo-Durchgangspunkte der Yin-Meridiane haben über die Divergenten Meridiane einen speziellen Bezug zu den zugeordneten Öffnern/Sinnesorganen.

[85] Deadman P./Al-Khafaji M. with Baker K. (1998): A Manual of Acupuncture. Eastland Press Vista, California USA. first published by Journal of Chinese Medicine Publications (1998). ISBN 0-9510546-7-8, S.40 ff.

(2) Die Luo-Durchgangspunkte von zwei Wundermeridianen:

- ⊙ Zwei Wundermeridiane besitzen Luo-Durchgangspunkte: Du 1 und Ren 15. Sie können zu Beginn und am Ende einer Akupunktur-Behandlung zwecks Yin-Yang-Ausgleichs eingesetzt werden.

(3) Die Luo-Durchgangspunkte der beiden großen Kollateralgefäße

- ⊙ Die große Kollaterale der Milz – Mi 21: Von hier aus besteht Kontakt zu allen kleinen Kollateralen. Der Punkt ist daher besonders zur Behandlung chronischer generalisierter Schmerzzustände geeignet.
- ⊙ Die große Kollaterale des Magens xu li – xū lǐ 虚 里: Ren 12, Ren 17 in Richtung Ma 18 nach links genadelt und ist äußerst effektiv bei angeborenen Allergien, z.B. bei Neurodermitis

(4) Gruppen-Luo-Durchgangspunkte – san yin yang luo xue

- ⊙ sān yīn yáng luò xuè 三 阴 阳 络 穴
- ⊙ Gruppen-Luo-Durchgangspunkte fassen die drei Meridiane der gleichen Yin- oder Yang-Kategorie einer Extremität zusammen und kommen zum Einsatz wenn eine derartige Gruppe betroffen ist.
- ⊙ Es handelt sich dabei um 4 Punkte an den Extremitäten: zwei oben, zwei unten, zwei Yin, zwei Yang
- ⊙ Lokalisation: 3-4 Cun proximal von Knöchel bzw. Handgelenksfurche

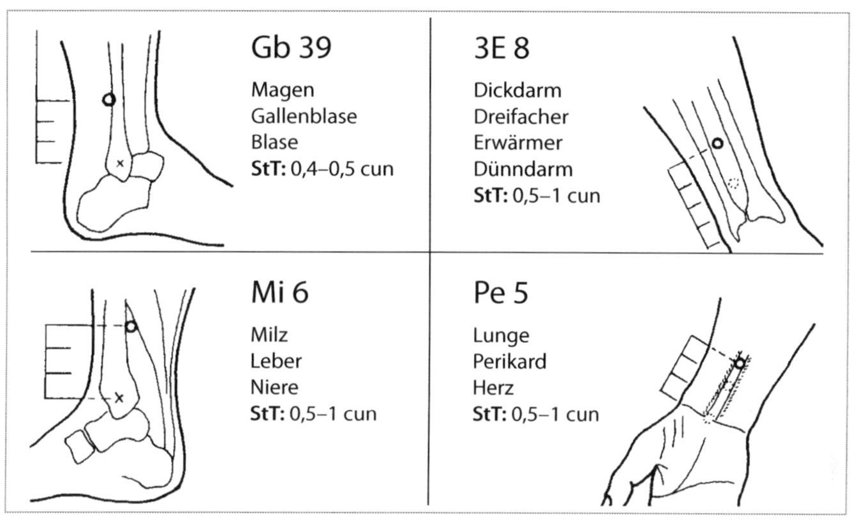

Abb. VII.12: Gruppen-Luo-Durchgangspunkte

Gemeinsame Verwendung der Yuan-Quell- und Luo-Durchgangs-Punkte

Verwendet werden sie gemeinsam zur Therapie von Erkrankungen, die von einem Yin-Yang-Partner auf den anderen übergreifen. Beispiel: Beginn eines Infekts mit Schnupfen/Husten (Lunge), gefolgt von Diarrhoe (Dickdarm). In dem Fall nadelt man:

- ⊙ Quellpunkt des zuerst betroffenen Meridians (Lu 9)
- ⊙ Durchgangspunkt des als zweiten betroffenen Meridians (Di 6)

Xi-Spalten-Punkte/Akut-Punkte – xi xue

Xī xué/xì xué 郄 穴

Alle 12 Regulären sowie vier Wundermeridiane besitzen einen Xi-Akutpunkt. Diese Punkte werden zur Behandlung von akuten Schmerzzuständen oder therapieresistenten Leiden verwendet. Laut TCM charakteristisch: Hier fließen Qi und Blut gleich schnell.

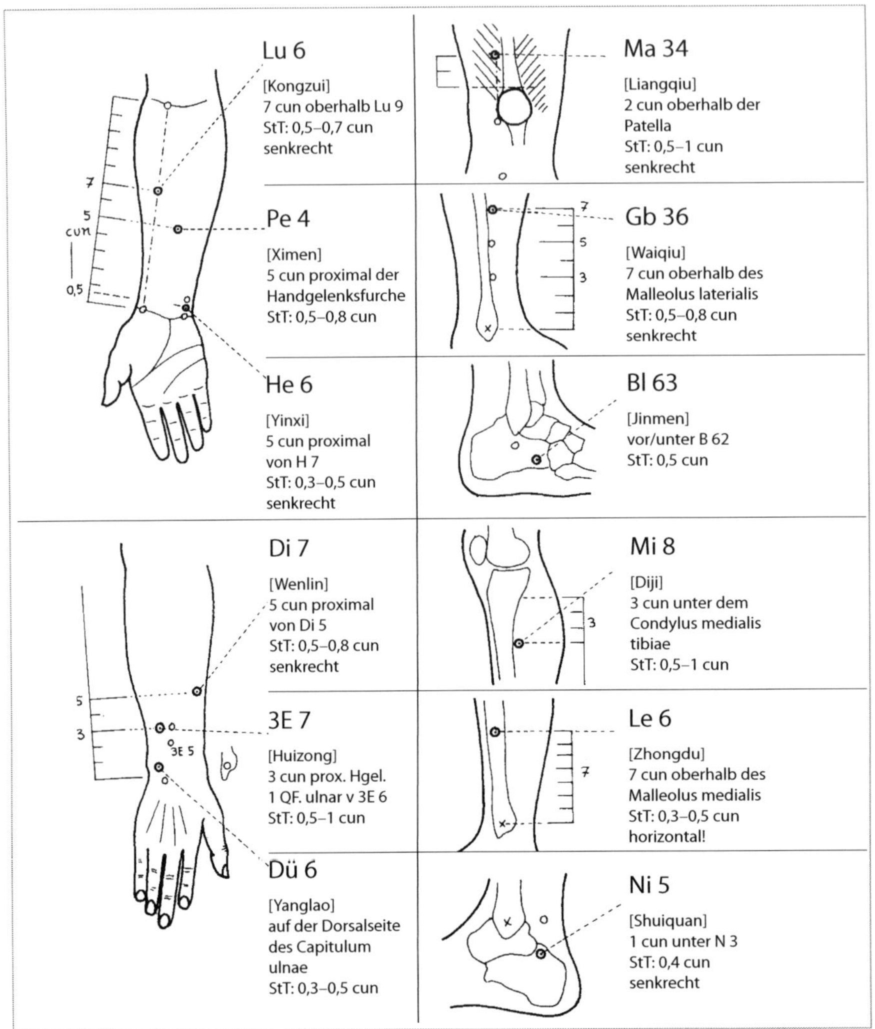

Abb. VII.13: Xi-Punkte

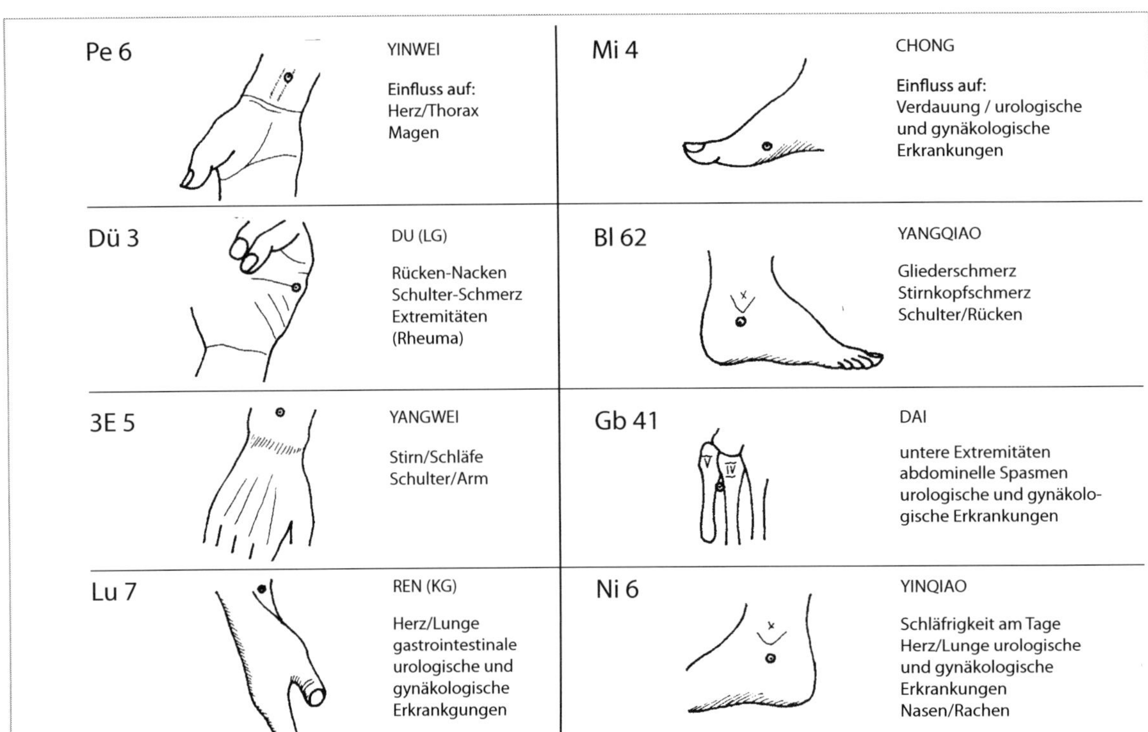

Abb. VII.14: Acht Kardinalpunkte

Acht Kardinalpunkte – jiao hui xue/ba mai jiao hui xue

Jiāo huì xué 交会穴/bā mài jiài huì xué;

Die acht Kardinalpunkte, auch Konfluenz-, Einschalt- oder Chinesische Meisterpunkte genannt, schalten die Wundermeridiane ein und werden bei *Jing*-Problemen (Retardierung, Alzheimer, Hemiplegie etc.) oder bei „diagonalen“ Beschwerden des Bewegungsapparates eingesetzt, z.B.: Schmerzen rechte Schulter/linkes Knie.

3.3 Zusammenstellungen nach Indikationen der TCM

Acht Einflussreiche Punkte – ba hui xue

Bā huì xué 八会穴; Englisch: Eight Meeting Points (Ramakers); Eight Influential Points of the Eight Tissues (CAM). Erstmals aufgelistet im Nan Jing – Nán Jīng 难经 Klassiker der Schwierigkeiten, 45. Schwierigkeit

Sie liegen teilweise auf dem Rumpf, teilweise auf den Extremitäten, beeinflussen Organsysteme/Gewebe und werden bei den entsprechenden Mustern eingesetzt.

⊙ Le 13	Zang-Organe
⊙ Ren 12	Fu-Organe
⊙ Ren 17	Atmung, Qi
⊙ Bl 17	Blut
⊙ Lu 9	Blutgefäße
⊙ Gb 34	Sehnen
⊙ Gb 39	Mark
⊙ Bl 11	Knochen

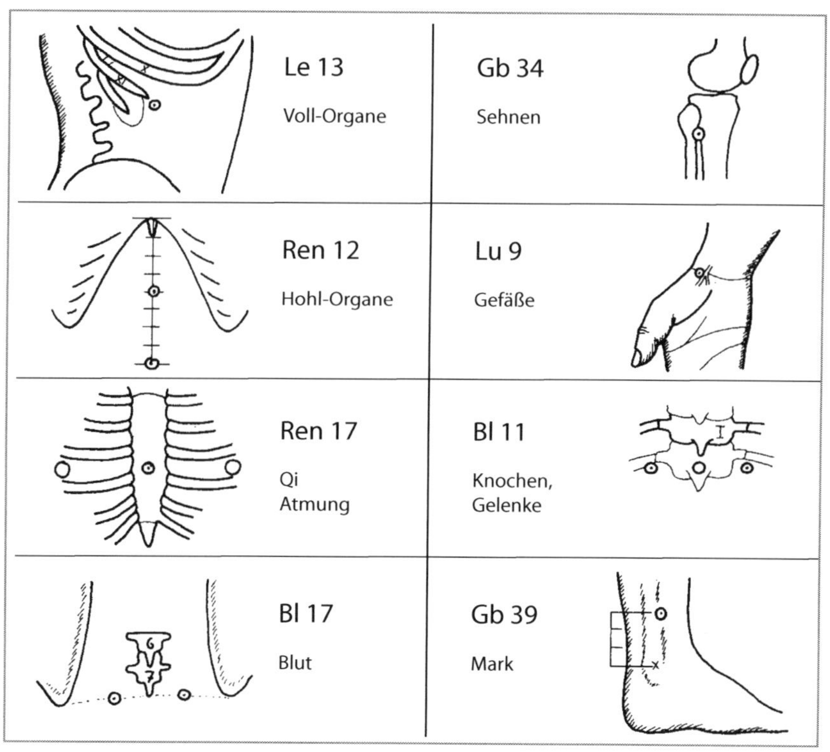

Abb. VII.15: Acht Einflussreiche Punkte

Vier/Sechs Kommandopunkte – si/liu ge zong xue

Sì/liù ge zōng xué 四/六个总穴

Auf den Divergenten Meridianen (经别, jīng bié), „kommandieren“/“beherrschen“ Körperregionen

Vier Kommandopunkte: erstmals erwähnt in Gāo Wǔ 's zhēn jiǔ jù yīng – „Essentials of Acupuncture and Moxibustion“ 1529 高 武: 针 灸 聚 英

Tab. VII.10: Vier und sechs Kommandopunkte

Bauch	Ma 36	zu san li	足三里
Rücken, gesamt	Bl 40	wei zhong	委中
Kopf, Hals	Lu 7	lie que	列缺
Gesicht, Mund	Di 4	he gu	合谷
Später hinzugefügt:			
Thorax, Rippen	Pe 6	nei guan	内关
Reanimation	Ren 26	ren zhong	人中

Punkte der Vier Meere – si hai

Sì hǎi 四海

Die vier Meere der menschlichen Physiologie sind im Kapitel 33 des Ling Shu (Nei Jing) beschrieben: Es geht dabei um die Meere von

- Qi – qí 气
- Blut – xue – xuè 血
- Getreide und Wasser (Essen und Trinken) – Basis für Essenz – Jing – jīng 精
- Mark

Für einige der vier Meere gibt es mehrere Synonyme und es sind ihnen bestimmte Akupunkturpunkte für entsprechende Pathologien zugeordnet:

Tab. VII.11: Vier Meere und deren Punkte

Meer	Struktur	Aku-P.	Pathologie
Meere des Qi – qì hǎi 气海	Zentrum der Brust – shān zhōng – 膻中	Ma 9, Ren 17, Du 15, Du 14	Fülle: Thorax-Enge, Dyspnoe, rotes Gesicht Mangel: Energiemangel, leise Sprache
	Zinnober-Feld – dān tián – 丹田	Ren 6	
Meer des Blutes – xuè hǎi 血海	Chōng mài (+ Leber) 冲脉 + 肝 = Meer der (12) Meridiane – shí èr jīng zhī hǎi – 十二经之海 Meer der Yang-Meridiane und Meer der Yin-Meridiane = Ren Mai – yáng mài zhī hǎi , yīn mài zhī hǎi 阳脉之海， 阴脉之海	Bl 11, Ma 37, Ma 39	Fülle: Körper fühlt sich aufgetrieben an Mangel: Körpergefühl wie geschrumpft Beide: unbestimmbares Krankheitsgefühl
Meer von Wasser und Getreide – shǔi gǔ zhī hǎi 水谷之海	Magen	Oben: Ma 30 (pränatales jīng) Unten: Ma 36 (postnatales jīng)	Fülle: Völlegefühl im Bauch Mangel: Hunger mit Unfähigkeit zu essen
Meer des Markes – suǐ hǎi 髓海	Hirn	Du 20, Du 16	Fülle: abgehobenes Gefühl mit Illusion der Super-Leistung; Hyperaktivität Mangel: Schlafbedürfnis, Hypoaktivität

3.4 Zusammenstellungen nach europäischen Meistern

Europäische Meisterpunkte

Europäische Zusammenstellung empirisch besonders wirksamer Punkte bei bestimmten Indikationen. „Klassiker“ verachten sie, aber für die tägliche Praxis haben sie sich sehr gut bewährt.

Tab. VII.12: Meisterpunkte aus Europäischen Zusammenstellungen

Indikation	Meisterpunkte
Akne	Di 2, 3
Arm, Paresen	Di 11
Beinparese	Gb 30
Bindegewebige Schwäche	Mi 5
Depression	He 3
Durchfälle	Mi 4
Energie, Qi	Ren 6
Erbrechen, Übelkeit	Pe 6, früher Le 13
Erschöpfung geistig	Du 20
Erschöpfung physisch	Du 14ch/Du 13Bi
Gefäßkrankheiten	Lu 9
Gelenke, große	Gb 41
Gelenke, kleine	3E 5
Halskrankheiten	Lu 11
Hämatopoese	Bl 43ch/Bl39 Bi gao huang (Th 4)
Ischias	Gb 30
Klimakterium	Bl 31

Indikation	Meisterpunkte
Konzentrationsschwäche	Du 20
Magen	Bl 21
Mictio	Mi 9
Muskulatur	Gb 34
Obere Extremität	Di 15
Rheuma	3E 5
Schlaflosigkeit	Ni 6 + Bl 62
Schmerzen	Bl 60
Schwindel	Ren 6
Sex	Du 4
Spasmen, Schleimhaut	Dü 3
Thorax	Lu 7
Vasomotorischer Kopfschmerz	3E 4
Weibliches Genitale	Mi 9
Wetterfühligkeit	3E 15
Zahnschmerz	Di 1

Stoffwechselpunkte nach Bischko

Haben sich bewährt bei Allergien, Hautkrankheiten und Stoffwechselstörungen. Insgesamt sind es acht Punkte: Di 2, 3, 4; Ni 2, 6; Bl 40, Bl 58; Le 13.

3.5 Extrapunkte

- In den 1970er-Jahren fand man in China 1500 Neu-Punkte und mehr! Diese Punkte bezogen sich häufig auf die Wirkung in einem bestimmten Segment.
- 1975 König G. und Wancura I: Neue Chinesische Akupunktur: Hier finden sich – entsprechend den damals aktuellen Informationen aus China – an erster Stelle 110 Neu-Punkte (NP), gefolgt von 171 Punkten außerhalb der Meridiane (PaM) und erst an dritter Stelle die Meridianpunkte
- Die moderne Systematik bringt nur 48 Extrapunkte (EP) und bietet eine erlern- und merkbare Einteilung.
- 1987 wurden im Rahmen der 3. Sitzung der Arbeitsgruppe der WHO in Seoul die 36 „alten" und 12 „neue" Extrapunkte beschloßen und empfohlen. Seit Jänner 1991 sind diese 48 Extrapunkte in China mit Gesetzeskraft verbindlich.

Der moderne Extrapunkt:

1. breite Anwendungsmöglichkeit
2. klinische Wirksamkeit
3. klare anatomische Lokalisaion
4. Entfernung vom nächsten Meridianpunkt mindestens 0,5 cm

Die neue Systematik der Extrapunkte

Tab. VII.13

EX-HN (Head- Neck)	15 Extrapunkte im Kopf-Halsbereich	EX-UE (Upper Extremity)	11 Extrapunkte auf Arm und Hand
EX-CA (Chest- Abdomen)	1 Extrapunkt auf dem Bauch	EX-LE (Lower Extremity)	12 Extrapunkte auf Bein und Fuß
EX-B (Back)	9 Extrapunkte auf dem Rücken		

Übersichtstabelle: Besondere Meridianpunkte

Tab. VII.14

	He	Dü	Bl	Ni	Pe	3E	Gb	Le	Lu	Di	Ma	Mi	Ren	Du	Yang Wei	Yin Wei	Yang Qiao	Yin Qiao
Alarm-P.	Ren 14	Ren 4	Ren 3	Gb 25	Ren 17	Ren 5	Gb 24	Le 14	Lu 1	Ma 25	Ren 12	Le 13	Ren 15	Du 1	-	-	-	-
Zustimmungs-P.	Bl 15	Bl 27	Bl 28	Bl 23	Bl 14	Bl 22	Bl 19	Bl 18	Bl 13	Bl 25	Bl 21	Bl 20	-	-	-	-	-	-
Quell-P.	He 7	Dü 4	Bl 64	Ni 3	Pe 7	3E 4	Gb 40!	Le 3	Lu 9	Di 4	Ma 42	Mi 3	-	-	-	-	-	-
Luo-P. (DP)	He 5	Dü 7	Bl 58	Ni 4	Pe 6	3E 5	Gb 37	Le 5	Lu 7	Di 6	Ma 40	Mi 4	-	-	-	-	-	-
Gruppen-Luo-P.	-	-	-	-	Pe 5	3E 8	Gb 39	-	-	-	-	Mi 6	-	-	-	-	-	-
Kardinal-P.	-	Dü 3	Bl 62	Ni 6	Pe 6	3E 5	Gb 41	-	Lu 7	-	-	Mi 4	-	-	-	-	-	-
8 Einflussreiche Punkte	-	-	Bl 11 Kno-chen Bl 17 Blut	-	-	-	Gb 34 Sehnen Gb 39 Mark	Le 13 zang.	Lu 9 Gefäße	-	-	-	Ren 12 fu Ren 17 Qi		-	-	-	-
Xi-P.	He 6	Dü 6	Bl 63 für Bl Bl 59 für Yang Qiao	Ni 5 für Ni Ni 8 für Yin Qiao Ni 9 für Yin Wei	Pe 4	3E 7	Gb 36 für Gb Gb 35 für Yang Wei	Le 6	Lu 6	Di 7	Ma 34	Mi 8	-	-	Gb 35	Ni 9	Bl 59	Ni 8
Stoffwechsel-P.	-	-	Bl 40, Bl 58	Ni 2, Ni 6	-	-	-	Le 13	-	Di 2,3,4	-	-	-	-	-	-	-	-
Jing-Brunnen-P.	He 9	Dü 1	Bl 67	Ni 1	Pe 9	3E 1	Gb 44	Le 1	Lu 11	Di 1	Ma 45	Mi 1	-	-	-	-	-	-
Ying-Quellen-P.	He 8	Dü 2	Bl 66	Ni 2	Pe 8	3E 2	Gb 43	Le 2	Lu 10	Di 2	Ma 44	Mi 2	-	-	-	-	-	-
Shu-Strömungs-P.	He 7	Dü 3	Bl 65	Ni 3	Pe 7	3E 3	Gb 41	Le 3	Lu 9	Di 3	Ma 43	Mi 3	-	-	-	-	-	-
Jing-Fluss-P.	He 4	Dü 5	Bl 60	Ni 7	Pe 5	3E 6	Gb 38	Le 4	Lu 8	Di 5	Ma 41	Mi 5	-	-	-	-	-	-
He-Meer-P.	He 3	Dü 8	Bl 40	Ni 10	Pe 3	3E 10	Gb 34	Le 8	Lu 5	Di 11	Ma 36	Mi 9	-	-	-	-	-	-
Unterer He-P.	-	Ma 39	-	-	-	Bl 39	-	-	-	Ma 37	-	-	-	-	-	-	-	-
Tonisierungs-P.	He 9	Dü 3	Bl 67	Ni 7	Pe 9	3E 3	Gb 43	Le 8	Lu 9	Di 11	Ma 41	Mi 2	-	-	-	-	-	-
Ben-P.	He 8	Dü 5	Bl 66	Ni 10	Pe 8	3E 6	Gb 41	Le 1	Lu 8	Di 1	Ma 36	Mi 3	-	-	-	-	-	-
Sedativ-P.	He 7	Dü 8	Bl 65	Ni 1	Pe 7	3E 10	Gb 38	Le 2	Lu 5	Di 2	Ma 45	Mi 5	-	-	-	-	-	-

3.6 Somatotopien – Beispiele Französisches und Chinesisches Ohr

Unter Somatotopien versteht man einzelne Körperregionen, in welche sich der ganze Körper projiziert. Beispiel: chinesische und französische Ohrakupunktur

Französisches Ohr

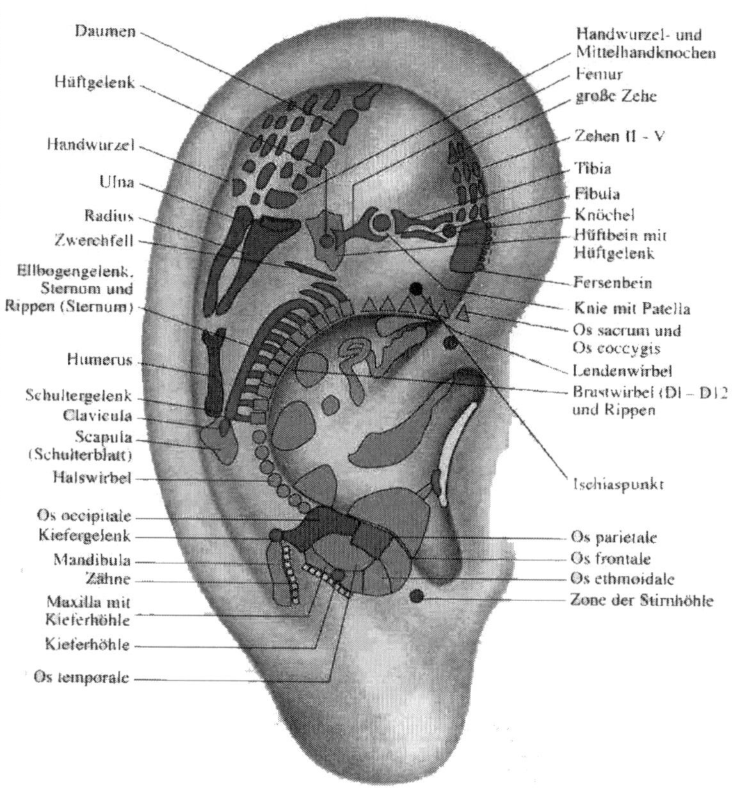

Chinesisches Ohr

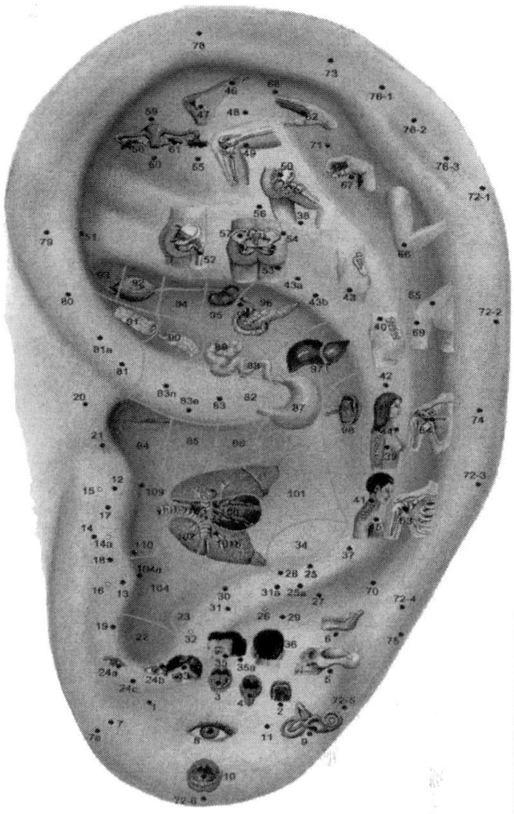

Abb. VII.16 (links): aus: Bucek, Rudolf (1994): Lehrbuch der Ohrakupunktur. Eine Synopsis der französischen chinesischen und russischen Schule. Karl F. Haug Verlag, Heidelberg, S. 39.

3.7 Zusammenfassung Meridiane und Akupunkturpunkte

Tab. VII.15: Was die Meridiane verbinden und was sie führen

1.	12	Reguläre Meridiane	Führen Blut, Ying-Qi, Yin, Yang, verbinden innere Organe untereinander und mit der Oberfläche, Ernährung, Information
2.	8	Acht Extra-Meridiane/Außerordentliche Meridiane	Sind ein Reservoir für Blut, Qi, Quellen-Qi aus Jing – Essenz
3.	16	Große Kollateralen (12 an den Extremitäten, vier auf dem Rumpf)	Verbinden Innen und Außen – 12 Reguläre Meridiane/Innere Organe
4.	12	Divergente Meridiane	Unterstützen die Verbindung zwischen Organ und regulärem Meridian
5.	12	Tendinomuskuläre Meridiane	Unterteilen den Körper in 12 Regionen, entsprechend den 12 Regulären Meridianen
6.	12	Haut-Regionen	
	72		Meridiane gesamt

Tab. VII.16: Haupt- und Sekundär-Meridiane: Zusammenfassung

Parameter	Hautregion	Kollateralen	12 MTM	12 Divergente M.	12 Reguläre M.	8 Extra-M.
Form	Streifen, Zonen	Verbindg. (Venen!)	Streifen, Zonen	Kanäle	Kanäle	breit
Verlauf	Wie 12 Reguläre, zentripetal	Längs/Quer	Wie 12 Reguläre, aber zentripetal	Zentripetal	Vertikal, zyklisch	Großteils vertikal
Organ	Nein	Ja!	Nein	Zang u. fu	Zang u. fu	Nein
Funktion	Schutz, Spiegel	Querverbindg.	Gelenke	Info/Verteidigung Wei →Herz	Zang u. fu	Reservoir
Subst.	Wei Qi	Ying-Qi und Blut	Wei Qi	Wei Qi	Ying-Qi und Blut	Ying-Qi, Blut – Jing – Quellen-Qi
Typisch	Verfärbung durch PF	Sichtbar (Venen)	Unilat. PF, Puls ofl.	Unilat. gl. Zeit Org. gef	Unsichtbar, typisch der Puls!	Unilateral, diagonal oben/unten, links/rechts
Einsatzbereich	Kinder, empfindl, ofl.	Alte Kh., zang fu, Rheuma chron.	Sehnen/Gelenke; Rheuma akut	Psychosomatik	Neue Kh., PF, zang fu, Rheuma akut	Jing-Probleme
Wo nadeln?	0! Massage	Bluten lokal	HL! A-Shi-P. PF und Jing-Brunnen-P.	KL! Jing, Du 20, He-P. der Yin-Yang-Partner	Bds. zang fu	Tiefer Stich
Erreicht	Haut	Partner, zangfu, Öffner	Sehnen, Gelenke	Gelenke, zangfu, Herz, Hirn	Zang fu!	Jing-Ebene
Wesentliche Punkte	0	Luo-P.	A-Shi-P., Jing-Brunnen-P.	Jing-Brunnen, Du 20	STP, QuP, Luo	8 KP, P. auf 8 WM

Was erreicht man von welchem Punkt?

- Jing-Brunnen-Punkt:
  - gekoppelte Meridiane.
  - HL: MTM, Gelenke, Sehnen
  - KL: divergente Meridiane – psychchosomatische Erkrankungen. Typisch: einseitig, immer zur gleichen Zeit auftretend, begleitet von „Organgefühl", d.h. kein ausgeprägter Schmerz, aber man spürt z.B. sein Herz, seinen Magen etc.
- Luo-P.:
  - transportiert von außen nach innen – cave: Transfer Pathogener Faktoren vom Yang- auf den gekoppelten Yin-Meridian!
  - erreicht gekoppelten Meridian (Yin-Yang-Innen-Außen-Koppelung)
  - beeinflusst Meridian-Sehnen – MTM
  - behandelt auf Yin-Meridianen: Öffner
  - erreicht auch zang fu
- Yuan-Quell-Punkt:
  - Auf Yang-Meridianen bewegt er vor allem Qi im Meridian, daher gegen Schmerz
  - Auf Yin-Meridianen behandelt er Yin-Organ-Störungen, vorzugsweise gemeinsam mit dem Shu-Zustimmungspunkt auf dem Rücken
  - Die ureigenste Fähigkeit des Yuan-Quell-Punktes ist die Behandlung angeborener/ererbter Organanfälligkeiten und -störungen; oft erst nach Vorbehandlung von Du 4 und Ren 6 (Moxa) möglich
- Du 20: Treffpunkt aller Divergenten Meridiane – Jing Bie und zusätzlich Ende des inneren Astes des Leber-Meridians, daher besonders beruhigend, ausgleichend und für psychosomatische Erkrankungen geeignet
- Mi 21:Treffpunkt aller Luo, daher für chronische Erkrankungen:
- KP: eröffnen die Wundermeridiane und sind daher bei Jing-Problemen besonders geeignet. Zusätzlich für „diagonale Störungen", z.B. Schmerzen rechte Schulter und linkes Knie
- He-P: Gelenke, zang fu

⊙ Shu-Strömungs-P. (3.P.): innen → außen entfernt Pathogene Faktoren, insbesondere von Yang-Meridianen; stärkt Quellen-Qi von Organen, d.h. hilft bei erblichen/angeborenen Problemen

4 Die Auswahl von Akupunkturpunkten

4.1 Mehrfache Wirkung von Akupunkturpunkten

Akupunkturpunkte, insbesondere im Anfangs- bzw. Endteil eines Meridians, haben mehrere Wirkungen, die man sich zunutze machen kann:

1. lokal
2. regional
3. Meridian und Partner
4. spezifisch nach Meridian-Indikation, z.B: Ma/Mi – Muskulatur, He – Gemüt; Le/Gb: Emotionen; Lu/Di: HNO-Bereich; Ni/Bl: LWS

Beispiel Ma 36:

1. lokal: Knieschmerz
2. regional: Schmerzen im Bein
3. Ma 36 aktiviert auch den Yin-Partner Milz. Dadurch erzielt man z.B. eine verstärkte Wirkung bei Sinusitis, indem die Schleim-Transformation stimuliert wird. Der Partner nach der Oben-Unten-Regel, der Dickdarm-Meridian, bildet mit dem Magen-Meridian gemeinsam den Yang Ming. Gemeinsam wirken sie aufgrund der Meridianverläufe im Bereich des Gesichtsschädels. Yin-Partner des Dickdarmmeridians ist der Lungen-Meridian. Die Lunge dominiert den gesamten Respirationstrakt und somit auch Nase und Nebenhöhlen.
4. Spezifisch wirkt der Punkt auf Magen und Darm, reguliert die Verdauung und regt – in Zusammenarbeit mit Partnerin Milz die Qi- und Blut-Produktion an.

4.2 Punktwahl bei Meridian-Problemen

Lokale Punkte

Betroffenen Meridian feststellen – zeigen lassen!! Lokale Punkte sind praktisch immer erlaubt, mit zwei Ausnahmen:

a) wenn Bewegung des betroffenen Gebietes erwünscht ist, z.B. bei Schulterschmerzen

b) wenn das Areal zu schmerzhaft ist, z.B. bei einer Trigeminusneuralgie. Hier behilft man sich indem man Lokalpunkte kontralateral sticht. Die gleiche Technik wendet man auch bei Phantomschmerzen an.

Regionale Punkte

⊙ Vom QuP aus aktiviert man den Qi-Fluss insbesondere in Yang-Meridianen.

⊙ Bei Gelenkschmerzen empfiehlt es sich, die Region zu begrenzen, d.h. nach distal und proximal des schmerzenden Areals noch mindestens je eine Nadel zu setzen. Oft zeigt sich der gewünschte Erfolg erst, wenn man benachbarte Gelenke mit behandelt: Knieschmerzen bessern sich häufig erst nach Behandlung des Hüftgelenks.

⊙ Bei Gelenkschmerzen medial sollte man auch lateral nadeln, z.B. beim Ellbogen, bei Schmerzen vorne auch hinten nadeln und umgekehrt, z.B. beim Kniegelenk; auch bei Kopfschmerzen hat sich diese Technik bewährt.

Fernpunkte

Fernpunkte wählt man insbesondere bei Behandlung von Schmerzen der oberen Extremität auf dem Bein. Allgemeine Regeln: Fernpunkte wählt man auf dem korrespondierenden Meridian. Je akuter der Schmerz desto ferner der Fernpunkt. Beispiel Schulterschmerz bei Di 15 – also im Bereich des Hand-Yang-Ming – Fernpunkt Ma 38 auf dem Fuß-Yang-Ming.

- Ganz akute Schmerzen (Stunden): Fernpunkt auf dem korrespondierenden Meridian, kontralateral
- Akute Schmerzen (Tage): Fernpunkt auf dem korrespondierenden Meridian, homolateral
- Auch Somatotopien wie Ohrakupunktur oder YNSA bewähren sich hier sehr.
- Handelt es sich um ein erstmals auftretendes akutes Geschehen und ist der Schmerz nach der Nadelung von Fernpunkten oder Somatotopien vollkommen verschwunden, dann kann man es damit gut sein lassen. Handelt es sich hingegen um rezidivierende Schmerzen oder um die akute Exazerbation eines chronischen Schmerzes, dann muss man anschließend noch lokale Punkte nadeln.

4.3 Punktwahl bei Organ-Problemen

- Parenchymatöse Organe erreicht man v.a. über die Kombination von Yuan-Quell- und Shu-Zustimmungspunkt. Diese Technik wird vorzugsweise bei Organ-Qi- und Yin-Mangel eingesetzt.
- Hohlorgane neigen zur Entwicklung von Qi-Stagnation und damit verbundenen Schmerzzuständen. Hier ist die Kombination von Mu-Alarmpunkt und unterem He-Punkt wirksam.
- Bei „chronisch rebellierenden Erkrankungen“[86], also therapieresistenten rezidivierenden inneren Krankheiten, verwendet man die Shu-Mu-Technik, abgeleitet von Shu-Zustimmungspunkt auf dem Rücken und Mu-Alarmpunkt. Über diese beiden Punkte erreicht man das Organ, was aus der segmentalen Zuordnung heraus logisch zu verstehen ist. Diese Technik wird entweder isoliert verwendet oder in Kombination mit Chinesischer Arzneitherapie, wobei die Medikamente gezielt zum betroffenen Organ geleitet werden.

5 Differenzierte Akupunktur

Minimale Voraussetzung für die Durchführung einer Akupunktur ist die Kenntnis von Meridianverläufen, Punktlokalisationen, spezifischen Indikationen von Meridianen und Punkten und Behandlungsregeln! Allerdings muss man wissen, was man tun will: Will man ein Pathogen entfernen, eine Stagnation auflösen oder will man ein Organ/ein System stärken? Je nachdem setzt man verschiedene Behandlungstechniken ein:

- Neutrale Manipulation: Das Ziel ist einfach nur Qi bewegen. Die Auslösung des De-Qi-Gefühls zeigt an, ob dieses Ziel erreicht ist oder nicht. Erst nachher entscheidet man sich, es dabei zu belassen, zu sedieren oder zu tonisieren.
- Will man ein Pathogen entfernen, dann bedient man sich sedierender Technik.
- Will man stärken, dann verwendet man tonisierende Technik.
- Um ein Pathogen zu entfernen, muss man zunächst einmal seine Natur kennen – Hitze? Kälte? Wind? Feuchtigkeit? Weiters muss man wissen, wo es sich befindet – im Meridiansystem? In welchem? MTM, Divergente, Hauptmeridiane oder Kollateralen? In einer bestimmten Schicht? In einem Organ?
- Um eine Stagnation aufzulösen, bewegt man mittels Akupunktur Qi. Liegen massive Strömungshindernisse in Form von Schleim oder gestocktem Blut vor, dann wird die Akupunktur zu einer Verstärkung des Schmerzes führen. Man muss also das Strömungshindernis „chemisch“ auflösen, mit Chinesischer Arzneitherapie. Zeigt die Akupunktur keinerlei Effekt und ist kein De-Qi-Gefühl auslösbar, dann liegt

[86] Der Ausdruck stammt von Bischko.

möglicherweise ein starker Qi-Mangel vor und man muss vor Beginn einer Akupunktur-Serie Qi auffüllen; wieder eine Domäne der Chinesischen Arzneitherapie.

- Zeigt der Patient Kälte-Zeichen, dann muss man Wärme zuführen, wozu man Moxa verwendet. Aber hier muss man schon genau differenzieren: Handelt es sich um das äußere Pathogen Kälte, dann wird man Moxa mit sedierender Akupunkturtechnik kombinieren. Handelt es sich jedoch um Kälte durch inneren Mangel an Yang, dann ist die Kombination mit tonisierender Technik obligat.
- Zeigt der Patient Hitze-Zeichen, ist Moxa tabu! Hitze leitet man über die Hitze-Punkte ab. Dabei handelt es sich jeweils um den ersten/zweiten Meridianpunkt proximal der Akren. Beispielsweise ist Lu 10 bei Halsschmerzen äußerst effektiv!
- Man sieht: Meridianverläufe und Punkte zu kennen ist nicht genug für eine differenzierte Akupunkturtherapie.

Tab. VII.17: Reiz- und Manipulationstechniken

Technik	Tonisieren = stärken +	Sedieren = ableiten -
Reiz	Schwach	Stark
Betonung auf	Hinein	Heraus (Nadel über Finger als Hypomochlion dabei biegen)
Drehrichtung	Mit Uhrzeiger	Gegen Uhrzeiger
Anzahl der Nadelmanipulationen	Ungerade (7, 9)	Gerade (6, 8)
Stichrichtung, diese Wirkung wird von jeder weiteren Manipulation überlagert	Mit Meridian	Gegen Meridian
Verweildauer der Nadeln	kurz	lang
Bei Abnahme der Nadeln	Loch verschließen	Loch offen lassen
Atmung	Einstich Exspiration, Abnahme Inspiration	Einstich Inspiration, Abnahme Exspiration

VIII Therapiemethoden und Therapieprinzipien/-strategien

Sowohl Therapiemethoden als auch Strategien sind wichtig für Akupunktur und Chinesische Arzneitherapie, für letztere allerdings absolut unentbehrlich!

1 Die Acht Therapiemethoden – ba fa

Bā fă 八法

In „Medical Revelations" (Yi Xue Xin Wu) veröffentlichte Cheng Zhong-Ling, auch Cheng Guo-Peng genannt, 1732 ein vereinfachtes Schema zur Kategorisierung der Wirkung von Arzneidrogen und Rezepturen, welches er die „Acht Methoden" nannte. Übrigens auch die Acht Prinzipien stammen von Cheng Zhong-Ling.

Tab. VIII.1: Die Acht Therapiemethoden

	pin yin	pīn yīn	汉字	Aktion	Diagnose	Abgeleitete Kategorien	Beispiele
1	han fa	hàn fă	汗法	Diaphorese induzierend	Äußere Fülle-Wind-Kälte	Ofl. befreiend	Ephedra
2	tu fa	tù fă	吐 法	Erbrechen induzierend	Vergiftung	Emetika	Ginseng Cervix
3	xie fa	xiè fă	泻法	Abführend	Innen Fülle, meist Hitze	Purgierend	Rhei Rhiz. (Rhabarber)
4	he fa	hé fă	合法	Harmonisierend	PF steckt im Shao Yang	Harmonisierende Formeln	Bupleurum
5	qing re	qīng rè	清热	Hitze klärend	Hitze (Fülle/Mangel) im Inneren	Kühlend und reinigend	Gypsum
6	wen fa	wēn fă	温法	Wärmend	Innen, Yang-Mangel-Kälte, meist Milz-Yang/Nieren-Yang-Mangel	Inneres wärmend	Aconitum, Cinnamomi Cx
7	bu fa	bŭ fă	补法	Tonisierend	Innen (meist), Mangel: Qi, Yang, Blut, Yin, Jing	Tonika	Qi: Ginseng, Yang: Eucommia, Morinda, Cervi Cornu parvum Yin: Ligustrum Blut: Rehmannia präp, Lycii Fr
8	xiao fa	xiāo fă	消法	Regulierend, auflösend	Qi-, Blut-, Nahrungs-, Schleim-, Hitze-Stagnation	Qi-/Blut-regulierend, Schleim transformierend, Anhäufungen zerstreuend	Qi: Citrus-Produkte Blut: Blut-Regulantien und Blut-Stase aufbrechende Arzneien; Schleim: oft auf Tang- oder Algen-Basis

Anmerkung: vor Zhang Zhong-Jing (Shang Han Lun) gab es überhaupt nur die ersten drei Methoden – san fa – sān fă 三法 Diaphorese, Erbrechen induzieren und Abführen. Keine dieser Methoden passte aber für die Shao-Yang-Symptomatik, wobei das Pathogen zwischen Außen und Innen steckt. Dafür wurde die harmonisierende Methode eingeführt. Erst im Lauf der Geschichte kamen die weiteren vier Methoden dazu.

2 Therapieprinzipien/Strategien

Die Acht Therapiemethoden sind die Grundlage für die Entwicklung konkreter Therapieprinzipien oder Strategien, die sich direkt aus der Diagnose ableiten lassen. Beispiel: Akuter grippaler Infekt im Anfangsstadium und das Syndrom heißt Wind-Kälte in der Oberfläche bzw. im Tai Yang. Von den Acht Therapiemethoden kommt hier Nummer eins – Diaphorese – in Frage. Die Strategie: Oberfläche öffnen um Wind-Kälte zu entfernen. Anderes Beispiel: Qi- und Blut-Mangel. Therapiemethode: bu fa – tonisieren. Strategie: Qi stärken, Blut nähren. Die praktische Umsetzung finden Sie in den konkreten Behandlungsbeispielen im Band 2: Syndromen, zu welchem Ihnen die Autorin viel Vergnügen wünscht!

Nachwort

Wie geht es Ihnen jetzt, nach der Lektüre der „Grundlagen“ mit dem Verständnis der Traditionellen Chinesischen Medizin? Besser? Das hoffe ich doch! Haben Sie gesehen, dass eigentlich alles ganz einfach ist, eine „Perlenkette der Banalitäten“, wie es einer meiner Studenten, der unvergessliche Edwin Fessl, einmal ausgedrückt hat. Wenn Sie so weit sind, dass Ihnen beim Anblick eines x-beliebigen Menschen einfällt: „typisch Fülle“, „eindeutig Hitze“ oder „der wandelnde Mangel“, dann sind Sie reif für die Syndrome! Also viel Vergnügen weiterhin mit der TCM!

Danksagung

Ein Buch nicht nur im Kopf zu haben, sondern auch wirklich fertig zu machen, ist vergleichbar mit den fröhlichen Präliminarien zum Kindermachen und der harten Realität von Schwangerschaft und Geburt: Man leidet, man ist unleidlich, die Umgebung leidet und man ist auf Hilfe, Verständnis, Erfahrungen und Anregungen anderer angewiesen. Also zu allererst Danke an meine Familie für ihr Verständnis! Danke meinen Studentinnen und Studenten, allen voran Frau Michaela Schmidt für die vielen Anregungen! Sie ist eigentlich „schuld“ daran, dass das Buch jetzt zwei Teile hat und Anregungen zur Arzneitherapie hinzugekommen sind. Danke meinen Mit-Referentinnen und Mit-Referenten der Kurse der letzten Jahre: Herbert Berkemeier, Thomas Gefäll, Wolfgang Kubelka, Matthias Lechner, Patrick Rudolph, Michaela Schmidt; Dank an die Helferinnen und Helfer bei den Kursen: Elke Hofmann, Peter Panhofer, Paul Schischka, Claudia Majneri. Hätte ich alles selber machen müssen, wäre das Buch wohl nie fertig geworden.

Danke meinen Lehrern, allen voran Francois Ramakers und Ted Kaptchuk sowie Stefan Englert, Mazin Al-Kafaji, Stefan Kirchhoff, Barbara Kirschbaum, Wu Yuning; meinen Lehrern in Beijing, Shanghai und Chengdu; in memoriam dem unvergesslichen Johannes Bischko, Hans Zeitler und vielen anderen.

Jede Autorin, jeder Autor profitiert von der vorhandenen Literatur und so ist viel bereits aufbereitetes Wissen von TCM-Kapazitäten in dieses Buch eingeflossen, z.B. (alphabetisch nach Familiennamen) Mazin Al-Kafaji, Randall Barolett, Dan Bensky, John K. Chen, Tina T. Chen, Cheng Xinnong, Steven Clavey, Peter Deadman, Subhuti Dharmananda, Andrew Ellis, Richard Feit, Bob Flaws, Geng Junying, Heiner Frühauf, Hong-yen Hsu, Ted Kaptchuk, Johann Josef Kleber, Giovanni Maciocia, Kiiko Matsumoto, Jeremy Ross, Volker Scheidt, Philippe Sionneau, Henri Solinas, Erich Stöger, Yan De-xin, Zhang Enqin, Paul Zmiewski. Es ist sehr spannend, die Meinung der verschiedenen Meisterinnen und Meister zu vergleichen und manchmal nicht ganz leicht, diese unter einen Hut zu bringen. Ich danke jedenfalls jeder/jedem einzelnen von ihnen für das Wissen, von welchem ich profitieren durfte.

Last not least herzlichen Dank an meine Lektorin Gertraud Hexel, die sich reichlich geplagt hat, nicht nur mit Beistrichen, Groß- und Kleinschreibung etc., sondern auch viel Hirnschmalz darauf verwendet hat, strukturelle Änderungen anzuregen.

Dem nunmehr von Facultas übernommenen Maudrich-Verlag, vor allem Frau Dr. Neulinger, Dank für die Risikobereitschaft, neue TCM-Bücher einer alten Autorin herauszubringen. Danke auch für die Hartnäckigkeit und die Geduld, die es gebraucht hat, die „Geburt“ voranzutreiben.

Und vor allem: Danke allen Leserinnen und Lesern! Wenn Ihnen dieses Buch den Weg zur Traditionellen Chinesischen Medizin ebnet, geben Sie der ganzen Arbeit einen Sinn.

Prof. Dr. med et Mag. phil. Dr. Gertrude Kubiena, Wien im Frühjahr 2010

Literatur

Akademie für Traditionelle Chinesische Medizin (Hg.) (1974): An Outline of Chinese Acupuncture. Beijing. ISBN: 0-317-31550-1

Beijing College of Chinese Medicine/Nanjing College of Chinese Medicine/Shanghai College of Chinese Medicine (1985): Fundamentals of Chinese Medicine. Translated and amended by Wiseman N/Ellis A.; consulting editor Li Cheng-Yü, C.M.D.; senior editor Zmiewski P. Paradigm Publications, 44 Linden Street, Brookline, Massachusetts. ISBN: 0-912111-07-0

Beijing Fremdspracheninstitut, Abteilung für Deutsch (1985): Neues Chinesisch – Deutsches Wörterbuch. Beijing waiguoyu xueyuan deyu xi: "Xin Han-De Cidian". Shangwu yinshuguan chuban. Shangwu yin Verlag, Beijing,. 北京外国语学院德语系. 新汉德词典. 编写组编。商务印书馆出版. ISBN: 7-100-00096-3/H 40

Bensky D./Barolett R. (1996, Englische Erstausgabe 1989): Chinesische Arzneimittelrezepte und Behandlungsstrategien. Verlag für Traditionelle Chinesische Medizin Dr. Erich Wühr, Kötzting. ISBN: 3-927344-09-5

Bensky D./Gamble A. with Kaptchuk T. (1993): Chinese Herbal Medicine – Materia Medica, revised Edition. Eastland Press Incorporated, Seattle, Washington. ISBN: 0-939616-15-7

Bensky D./Clavey S./Stöger E. (2004, Erstauflage 1986): Chinese Herbal Medicine – Materia Medica, 3rd Edition. Eastland Press Incorporated, Seattle, Washington. ISBN: 0-939616-4-24

Bischko J. (1983): Einführung in die Akupunktur, 13. Aufl., Karl F. Haug Verlag, Heidelberg.

Bucek R. (1994): Lehrbuch der Ohrakupunktur. Eine Synopsis der französischen, chinesischen und russischen Schulen. Karl F. Haug Verlag, Heidelberg. ISBN: 3-7760-1334-6

Chen J.K./Chen T.T. (2003): Chinese Medical Herbology and Pharmacology: Art of Medicine Press, City of Industry. ISBN: 0-9740635-0-9

Cheng Xinnong (Hg.) (1987): Chinese Acupuncture and Moxibustion. Foreign Language Press, Beijing. ISBN: 0-8351-2109 7, 7-119-00378-X

Deadman P./Al-Khafaji M. with Baker K. (1998): A Manual of Acupuncture. Eastland Press Vista, California USA. first published by Journal of Chinese Medicine Publications (1998). ISBN 0-9510546-7-8

Ding Li (1991): Acupuncture, Meridian Theory and Acupuncture Points. Foreign Language Press, Beijing. ISBN: 0-8351-2221-2, 7-119-00405-0

Ellis A/Wiseman N/Boss Ken (1989): Grasping the Wind. Paradigm Publications, ISBN: 0-912111-19-4

Engelhardt U./Hempen C.H. (1997): Chinesische Diätetik. Urban & Schwarzenberg, Wien, Baltimore. ISBN: 3-541-11871-7

Englert S (2002): Das grosse Handbuch der Chinesischen Phytotherapie, Akupunktur und Diätetik. Verlag für Ganzheitliche Medizin, Dr. Erich Wühr GmbH, Kötzting/Bayer. Wald. ISBN: 3-927344-32-X

Fahrnow I.M./Fahrnow H./Sator G. (2000): Feng Shui und die 5-Elemente-Küche. Gräfe und Unzer Verlags, München.

Fazziolo Edoardo (1. Aufl. 1987): Gemalte Wörter. Gustav Lübbe Verlag, Bergisch Gladbach.

Fazziolo Edoardo (2000): Des Kaisers Apotheke. Die altchinesische Kunst, mit Pflanzen zu heilen. Bechtermünz, genehmigte Lizenzausgabe für Weltbild Verlag, Augsburg. ISBN: 3-8289-1885-9

Feit R./Zmiewski P. (1989): Acumoxa Therapy Volume I. Paradigm Publications, Brookline, Massachusetts. ISBN: Vol I: 0-912111-22-4

Feit R./Zmiewski P. (1989): Acumoxa Therapy Volume II. Paradigm Publications, Brookline, Massachusetts. ISBN: Vol II: 0-912111-27-5

Flaws B (1996, Erstauflage Englisch 1995): Das Geheimnis der Chinesischen Pulsdiagnose. Verlag für Ganzheitliche Medizin Dr. Erich Wühr GmbH, D-93444 Kötzting, Bayer. Wald. ISBN: 3-927344-48-6. Blue Poppy Press Inc., Boulder. ISBN: 1-891845-01-2

Flaws B. (1993): Der wirkungsvolle Akupunkturpunkt. Verlag für Traditionelle Chinesische Medizin Dr. Erich Wühr, Kötzting/Bayer. Wald. ISBN: 3-927344-48-6

Flaws B. (1994): Statements of Fact in Traditional Chinese Medicine. Blue Poppy Press, Inc. Boulder. ISBN: 0-936185-52-x

Flaws B. (1998): The Lakeside Master´s Study of the Pulse. Blue Poppy Press, Boulder. ISBN: 1-891845-01-2

Flaws B./Wolfe H (1994, Erstauflage 1983): Das Yin und Yang der Ernährung. Otto Wilhelm Barth Verlag (Originalausgabe: Prince Wen Huis Cook: Chinese Dietary Therapy. ISBN: 3-502-67180-X)

Flaws B./Sionneau Ph (2007, Third Printing): The Treatment of Modern Western Diseases with Chinese Medicine. Blue Poppy Press, Boulder. ISBN: 1-891845-20-8

Focks C./Hillenbrand N. (2003): Leitfaden Traditionelle Chinesische Medizin. Schwerpunkt Akupunktur. 4. Aufl. Urban & Fischer, München, Jena. ISBN: 3-437-56481-1
Granet Marcel (1995): Das chinesische Denken. Suhrkamp Taschenbuch Wissenschaft 519, Frankfurt a.M.,. Originalausgabe: La pensee chinoise. Albin Michel Verlag, Paris.
Heine H. (1988): Anatomische Struktur der Akupunkturpunkte. Dtsche. Zschr. f. Akupunktur, 31. Jg./4, 26–30.
Hsu Hong-yen/Chen Yuh-pan/Shen Shuenn.jyi/Hsu chau-shin/Chen Chien-chih/Chang Hsien-chang (1986): Oriental Materia Medica. Keats Publishing. Inc. New Canaan, Connecticut. ISBN: 0-941942-22-8
Hsu Hong-yen/Hsu Chau-shin (1997): Commonly used Chinese Formulas. Companion Handbook. 2nd Revised Edition. Oriental Healing Arts Institute, Long Beach, California. ISBN: 0-941 942-36-8
Huangdi Neijing Suwen: Innerer Klassiker des gelben Kaisers, elementare Fragen. (ca. 300–100 v. Chr.). Siehe Chongguang Buzhu Huangdi Suwen und Übersetzungen siehe Schnorrenberger, Van Nghi, Veith, Maoshing.
Institute of Acupuncture and Moxibustion of the China Academy of Traditional Chinese Medicine (1990): The Location of Acupoints – State Standard of the People´s Republic of China. Foreign Language Press, Beijing.
Kaptchuk T. (1990): Das große Buch der Chinesischen Medizin. Scherz Verlag, Bern, München, Titel des Originals: The Web Has No Weaver. Understanding Chinese Medicine. 1983. ISBN: 3-453-19766-6
Kaptchuk T. (2004): The Web Has No Weaver. Understanding Chinese Medicine. Palgrave Macmillan Copyright 1983. ISBN: 0-31229323-2
Kirchhoff S. (1997): Chinesische Diätetik (Tafel). Verlag für Traditionelle Chinesische Medizin Dr. Erich Wühr, Kötzting, Bayer. Wald
Kirschbaum B. (1995): Die 8 außerordentlichen Gefäße. Medizinisch Literarische Verlagsgesellschaft, Uelzen, ISBN: 3-88136-173-1
Kirschbaum B. (2000): Atlas of Chinese Tongue Diagnosis, Vol 2. Eastland press, Seattle. ISBN: 0-939616-33-5
Kirschbaum B. (2003): Atlas of Chinese Tongue Diagnosis, Vol 2. Eastland press, Seattle. ISBN: 0-939616-41-6
Kitzinger E. (1989): Der Akupunktur-Punkt. Topographie und Chinesische Stichtechnik. Verlag Wilhelm Maudrich, Wien, München, Bern. ISBN: 3-85175-488-3
Kleber J.J. (1989): Traditionelle Chinesische Medizin. Syndromdiagnose für Akupunktur und Moxibustionstherapie.Müller und Steinicke, München.
König G., Wancura I. (1973): Einführung in die chinesische Ohrakupunktur. Karl F. Haug Verlag, Heidelberg. ISBN: 3-7760-0276-X
König G., Wancura I. (1975): Praxis und Theorie der Neuen Chinesischen Akupunktur, Band I. . Verlag Wilhelm Maudrich, Wien, München, Bern. ISBN: 3-85175-294-5
König G., Wancura I. (1989, Erstauflage 1975): Neue Chinesische Akupunktur. Lehrbuch und Atlas mit naturwissenschaftlichen Erklärungen.
Kubiena G (2004): Akupunktur in Versen. Verständnis, Verinnerlichung, Vergnügen zum Lesen und Hören. Mit MP3., München. ISBN: 3-437-55391-7
Kubiena G (2010): Practice Handbook of Acupuncture. Churchill Livingstone/Elsevier, Edinburgh, London, New York, Oxford, Philadelphia, St. Lous, Sidney, Toronto. ISBN: 978-0-443-10265-3
Kubiena G. (1995, Erstauflage 1989): Kleine Klassik für die Akupunktur. Eine einfache Einführung in die Grundlagen der Traditionellen Chinesischen Medizin. Verlag Wilhelm Maudrich, Wien, München, Bern. ISBN 3-85175-757-2
Kubiena G. (1996): Chinesische Syndrome verstehen und verwenden. Verlag Wilhelm Maudrich, Wien, München, Bern. ISBN: 3-85175-653-3
Kubiena G. (2000): Kräuterlieder der TCM. Mit CD. Verlag Wilhelm Maudrich, Wien, München, Bern. ISBN: 3-85175-748-3
Kubiena G. (Hg.) (2009): Praxishandbuch Akupunktur. 5. Auflage. Elsevier/Urban & Fischer, München. ISBN: 978-3-437-55119-2
Kubiena G., Meng A., Petricek E., Petricek U. (1991): Handbuch der Akupunktur – der traditionell chinesische und der moderne Weg. Orac, Wien. ISBN: 3-7015-0180-7
Kubiena G., Zhang Xiao Ping (2002, Erstauflage 1991): Taijiquan – die Vollendung der Bewegung. 5. Auflage. Verlag Wilhelm Maudrich, Wien, München, Bern. ISBN: 978-3-85175-883-2
Kubiena G./Meng A. (1994): Die neuen Extrapunkte in der chinesischen Akupunktur. Lehrbuch, Atlas und Behandlungsprogramme mit den von der WHO empfohlenen und in China gesetzlich festgesetzten 48 Extrapunkten. Verlag Wilhelm Maudrich, Wien, München, Bern.
Kubiena G./Mosch-Kang You Song (1996): Koreanische und Chinesische Handakupunktur. Verlag Wilhelm Maudrich, Wien, München, Bern.

Kubiena G./Ramakers F. (2002): Bestzeitakupunktur Chronopunktur. Akupunktur der Meister nach der energetischen Zeit. Mit CD: Computerprogramm zur Feststellung des aktuellen Qi-Flusses. Verlag Wilhelm Maudrich, Wien, München, Bern. ISBN: 3-85175-749-1

Kubiena G./Zhang Xiao Ping (2007): Duft-Qigong - ein einfacher Weg zu innerer Harmonie. 5. Auflage. Verlag Wilhelm Maudrich, Wien, München, Bern, Erstauflage 1995. ISBN: 978-3-85175-866-5
Kubiena G./Zhang Xiao Ping (2007): Duft-Qigong - ein einfacher Weg zu innerer Harmonie. 5. Auflage. Verlag Wilhelm Maudrich, Wien, München, Bern, Erstauflage 1995. ISBN: 978-3-85175-866-5
Kubiena G/Wang Huizhu (1997): Was sind He-(Ho-)Punkte, untere He-Punkte, Shu-Punkte an den Extremitäten und Shu-Punkte auf dem Rücken? Dtsche Zschr. f. Akupunktur, 40. Jg., Heft 4, 77–82

Li Shi Zhen Pulse Diagnosis. Übersetzung Hoc Ku Huyn/Seifert G.M. (1985): Pulse Diagnosis. Paradigm Publications, Brookline, MA. ISBN: 0-912111-06-2

Li Shi-Zhen (1564): The Lakeside Master´s Study of the Pulse (1998): Translated by Bob Flaws. Blue Poppy Press, Boulder, USA; ISBN: 1-891845-01-2

Linß W./ Fanghänel J.(1998) Histologie: Zytologie, Allgemeine Histologie, Mikroskopische Anatomie. Walter De Gruyter Inc, Berlin. ISBN13: 9783110140323; ISBN10: 3110140322

Liu Gongwang (1998, Erstauflage 1996): Acupoints and Meridians. Huaxia Publishing House, Beijing. ISBN: 7-5080-1429-4

Liu Yanchi (1988): The Essential Book of Traditional Chinese Medicine. Volume I and II. Columbia University Press, New York. ISBN: 0-231-06518-3

Maciocia G. (2007, first published 2006): The Channels of Acupuncture. Churchill Livingstone. ISBN 13: 978-0-443-07491-2

Maciocia G. (1987): Tongue Diagnosis in Chinese Medicine. Eastland Press, Seattle, Washington. ISBN: 0-939616-04-1

Maciocia G. (1994): Die Grundlagen der Chinesischen Medizin. Verlag für Traditionelle Chinesische Medizin Dr. Erich Wühr, Kötzting, Bayer. Wald. (Englische Erstausgabe 1989). ISBN: 3-927344-07-9

Maciocia G. (1997): Die Praxis der Chinesischen Medizin. Verlag für Traditionelle Chinesische Medizin Dr. Erich Wühr, Kötzting, Bayer. Wald. (Englische Erstausgabe 1989). ISBN: 3-927344-17-6

Maciocia G. (2000): Die Gynäkologie in der Praxis der Chinesischen Medizin. Verlag für Ganzheitliche Medizin Dr. Erich Wühr GmbH, Kötzting, Bayer. Wald. ISBN: 3-927344-30-3.

Maciocia G. (2003): Zungendiagnose in der Chinesischen Medizin. Medizinisch Literarische Verlagsgesellschaft Uelzen. ISBN: 3-88136-178-2

Manaka Yoshio, MD, PhD, Ika no Tamento Shinjutsu Nyumon Kuoza zit. b. M/B S.15 und Anmerkung S.23

Maoshing Ni, PH.D: The Essential Text of Chinese Health and Healing – The Yellow Emperor´s Classic of Medicine. A New Translation of the Neijing Suwen with Commentary. 1995, Shambala, Boston and London. ISBN 1-57062-080-6

Matsumoto Kiiko/Birch Stephen (1986): Extraordinary Vessels. Paradigm Publications, Brookline, Massachusetts, ISBN: 0-912111-14-3.

Meng A (1997): Die Basistheorie der Akupunktur und der Traditionellen Chinesischen Medizin . Eine Physiologie der TCM für den westlichen Mediziner. Verlag Wilhelm Maudrich, Wien, München, Bern. ISBN: 3-85175-675-4

Nogier P.F.M. (1973): Lehrbuch der Auriculotherapie. Maisonneuve Verlag, Moulins-Lès-Metz. ISBN Dt: 2-7160-0033-6/ISBN Frz: 2-7160-0010-7/ISBN Ital: 2-7160-0028-X

Ogal H.P./Kolster B.C. (1999): Ohrakupunktur – Grundlagen, Praxis, Indikationen. Sonderedition Buch + CD-Rom. In Kolster B. (Hg): Praxisreihe, KMV Verlag Marburg. ISBN: 3-932119-23-1; Sonderedition Buch plus CD-ROM: 3-932119-24/X

Pischinger A. (1976): Das System der Grundregulation. Karl F. Haug Verlag, Heidelberg, 2. Aufl.

Ramakers F. (1996 bis 2002): Pulse Diagnosis. Persönliche Mitteilung inklusive Übersetzung des Gedichtes von Li Shizhens Vater

Rauber A./Kopsch F. (1955) Lehrbuch und Atlas der Anatomie des Menschen 19. Auflage, Georg Thieme Verlag, Leipzig; Band II

Ross Jeremy (1984): Zang Fu. Die Organsysteme der traditionellen chinesischen Medizin. Funktionen, Beziehungen und Disharmoniemuster in Theorie und Praxis. Übersetzung: Wolfgang Schreiner. Medizinisch literarische Verlagsgesellschaft mbH Uelzen. Englische Erstausgabe 1984, Deutsche Auflage 1992

Ross Jeremy (1998): Akupunktur-Punktkombinationen – Der Schlüssel zum klinischen Erfolg. Medizinisch literarische Verlagsgesellschaft mbH. Uelzen

Royston Low (1983): The Secondary Vessels of Acupuncture – A Detailed Account of Their Energies Meridians and Control Points. Thorsons Publishers Limited, Wellingtonborough, Northhampshire, GB and New York

Rubach A.(1995): Propädeutik der Ohrakupunktur. Hippokrates Verlag GmbH, Stuttgart. ISBN: 3-7773-1285-1

Scheid V./Bensky D./Ellis A./Barolett R (2009): Formulas and Strategies, 2nd Edition. Eastland Press, Seattle, Washington, USA. ISBN:978-0-939616-67-1

Solinas H./Mainville L./Auteroche B. (1998): Atlas of Chinese Acupuncture. Meridians and Collaterals. Publishing Canada Inc., 2052 Brulart, sillery (Qc) – Canada G1T 1E9. ISBN: 0-9684330-0-6

Song Tian Bin (1986): Atlas of Tongues and Lingual Coatings in Chinese Medicine. Joint Publication of People´s Medical Publishing House Beijing/Editions Sinomedic Strasbourg

Trinh Tien/Klasen P. (2002): Pulsdiagnostik in der TCM. Ein Handbuch für die Praxis. Karl F. Haug Verlag in MVS Medizinverlage Stuttgart, Stuttgart. ISBN: 3-8304-7124-6

Trinh Tien Quoc (2004): Taschenatlas Pulsdiagnostik. Puls und Pathologie in der praktischen TCM. Hippokrates Verlag, Stuttgart. ISBN: 3-8304-5297-7

Unschuld P. (Übersetzung) (1986): Nan-Ching, The Classic of Difficult Issues. Taiwan Edition, reprinted by Southern Materials Center, inc., Taipei

Veith Ilza: The Yellow Emperor's Classic of Internal Medicine. (New Edition, University of California Press 1949 and 1972)

Wallner, Friedrich G. / Kubiena, Gertrude / Jandl, Martin J. (eds.) Understanding Traditional Chinese Medicine in Culture and Knowledge • Vol. 10. 2009. Peter Lang Verlag, Frankfurt am Main, Berlin, Bern, Bruxelles, New York, Oxford, Wien. ISBN 978-3-631-56709-8

Wallner, Friedrich G. / Lan, Fengli / Jandl, Martin J. (eds.) (2010) The Way of Thinking in Chinese Medicine. Vol. 13 in Culture and Knowledge, edited by Wallner Friedrich. Peter Lang Verlag, Frankfurt am Main, Berlin, Bern, Bruxelles, New York, Oxford, Wien. ISBN 978-3-631-61196-8

Wancura I (1983): Praxis und Theorie der Neuen Chinesischen Akupunktur. Bd. II, Verlag Wilhelm Maudrich, Wien, München, Bern.

Wang Bing: Huang Di Nei Jing. Übersetzung: Liangsheng Wu N./Qi Wu A. (1997): Yellow Emperor´s Canon Internal Medicine. 中国科学技术出版社，北京. Zhongguo Kexue Jishu Chubanshe, Beijing

Wang Shu-He (1997): Mai Jing – The Pulse Classic (Übers.:Yang Shou-zhong, E) ISBN 0-936185-75-9, Blue Poppy Press

Wiseman N. (1995): English-Chinese Chinese-English Dictionary of Chinese Medicine. Hunan Kexue Jishu Chubanshe, Changsha. ISBN: 7-5357-1656-3/H

Wiseman N./Ellis A. (1985): Fundamentals of Chinese Medicine. Paradigm Publications, Brookline, Massachusetts, ISBN: 0-912111-07-0

Wu Yanping (2005): Ernährungstherapie mit chinesischen Kräutern. Elsevier/Urban & Fischer, München, Jena. ISBN: 3-437-57160-5

Xie Zhu-Fan/Lou Zhi-Cen/Huang Xiao-Kai (1994): Classified Dictionary of Traditional Chinese Medicine. New World Press, Beijing. 汉英中医药分辞典, Beijing. ISBN: 7-80005-226-5

Xinhua Zidian. Shangwuyin Shudian (1990), Beijing

Yamamoto Toshikatsu/Maric-Öhler W. (1991): Neue Schädelakupunktur - YNSA. Chun-Jo Verlag, Freiburg im Breisgau

Yan De-Xin (2000, Erstauflage 1995): Aging and Blood Stasis. Blue Poppy Press, Boulder, Colorado. ISBN: 0-936185-63-6

Yoo Tae-Woo (1994): Die Koreanische Handakupunktur. Deutsche Bearbeitung: Dr. Rudolf Rauch. Eum Yang Mek Jin Publishing Co., Seoul, Korea

Yuan Heping (2002): Chinesische Pulsdiagnostik. Urban & Fischer Bei Elsevier. ISBN: 3-437-56070-0

Yuan Heping (2005): Chinesische Zungendiagnostik. Urban & Fischer Bei Elsevier. ISBN: 3-437-56062-X

Zeitler H. (1981): Akupunkturtherapie mit Kardinalpunkten. Karl F. Haug Verlag, Heidelberg

Zeitler H. (1982): Akupunktur des Kopfschmerzsyndroms. Karl F. Haug Verlag, Heidelberg

Zeitler H. (1983): Meridiane, ihre Punkte und Indikationen, Band 0.4, Lehrbuchreihe: Wissenschaftliche Akupunktur und Auriculomedizin, Hg. Bahr, Vieweg Braunschweig.

Zhang Enqin (Hg.) (1988): Diagnostics of Traditional Chinese Medicine. Erschienen in A Practical English-Chinese Library of Traditional Chinese Medicine. Publishing House of Shanghai College of Traditional Chinese Medicine, Shanghai. ISBN: 7-81010-125-0/R 124

Zhang Enqin (Hg.) (1990): Basic theory of Traditional Chinesise Medicine Vol. I and II. Erschienen in A Practical English-Chinese Library of Traditional Chinese Medicine. Publishing House of Shanghai College of Traditional Chinese Medicine, Shanghai, ISBN Vol 1: 781010-089-0; Vol II 7.81818-105-6

Zhang Enqin (Hg.) (1992): Prescriptions of Traditional Chinese Medicine. Erschienen in A Practical English-Chinese Library of Traditional Chinese Medicine. Publishing House of Shanghai College of Traditional Chinese Medicine, Shanghai, 1992 (Erstauflage 1990)

Zhang Enqin (Hg.) (1992): Rare Chinese Materia Medica. Erschienen in A Practical English-Chinese Library of Traditional Chinese Medicine. Publishing House of Shanghai College of Traditional Chinese Medicine, Shanghai, (Erstauflage 1990)

Zhang Enqin (Hg.) (1994, Erstauflage 1990): The Chinese Materia Medica. Erschienen in A Practical English-Chinese Library of Traditional Chinese Medicine. Publishing House of Shanghai College of Traditional Chinese Medicine, Shanghai.

Zong Xiao-fan/Gary Liscum (First Edition 1996): Medicinal Teas. Blue Poppy Press, Boulder, USA; ISBN: 0-936185-76-7

Index